• 大国医系列之传世名方

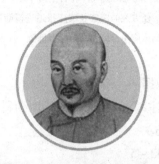

王清任传世名方

总主编◎钟相根　畅洪昇

主　编◎张冬梅

中国医药科技出版社

内 容 提 要

王清任（1768~1831 年），清朝河北玉田县人，著名中医学家，医术精深。本书全面收录了王清任自创医方，并对古今医家应用王清任方剂的医案及临床报道进行筛选，撷英取华，汇编而成。全书内容丰富，资料翔实，具有极高的临床应用价值和文献参考价值，能够帮助读者开阔视野，增进学识。

图书在版编目（CIP）数据

王清任传世名方/张冬梅主编 . —北京：中国医药科技出版社，2013.2
（大国医系列 . 传世名方）
ISBN 978 - 7 - 5067 - 5892 - 5

Ⅰ.①王…　Ⅱ.①张…　Ⅲ.①方书 – 汇编 – 中国 – 清代　Ⅳ.①R289.349

中国版本图书馆 CIP 数据核字（2012）第 053190 号

美术编辑　陈君杞
版式设计　郭小平

出版　中国医药科技出版社
地址　北京市海淀区文慧园北路甲 22 号
邮编　100082
电话　发行：010-62227427　邮购：010-62236938
网址　www.cmstp.com
规格　710×1020mm $\frac{1}{16}$
印张　15
字数　228 千字
版次　2013 年 2 月第 1 版
印次　2022 年 12 月第 11 次印刷
印刷　北京市密东印刷有限公司
经销　全国各地新华书店
书号　ISBN 978-7-5067-5892-5
定价　**29.80 元**
本社图书如存在印装质量问题请与本社联系调换

丛书编委会

编 委 会

主　编　张冬梅

编　委（按姓氏笔画排序）

刘　敏　李　翠

张冬梅　陈　萌

中医名著浩如烟海，积淀了数以千年的精华，养育了难以计数的英才，昭示着绚丽无比的辉煌。历史证明，中医的成才之路，非经典名著滋养下的躬身实践，别无蹊径。名医撰医著，医著载医方，源远流长，浩如烟海。历代名医凭借非凡的智慧及丰富的临床实践，创制了诸多不朽的传世名方。

本套丛书以在方剂学方面确有创见的历代名医为主线，选择代表性名医，将其所撰医著中的医方进行了全面系统的搜集整理。每个分册分为上、中、下三篇，上篇简单介绍医家学术思想及遣药组方特色；中篇详细介绍了该医家方剂在临床各科的应用；另外，该医家还有许多名方不为世人所熟知，未见临床报道，则收入下篇被忽略的名方。每首方剂从来源、组成、用法、功用、主治、方解、方论、临床应用、临证提要等方面来论述。全书收罗广博、条分缕析，详略适中，既言于古，更验于今，既利掌握，又裨读者更好地熟悉、掌握历代名方的组方原理及临床运用规律，以适应当前临床实际的需要。

愿《大国医系列之传世名方》成为中医药院校在校学生和中医、中西医结合医生的良师益友；愿本套丛书成为医疗、教学、科研机构及各图书馆的永久珍藏。

编　者
2012 年 12 月

目 录

上 篇
活血大家王清任

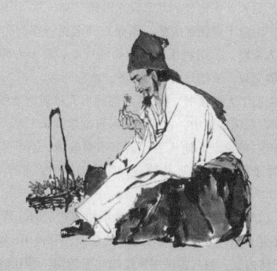

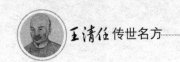

一、王清任生平

王清任，一名全任，字勋臣。乾隆三十三年（1768 年）五月十六日（6月 30 日）卯时生于直隶省（今河北省）玉田县鸦鸿桥河东村的一个破落的文化家庭。清任自幼习武，练棍棒，精骑射，为武庠生。青年时曾考取武秀才，系武举科出身，后纳粟得千总衔。不仅练就一身武艺，而且培养了其豪爽的性格。

王清任性情磊落，耿直不违。在任职千总期间，目睹和亲身经历了晚清官场的腐败，特别是为他自己空有一身武艺，到头来还得花钱纳粟买个小官做的烦恼。加上受祖上行医的影响，逐渐形成了"不为良相，宁为良医"的愿望。因此，王清任从 20 岁便弃武习医，精究岐黄，几年间便已誉满玉田。

乾隆、嘉庆年间，王清任的故乡还乡河上，仅有渡桥，因"官桥官渡"进行勒索，还是"善桥善渡"以行善引起讼端。王清任力主"善桥善渡"。开庭审理时，知县几次摘去凉帽，清任几次站诉不屈，并义正辞严"我跪的是大清法制'顶戴花翎'，不是为你下跪"，而触怒县官。他平时还多用文言辞令蔑视封建统治者的衙门。久之，县衙与当地豪绅合流对其进行迫害。王清任不得不离乡出走，辗转去滦县稻地镇（今属丰南区），东北奉天（今沈阳）等地行医。后来，王清任到北京设立医馆"知一堂"，他医病不为前人所困，用药独到，治愈不少疑难病症，渐成京师名医。据清光绪十年《玉田县志》载，有 1 人夜寝，须用物压在胸上始能成眠；另 1 人仰卧就寝，只要胸间稍盖被便不能交睫，清任只用 1 张药方，治愈两症。

王清任一生读了大量医书，曾说："尝阅古人脏腑论及所绘之图，立言处处自相矛盾"。在临床实践中，就感到中医解剖学知识不足，提出"夫业医诊病，当先明脏腑"的论点。他认为"著书不明脏腑，岂不是痴人说梦；治病不明脏腑，何异于盲子夜行。"并冲破封建礼教束缚，进行了近 30 年的解剖学研究活动。

嘉庆二年（1797 年），王清任至滦县稻地镇行医时，适逢流行"温疹痢症"，每日死小儿百余。王清任冒着染病的危险，一连 10 多天，详细对照研究了 30 多具尸体内脏。他与古医书所绘的"脏腑图"相比较，发现古书中的记载多不相符。嘉庆四年（1799 年）六月，王清任为解除对古医书中说的小儿"五脏六腑，成而未全"的怀疑，闻听奉天有一女犯将被判处剐刑（肢体割碎），他赶赴刑场，仔细观察，发现成人与小儿的脏腑结构大致相同。后又去北京、奉天等地多次观察尸体。并向恒敬（道光年间领兵官员，见过死人颇多）求教，明确了横膈膜是人体内脏上下的分界线。

王清任也曾多次做过"以畜较之，遂喂遂杀"的动物解剖实验。经过几十年的钻研，本着"非欲后人知我，亦不避后人罪我"，"惟愿医林中人，……临症有所遵循，不致南辕北辙"的愿望和态度，于道光十年（1830）著成《医林改错》一书（两卷），刊行于世。

清道光十一年（1831 年）辛卯二月十六日戊时（3 月 29 日），王清任殁，享年 63 岁。其一生经历了清朝的乾隆、嘉庆、道光三个朝代。光绪十年（1884 年）重修的《玉田县志·卷 20·列传 8》载有其生平。梁启超评论"王勋臣……诚中国医界极大胆革命论者，其人之学术，亦饶有科学的精神"。范行准所著《中国医学史略》评价王清任："就他伟大实践精神而言，已觉难能可贵，绝不逊于修制《本草纲目》的李时珍"。唐宗海《中西汇通医经精义》云："中国《医林改错》中，剖视脏腑与西医所言略同，因采其图以为印证。"

二、王清任学术主张

《医林改错》一书是王清任毕生学术思想的体现。全书约 3 万余字，有图谱 25 幅，自创新方 31 个，化裁古人妇产方剂 2 个。全书共分上、下两卷，上卷载有"古人所绘脏腑图形"、"亲见改正脏腑图形"、"方叙"以及通窍活血汤、血府逐瘀汤、膈下逐瘀汤所主治等篇；下卷主要是论述半身不遂、口眼歪斜、瘫痪、瘟毒吐泻转筋、抽风、痘疹、女子不孕、难产、痹证、癫狂、痫证等 50 余种病症的临床医学理论认识和诊治经验。

王清任不仅重视对人体解剖学的研究，还重视气血在人体发病中的作用，强调瘀血致病，提出"补气活血"，"逐瘀活血"等治疗方法，创立了一系列的活血化瘀方。

（一）重视对人体解剖学的研究

王清任在《医林改错》中写道"余著《医林改错》一书，非治病全书，乃记脏腑之书也。"强调"医诊病，当先明脏腑"，"著书不明脏腑，岂不是痴人说梦，治病不明脏腑，何异于盲子夜行！"力倡用脏腑解剖方法研究人体脏腑与生理功能的关系；疾病与脏腑病理变化的关系。并根据其多年脏腑解剖所见，绘制成"医林改错·亲见改正脏腑图"，纠正了前人有关脏腑论述的许多错误观点。

（1）明确将人体的体腔分为胸腔和腹腔两部分，指出"人身膈膜是上下界物"。"在内分膈膜上、下两段，膈膜以上，心肺咽喉，左右气门，其余之物，皆在膈膜以下"（《方叙》）。

（2）对心血管系统的认识：王清任通过对尸体和宰杀动物的心脏解剖的观察，发现"肺管之后，胃管之前，左右两边凹处，有气管两根，其粗如箸，上口在会厌之下，左曰左气门，右曰右气门"；"左气门、右气门两管，由肺管两旁，下行至肺管前面半截处，归并一根，如树两杈归一本，形粗如箸，下行入心，由心左转出，粗如笔管，从心左后行，由肺管左边过肺入脊前，下行至尾骨，名曰卫总管"，"卫总管，对背心两边有两管，粗如箸，向两肩长"，"对腰有两管，通连两肾"，"腰下有两管，通两胯"，"腰上对脊正中，有十一短管连脊"，"卫总管之前，相连而长，粗如箸，名曰荣总管……，与卫总管长短相等"，详细而且正确地描述了人体的动、静脉系统。同时，他在《气血合脉说》中指出"卫总管体厚形粗，长在脊骨之前，与脊骨相连，散布头面四肢，近筋骨长，即周身气管；荣总管，体薄形细，长在卫总管之前，与卫总管相连，散布头面四肢，近肉皮长，即周身血管。……气管近筋骨生，内藏难见；血管近皮肉长，外露易见。"描述了动、静脉系统的分布和位置。这是我国解剖学史上，有关血管系统的较全面的发现和记载，而且与现代解剖学有关论述基本一致。

（3）对呼吸系统的认识：王清任观察到肺"两叶大面向背，上有四尖向胸，下有一片亦向胸，肺管下分为两杈，入肺两叶，每杈分九中杈，每中杈分九小杈，每小杈长数小枝，枝之尽头处，并无孔窍，其形仿佛麒麟菜，肺外皮也无孔窍，其内所存，皆轻浮白沫，肺下实无透窍，亦无行气之二十四孔"。并认识到"肺管至肺分两杈，入肺两叶，直贯到肺底皆有节"。不仅明确指出肺有两大叶，并无孔窍等见解，改正了前人所谓"肺六叶两耳"和"叶中有二十四孔……"的错误，而且详细描述了现代医学各级支气管的情况。这些认识不仅是前人从未论述过的，还与现代解剖学的观察和认识相近似。

（4）对消化系统的认识："咽之下胃之一物……古人画胃图，上口在胃上，名曰贲门；下口在胃下，名曰幽门。言胃上下两门，不知胃是三门。画胃竖长，不知胃是横长，不但横长，在腹是平铺卧长。上口贲门向脊、下底向腹；下口幽门亦在胃上，偏右肋向脊；幽门之左寸许，另有一门，名曰津门。"其所谓"津门"，相当于胆总管及胰管的开口处。此外，"胃之内，津门之左一分远，有一疙瘩，形如枣大，名曰遮食，乃挡食放水之物"即指现代解剖学上的"幽门括约肌"而言。其关于胰腺、胆管、幽门括约肌、肠系膜等的描绘也更符合实际。

对于肝脏的解剖，王清任认为古人关于"肝左三叶、右四叶，凡七叶"及所谓"肝居于左，右肋属肝，论肝分左右"的论述是错误的。他认为"肝四叶，胆附于肝右边第二叶，总提长于胃上，肝又长于总提之上，大面向上，后连于脊，肝体坚实"这些描述与现代解剖学比较一致。

此外，他记述了胰脏及其部位。"总提俗名胰子，其体长于贲门之右，幽门之左，正盖津门。总提下前连气府，提小肠，后接提大肠。主胃上后连肝，肝连脊。此是膈膜以下，总提连贯胃肝大小肠之体质。"并首次提出"会厌"具有遮盖喉门的作用。

（5）对泌尿生殖系统的认识：王清任观察到人体肾有两枚，并说两肾一体，认为它们是本质上相同的器官。不仅通过绘图说明"两肾凹处有气管两根，通卫总管"描述了两侧肾动脉通腹主动脉的关系，还指出"两肾凹处有气管两根，通卫总管，两傍肾体坚实，内元孔窍，绝不能藏精"。从解剖生理学上分清了肾脏的泌尿功能与生殖腺的"生精"、"藏精"功能。关于膀胱的论述，他认识到男性尿道和精道是一个，"下口归玉茎，精道下孔亦归玉茎，精道在妇女名子宫"，却错误地认为"膀胱有下口，无上口"，且没有观察出输尿管。

（6）对大脑的认识：王清任在《医林改错》中除了订证古代解剖学中的许多谬讹外，还对人的大脑有了新的认识。"灵机记性不在心在脑一段，本不当说，纵然能说，必不能行，欲不说，有许多病，人不知源，思至此，又不得不说。不但医书论病，言灵机发于心，即儒家谈道德，言性理，亦未有不言灵机在心者。""心乃出入气之道路，何能生灵机、贮记性？灵机记性在脑者。"明确地指出"灵机记性不在心在脑"，精辟地论证了思维产生于脑而不在心。"两耳通脑，所听之声归于脑……两目系如线，长于脑，所见之物归于脑……鼻通于脑，所闻香臭归于脑……"如果脑子出了毛病，就会引起耳聋、目暗、鼻塞甚至死亡。这些看法都与现代解剖学及生理学看法相近。

但是由于某些历史原因，他在解剖学方面，也犯了一些明显的错误，如因胸腔多见积血而误认为是生理学的"血府";因看到尸体心脏及血管多无血而认为心无血说,把血管当作气管;"肝绝对不能藏血"等等。但这些都不能掩盖其对祖国医学发展所做的巨大贡献。以历史唯物主义观点去分析,王清任的"脏腑图说",对祖国医学的解剖学做出了很大贡献,推动了中国医学解剖学发展。

(二)发展气血学说,创建气虚血瘀理论

王清任一方面提倡运用脏腑解剖学方法来认识人体的生理和病理,另一方面又特别注重祖国医学的气血学说。他认为气与血皆为人体生命的源泉,但同时也是致病因素。不论外感内伤,对于人体的损伤,皆伤于气血而非脏腑。"经络所藏者,无非气血""气通血活",则人健康无恙。若"气血凝滞,脑气与脏腑之气不接"则癫狂,"气血若为风火湿痰阻滞,必有疼痛之证,乃是身痛之痹证"。因此,"治病之要诀,在明白气血,无论外感内伤,所伤者无非气血",辨证时须"审气血之荣枯,辨气血之通滞"。

"元气即火,火即元气。此火乃人生命之源","元气藏于气管之内,分布周身,左右各得其半。人行坐动转,全仗元气。若元气足,则有力;元气衰,则无力;元气绝,则死矣","气有虚实,实者邪气实,虚者正气虚"。"正气虚,当与半身不遂门四十种气虚之症,抽风门二十种气虚之症互相参考。"对于气,王清任提出,正气为病,惟有虚候,无实证可言。有余之实证是邪气所伤,故诊病治病应从人身正气虚考虑。

"血有亏瘀,血亏必有亏血之因……"。其一,"元气即虚,必不能达于血管。血管无气,必停流而瘀。"明确提出气虚血瘀理论,气虚不能推动血液运行,血液运行无力而成瘀。其二,"血受寒则凝结成块,血受热则煎熬成块","温毒在内烧炼其血,血受烧炼,其血必凝……血凝阻塞血之道路",指出邪与血结亦是血瘀的重要原因。"若血瘀,有血瘀之症可查,后有五十种血瘀症,相互参考。惟血府之血,瘀而不活,最难分别。后半日发烧,前半夜更甚,后半夜轻,前半日不烧,此是血府血瘀。血瘀之轻者,不分四段;惟日落前后烧两时;再轻者,或烧一时。此内烧兼身热而言。若午后身凉,发烧片刻,乃气虚参芪之症;若天明身不热,发烧只一阵,乃参附之症。不可混合从事。"

王清任对气血虚实亏虚的认识,不仅丰富了气血辨证内容,也成为其创立各种活血化瘀法奠定了理论基础,从而发展了祖国医学的气血学说。

（三）重视瘀血辨治，善用活血化瘀法

王清任自幼习武，经常遇到跌打损伤、血瘀为患；加上其观察脏腑解剖最显而易见的都是瘀血，因此，在临床上对血瘀证的辨证论治高度重视，总结出了50余种血瘀证的辨治经验，并注重分辨瘀血的不同部位，以及寒热虚实不同病因而分别给予针对性治疗，形成了长于治瘀的学术思想，和较为完善的治瘀理论体系。

（1）分部逐瘀法：王清任在《医林改错·方叙》中指出"立通窍活血汤，治头面四肢周身血管血瘀之证；立血府逐瘀汤，治胸中血府血瘀之证；立膈下逐瘀汤，治肚腹血瘀之证。"立少腹逐瘀汤"治少腹积块疼痛，或有积块不疼痛，或疼痛而无积块，或少腹胀满，或经血见时，先腰酸少腹胀，或经血一月见三五次，接连不断，断而又来，其色或紫、或黑、或块、或崩漏，兼少腹疼痛，或粉红兼白带……"。立通经逐瘀汤治痘疹"皆是瘀血凝滞于血管"。立癫狂梦醒汤治疗"气血凝滞脑气"。立会厌逐瘀汤治疗会厌部血瘀。

（2）通窍活血法：王清任对皮肤毛窍血瘀所致"毛发脱落"、"白癜风"、"紫癜风"、"紫印脸"、"青记脸如墨"等；眼窍血瘀所致"眼疼白珠红"；鼻窍血瘀所致"糟鼻子"；耳窍血瘀所致"耳聋年久"；口窍血瘀所致"出臭气"等病证，熔辛香开窍法与活血化瘀法为一炉，创通窍活血法治疗，在活血化瘀药中配以通窍之品。其代表方为通窍活血汤。

（3）理气活血法：针对因气滞而引起的血瘀证，或血瘀不畅而造成的气滞证，王清任巧妙地将疏肝理气药与活血化瘀药配伍，立理气活血法治疗，使气行则血行。其代表方有血府逐瘀汤、膈下逐瘀汤、癫狂梦醒汤等。

（4）补气活血法：针对久病或脏腑虚衰，造成元气虚弱，气虚鼓动无力，不能帅气正常运行于脉中而变生瘀血的气虚血瘀之证，王清任将补气药与活血祛瘀药有机配合，创立补气活血法，使"周身之气通而不滞，血活而不留瘀，气通血活"。其代表方有补阳还五汤、黄芪桃红汤、助阳止痒汤、止泻调中汤、足卫和荣汤、黄芪赤风汤等。

（5）解毒活血法：针对由于瘟毒感染，烧炼其血，将气血凝结而致的霍乱吐泻、天花等传染病，王清任提出"活其血，解其毒"的治疗原则，将清热解毒药与活血祛瘀药同用，创解毒活血法治疗，为中医药学治疗瘟毒所致的急性传染病开辟了新疗法。其代表方有解毒活血汤、通经逐瘀汤等。

（6）温中活血法：针对"痘六七日后泄泻不止，或十余日后泄泻"，王

清任将温中健脾法与活血化瘀法结合运用，立温中活血法以治之。其代表方如止泻调中汤。

（7）清热化瘀法：针对血热而瘀所致的积块日久、小儿痞块等证，王清任将清热凉血药与活血化瘀药同用，立清热化瘀法以治之。其代表方有膈下逐瘀汤。

（8）温经化瘀法：针对经脉虚寒，气血瘀阻所致的少腹积块、疼痛等证，王清任将温热药与活血药并用，立温经化瘀法以治之，温经散寒，化瘀通经，标本兼治。其代表方如少腹逐瘀汤。

（9）回阳化瘀法：针对霍乱吐泻引起的元气衰竭、阳衰血瘀之危候，王清任创造性地将回阳救逆法与活血化瘀法有机结合，创回阳化瘀法以治之，发展了祖国医学关于危重急症的治法。其代表方如急救回阳汤。

（10）攻下逐瘀法：针对"邪热煎熬血液，血液浓度增高"不能畅行脉道之中而成块的热瘀证，王清任将通里攻下法与逐瘀活血法相结合，立攻下逐瘀法以治之，通过攻下通里，使瘀血邪毒从肠腑排除。其代表方如加味止痛没药散、古下瘀血汤等。

（11）通痹逐瘀法：针对风寒湿热之邪"入于血管，痛不移处"的血瘀，若"总逐风寒、祛湿热，已凝之血，更不能活"，用温热发散、利湿降火或滋阴等方法常难取效。因此，王清任将祛风散寒药与活血祛瘀药并用，立通痹逐瘀法治疗痹证，以疏通经络，使气通血活，"血行风自灭"、"血行湿亦行"。其代表方如身痛逐瘀汤。

（12）活血化痰法：针对痰瘀互结蒙蔽心脑引起的情志病证，王清任将活血化瘀、理气解郁、祛湿化痰诸药并用，立活血化痰法以治之。其代表方如癫狂梦醒汤。

（13）化瘀调神法：针对痘后气虚血瘀所致抽风等证，王清任将活血化瘀法与养血调神法结合运用，独具风格。其代表方如足卫和荣汤。

（四）提出中风本源在于元气亏损

王清任认为，"无气则不能动，不能动，名曰半身不遂"，"半身不遂，亏损元气是其本源"。明确指出，中风半身不遂既不是外感风邪，也不是风火痰湿，其本源在于元气亏损。"夫元气藏于气管之内，分布周身，左右各得其半。人行坐动转，全仗元气。"元气充沛，则充满于周身经络之中，运行不息。"若元气一亏，经络自然空虚，有空虚之隙，难免其气向一边归并"，另一侧无气之肢体就会出现半身不遂、口眼歪斜等症。中风的多种伴随症状也多与气虚有关，如气虚不能摄津则口角流涎，气虚无力推动则大便干燥，气虚不能固摄则小便频数，舌之半边无气则舌强语謇。

此外，他在《医林改错》中指出，"凡病在左半身不遂者，歪斜多半在右；病右半身不遂者，歪斜多半在左。此理令人不解，又无书籍可考，何者人左半身经络上头面，从右行；右半身经络上头面从左行，有左右交互之义。余亦不敢为定论，以待高明，细心审查再补"。不仅如此，王清任还"每治此症，愈后问及未病以前之形状"，积累了大量经验，专篇论述"记未病前之形状"，记载 34 种中风先兆症状，以提醒人们防患于未然。这些对中风证的早期治疗和诊断具有重要的参考价值。因"气虚血瘀之证，仅用散风清火之方，安得不错，服散风药，无风服之则散气；服清火药，无火服之则血凝；再服攻伐克消之方，气散血亡，岂能望生。"故王清任治疗中风，一反诸家散风、清火之法，主以大补元气，兼以活血通络之法，创补阳还五汤治疗中风半身不遂和痿证。

三、王清任辨治特点

（一）关于痛证的辨治

王清任善于运用活血化瘀诸法辨治各种痛证，如治"眼疼白珠红"，俗称暴发火眼，先用通窍活血汤，后服加味止痛没药散；治疗"头痛"，则强调辨明"无表症，无里症，无气虚、痰饮等症，忽犯忽好，百方不效"时，属血瘀头痛，用血府逐瘀汤治疗；对于"胸痛"，根据其疼痛性质、部位和病因不同，强调辨证论治，分别为"胸痛在前面，用木金散（木香、郁金）可愈；后通背亦痛，用瓜蒌薤白白酒汤可愈；在伤寒，用瓜蒌、陷胸、柴胡等，皆可愈；有忽然胸痛，前方皆不应"则用血府逐瘀汤治疗。凡"肚腹疼痛"，总不移动，是血瘀者，用膈下逐瘀汤治疗；而少腹积块疼痛，或疼痛而无积块，或经水不调并少腹疼痛，用少腹逐瘀汤治疗。对痹证引起的肩痛、臂痛、腰腿痛、或周身疼痛，用身痛逐瘀汤治疗。对老年人小便玉茎痛如刀割，无论年月深久，用黄芪甘草汤治疗。跌打损伤，瘀血作痛者，则用玉龙膏贴治。

（二）关于中风的辨治

关于中风半身不遂的病因病机，王清任认为"亏损元气"是其本源，并据此独创补阳还五汤补气活血治疗中风。此方历经 150 多年临床验证，确有良好疗效，堪称其对中风辨治经验的精华。他在说明该方临床应用时，还实事求是的指出："然病久气太亏，肩膀脱落二三指缝，胳膊曲而搬不直，脚孤拐骨向外倒，哑不能言一字，皆不能愈之症。虽不能愈，常服可保病不加重。"

另外，王清任还明确地指出了"半身不遂兼口眼歪斜"与"无半身不遂，忽然口眼歪斜"（单纯性颜面神经瘫）的不同。前者病因是"半脸无气"，后者为"盛壮之人，受风邪阻滞经络之证"，其特点是发病年龄多较轻，起病突然。前者治宜"半身不遂方"（即补阳还五汤），后者则用"通经络散风之剂"，可"一药而愈"。显示了他对"口眼歪斜"辨证分析，审因论治的经验心得。

（三）关于痿痹的辨治

前代医家多认为痿痹是由于"足阳明胃经湿热上蒸于肺，肺热叶焦，皮毛憔悴"所致，王清任则认为痿痹的病因既有"痹症疼痛日久，能令腿瘫"者，又有因元气亏虚，"元气亏五成，下剩五成，周流一身，必见气亏诸态。若忽然归并于上半身，不能行于下，则病两腿痿痹"者。两者的区别在于，痹症日久所致者"瘫后仍然腿疼"，而气亏痿痹"是忽然两腿不动，始终无疼痛之苦。"痹证多实，痿证多虚，不能虚实混淆。在治疗原则上认为，以清凉攻下之药，治湿热腿疼痹证则可，治痿证则不相宜。"主张用补气活血法进行治疗。

（四）关于痹证的辨治

关于痹证，历代医家多从风、寒、湿、热诸因素入手，以祛风、散寒、清热、除湿、滋阴、养血等方法治疗。王清任对久治不愈之痹证，应用以上诸法无效的，提出了"痹证有瘀血说"，认为痹证久治不愈的根本原因在于内有瘀血阻滞经络。故用祛风除湿药配伍活血化瘀药治疗，取得了满意的效果。

（五）关于痫症的辨治

王清任认为癫痫发作的病机是"元气一时不能上转于脑"，"脑无灵机之气"而致。在治疗上创用龙马自来丹（马钱子、地龙）与黄芪赤风汤配合应用："每晚先服黄芪赤风汤一付，临卧服丸药一付，吃一月后，不必服汤药，净吃丸药，久而自愈。愈后将丸药再吃一二年，可保除根。"指出应用补气活血法治疗癫痫，并倡导汤药和丸剂相间服用，急性发作用汤药或配合丸药治疗，平素无发作时则用丸药治疗。同时，他还强调本病需要坚持较长时间的治疗，才能保证疗效。

（六）关于小儿抽风的辨治

对于抽风一证，前代医家多以风立论，并将"由伤寒、瘟病或痘疹、吐泻等症，病久而抽"之证，命名为"慢惊风"。王清任认为此说"不但文义不通，亦未细察病源"。在长期临床实践过程中，他提出了大补元气、温养脾肾的治法，对小儿气虚抽风证有肯定的疗效。

（七）关于痘证的辨治

明清以前的医家多认为天花的病因是胎毒。王清任根据天花流行时，"非止一人出花，少则一方，多则数省"的情况提出，"胞胎内血中之浊气，降生后仍藏荣血之中。遇天行触浊气之瘟疫，由口鼻而入气管，由气管而达于血管，将血中浊气逐自皮肤而出。色红似花，故名天花。"肯定了天花是一种流行性传染病，正确地阐明了天花的病因，也指出了治疗途径。

（八）关于瘟毒吐泻转筋的辨治

瘟毒吐泻一证，以剧烈吐泻、心腹绞痛为特征，传染性强，死亡率高。王清任根据自己的临床经验，提出该证的发生是由感染瘟毒邪气所致，"瘟毒自鼻入气管，由气管达于血管，将气血凝结，壅塞津门，水不得出，故上吐下泻"，因此，治疗上要"活其血，解其毒"。

（九）关于气虚的辨治

王清任认为凡那些符合气虚病机的病证，比如中风半身不遂、癫痫、气厥和儿童抽风等，其相关症候及其前兆症候均可按气虚辨证。他指出，"正气虚，当与半身不遂门四十种气虚之症、小儿抽风门二十种气虚之症，互相参考。"这些症候包括：中风前兆，如偶尔一阵头晕、头无故一阵发沉、耳内无故一阵蝉鸣、下眼皮常跳动、一只眼渐渐小、无故一阵眼睛发直、眼前常见旋风、常向鼻中攒冷气、上唇一阵跳动、上下嘴唇相凑发紧、睡卧口流涎沫、平素聪明忽然无记性、忽然说话少头无尾语无伦次、无故一阵气喘、一手常震颤、两手常震颤、无名指每日有一时屈而不能伸、手大指无故自动、胳膊无故发麻、腿无故发麻、肌肉无故跳动、手指甲缝一阵阵出冷气、脚指甲缝一阵阵出冷气、两腿膝缝出冷气、脚孤拐骨一阵发软向外棱倒、腿无故抽筋、脚指无故抽筋、行走两腿如拌蒜、心口一阵气堵、心口一阵发空气不接、心口一阵发慌、头项无故一阵发直、睡卧自觉身子沉等，以及抽风前兆，如顶

11

门下陷、昏睡露睛、口中摇舌、不能啼哭、哭无眼泪、鼻孔煽动、咽喉痰声、头低不抬、口噤无声、四肢冰冷、口吐白沫、胸高如碗、喘急气促、面色清白、汗出如水、不能裹乳、大便绿色、腹内空鸣、下泄上嗽、肌肉跳动等。

（十）关于瘀血的辨治

瘀血的表现多种多样，王清任关于瘀血证候的描述大多十分简单，如"眼疼白珠红"、头痛、胸痛、肚腹疼痛、痹痛、少腹积块疼痛等；肚大坚硬成块、小儿痞块、肚大青筋、少腹积块等；紫斑风、青记脸、牙床紫等皮肤黏膜青紫；以及督闷（即小事不能开展）、平素和平，有病急躁、无故爱生气、癫狂及夜睡梦多或夜不能睡等神志的改变都属于瘀血。但对"血府血瘀"的辨证描述却很详细。其发热的特点有"午后潮热，至晚尤甚者；有"身外凉，心里热，故名灯笼病"者；有"后半日发烧，前半夜更甚，后半夜轻，前半日不烧"或"惟日落前后烧两时，再轻者，或烧一时"等规律。

此外，王清任认为"久病入络为血瘀"，因此对于年久日深，病程迁延的病症，如妇人干劳、男子劳病、小儿疳病、耳聋年久、久泻百方不效者等，也多以血瘀论治；"怪症多血瘀"，因此对于疑难怪病，如"胸不任物"或"胸任重物"、"食从胸后下"、"交接病"、"闻出臭气"、"自古无良方者"多责之血瘀，也收到了良好的效果。

四、王清任用药特色与组方规律

王清任在《医林改错》中称"记脏腑后，兼记数症，不过示人以规矩"。书中共载有方剂33首，是其数十年临床经验的总结，相当大一部分使用逐瘀活血法，其以逐瘀或活血命名。其所创立的血府逐瘀汤、通窍活血汤、膈下逐瘀汤、少腹逐瘀汤、身痛逐瘀汤、补阳还五汤等，都有显著的疗效，至今仍被广泛应用于各种疾病的治疗。其用药也非常考究，证不同，方不同，用药量也不同，配伍方法更不同，并注重祛邪不忘扶正，注重运用黄芪，形成了自己特有的用药体系。

（一）注重病位，分部用药

王清任的逐瘀系列方剂的重要特点之一，即是按照病位，分部用药，这为后世医家根据不同病位辨证施治提供了一定的借鉴。"在外分头面、四肢、周身血管；在内分膈膜上下两段，膈膜以上，心肺咽喉，左右气门，其余之物皆在膈膜以下"。对瘀血在头面的立通窍活血汤，取老葱、鲜姜、黄酒辛散升腾，载诸药上达巅顶；瘀在胸中血府的立血府逐瘀汤，以柴胡、桔梗、枳壳、牛膝调畅胸中气机，使清升浊降，各得其所；瘀在肚腹的立膈下逐瘀汤，以香附、乌药疏肝理气，顺气降逆，开胸利膈；瘀在少腹的立少腹逐瘀汤，以当归、川芎配干姜、肉桂，有生化汤之意，并以小茴香为向导，引药下行，直趋下元，温经散寒。对于瘀在肩臂腰腿，兼风湿的立身痛逐瘀汤；瘀在皮外、肤里，兼瘟毒的立通经逐瘀汤；瘀在会厌，兼瘟毒的立会厌逐瘀汤；瘀在津门，兼瘟毒的立解毒活血汤。

王清任在治疗时也根据症状所出现的不同部位分别用药施治。如其根据"头发脱落"、"眼疼白珠红"、"耳聋年久"、"紫印脸"等判定瘀血在头面，治用通窍活血汤，以桃红四物汤为基础，配伍麝香、老葱、鲜姜、黄酒等辛散走窜之品，使诸活血药向上、向外走窜分布，使之与病情、病位更加相符。根据"胸痛"、"胸不任物"、"心跳心慌"等判定为瘀血在胸中血府，治用血府逐瘀汤，以大量活血化瘀药配伍行气解郁之柴胡、桔梗、枳壳，柴胡、枳壳一升一降，宽胸行气，且柴胡与桔梗为伍，载药上行，可引诸药直达胸中"血府"。根据胁下"积块"、"痛不移处"、"卧则腹坠"等判定为瘀血在膈下，治用膈下逐瘀汤，以诸活血化瘀药为主配伍理气止痛之香附、乌药、枳壳、延胡索，方中乌药疏散凝滞，偏走胸腹，可引诸药直趋膈下肚腹。

（二）注重补气，重用黄芪

补气活血法是王清任对气血理论突出的贡献。他特别重视元气在瘀血证治中的主导作用，认为元气之虚是血停留为瘀之本，因此治疗气虚血瘀证的关键是大补其气，而后方"能使周身之气通而无滞，血活而不瘀"，但"若专用补气者，气愈补而血愈瘀"，因此，在大补其气的同时应配伍活血之药，补气以治其本，活血以治其标，而达"通开血道"，"气通血活，何患疾病不除"之目的。其组方用药重补轻活、少补多活，主张用大剂量的黄芪、党参等补气药配伍活血化瘀药，使元气足，瘀血散，开创补气活血法之先河。

《医林改错》中以黄芪命名或为君药的方剂多达11首。黄芪之用，独创一格。如"人斗殴破伤，流血过多，气散血亡，渐至抽风，古人立名曰破伤风……若明白气散血亡之义，即用黄芪半斤，党参四两，大补其气"。重用黄芪以补气固摄；若"素常虚弱，用力太早，及胎儿欲出已无力，令儿停住，产户干涩，产亦艰难。"则用古开骨散，以四两黄芪大补元气，鼓动胎体顺利下行。

他认为半身不遂是"亏损五成元气之病","正气亏虚，气血瘀阻"。此看法虽有失偏颇，但也有独到的见解，抓住了气虚血瘀型偏瘫的关键。他以补阳还五汤治疗气虚血瘀所致的中风。方中重用黄芪四两，扶正益元，使气能行血；归尾、赤芍、川芎、桃仁、红花、地龙则最多用两钱。通过大补元气，使元气充足，气能行血，以达到通利血脉的作用。补气为主，活血居次，标本同治。这种配伍方法为后世医家治疗中风开拓了新的领域，具有重要的指导意义。

王清任注重补气，但又反对妄用补气，认为"专用补气者，气愈补而血愈瘀，血瘀气更不能外达于皮肤"。所以"七八天痘疮作痒"，他主张"用补气破血之剂，通开血道"，创助阳止痒汤，以黄芪补气扶正，托毒外出，鼓舞正气向外透达，同时配伍诸活血之品，助止气顺利外达，以解"作痒不止"。

（三）注重剂量

王清任用药不拘一格，不仅灵活，而且具有独创性。他所创制的方剂，注重药的药味、分量，常根据不同的病情使用不同的药量，有时同一种中药剂量变化很大，甚至在同一首方剂中，药物剂量之间也有很大的差别；或服药付数与平常不同。此外，他还提出小儿年龄不同，采用的药量也不同，或服药付数不同。

他非常注重药物剂量变化对治疗效果的影响，明确指出："古人原有没竭散，始而用之，有效有不效，继而加倍用之，胎衣立下。药味要紧，分量更要紧。"在《医林改错》一书中，黄芪的剂量大则八两，小则八钱。同一首方中，药物剂量的比例变化也很大，如补阳还五汤中重用黄芪4两为君，而其他六种活血药每味仅用一至二钱，总量仅有7.5钱，黄芪用量是其他活血药总量的五倍多。而在治疗产后抽风的黄芪桃红汤中补气药黄芪的用量是八两，活血药桃仁和红花的用量分别是三钱和二钱。这种明显的剂量差别充分体现了王清任重视元气、注重补气活血的学术思想。

他对方中每一味药物的剂量都高度重视，如通窍活血汤中的"药引"黄酒，他明确强调："方内黄酒，各处分量不同，宁可多二两，不可少。"

对于病情严重者，可加服数。如黄芪甘草汤"病重一日两服"。对于小儿，因年龄不同采用不同的药量，或不同服药付数。如通经逐瘀汤"指四五岁而言。若一二岁，分量可减半；若八九岁，分量可加一半。"可保立苏汤"此方分量，指四岁小儿而言。若两岁，分量可以减半。若一岁，分量可用三分之一，若两三个月，分量可用四分之一。"通窍活血汤"大人一连三晚吃三付，隔一日再吃三付。若七八岁小儿，两晚吃一付，两三岁小儿，三晚吃一付。"

对于某些疾病的治疗，不能因为症状的消除而停药，要看其中的虚实，仍需巩固治疗。如可保立苏汤"余治此症，一日之间，常有用两付三付者，服至不抽，必告知病家，不可因不抽，遂不服药，必多服数服，气足方妥"。补阳还五汤"若此方愈后，药不可断，或隔三五日吃一付，或七八日吃一付，不吃恐将来得气厥之症。"

（四）善用药对

《医林改错》中王清任善于并喜于使用药对，使药方更有效于疾病的治疗。全书使用了桃仁－红花、当归－川芎、黄芪－党参、黄芪－防风等药对，以桃仁－红花、当归－川芎最受推崇。

《医林改错》23首活血化瘀方剂中，共使用了17种活血化瘀药。这些药物，按照使用频率依次排列为：桃仁、红花、当归、赤芍、川芎、没药、五灵脂、穿山甲、大黄、牛膝、血竭、丹皮、延胡索、蒲黄、乳香、土鳖虫。17种药共使用79次，而桃仁、红花两味共使用25次，占活血化瘀药总使用次数的31.6%。桃仁－红花则出现在足卫和荣汤、助阳止痒汤、会厌逐瘀汤、急救回阳汤、血府逐瘀汤、膈下逐瘀汤、补阳还五汤、解毒活血汤、通经逐瘀汤、通窍活血汤、身痛逐瘀汤、黄芪桃红汤等12方中。当归－川芎出现在少腹逐瘀汤、止泻调中汤、血府逐瘀汤、膈下逐瘀汤、补阳还五汤、身痛逐瘀汤等6方中。

（五）选用"药引"，增强疗效

王清任是一位善于选择和使用"药引"的医家，选择不同的引经药，精心配伍，使药物直达血瘀病所。如在通窍活血汤、蜜葱猪胆汤、抽葫芦酒、小茴香酒及刺猬皮散等诸方中，他都以黄酒为"药引"煎服、冲服或调服，目的在于通过黄酒滑利走窜，温通血脉之性，强化方中其他活血化瘀药的作用。除黄酒外，王清任还选用其他不同的药物作为"药引"，如在加味止痛没药散中，选用清茶作"药引"调服；在龙马自来丹中，选用盐水或红糖水作"药引"调服，均能起到增强方剂整体治疗效果的目的。

中 篇
屡试屡效方

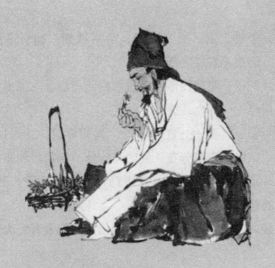

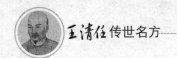

通窍活血汤

【来源】《医林改错·上卷·通窍活血汤所治之症目》。

【组成】赤芍一钱（3g）　川芎二钱（6g）　桃仁三钱,研泥（9g）　红花三钱（9g）　老葱三根,切碎　红枣七个,去核　麝香五厘,绢包（0.15g）　黄酒半斤（250ml）

【用法】用黄酒半斤，将前七味煎一盅，去渣，将麝香入酒内，再煎二沸，临卧服。大人一连三晚，吃三付，隔一日再吃三付。若七八岁小儿，两晚吃一付。两三岁小儿，三晚吃一付。麝香可煎三次，再换新的。

【功用】行气活血通窍。

【主治】伤寒、瘟病后头发脱落，暴发火眼（眼疼白珠红），糟鼻子，耳聋年久，白癜风，紫癜风，紫印脸（脸如打伤血印，色紫成片，或满脸皆紫），青记脸如墨，牙疳，出气臭，妇女干劳（经血三四月不见，或五六月不见，咳嗽急喘，饮食减少，四肢无力，午后发烧，至晚尤甚），男子劳病，交节病作，小儿疳证。

【方解】

君：麝香——辛香走窜，通窍开闭，活络散瘀，能引诸药透达十二经，使全身气血畅通，瘀血无安身之所。

臣：桃仁、红花——两药相伍，活血散瘀，配麝香驱散周身瘀滞。

佐：赤芍、川芎——活血祛瘀。

老葱、鲜姜、红枣——宣通阳气，调和营卫，并通过葱姜辛散之力促使活血诸药向上、向外走窜分布，使之与病情、病位更加相符。

使：黄酒——辛温通阳。以之煎煮诸药，可使酒性浸入药中，激发和增强活血通经之品的功效。

本方活血通经之力颇大，用于瘀血病位偏上、偏表者尤为适宜。

【方论】

方中赤芍、川芎行血活血，桃仁、红花活血通络，葱、姜通阳，麝香开窍，黄酒通络，佐以大枣缓和芳香辛窜药物之性。其中麝香味辛性温，功专开窍通闭，解毒活血，因而用为主要药；与姜、葱、黄酒配伍更能通络开窍，通利气血运行的道路，从而使赤芍、川芎、桃仁、红花更能发挥其活血通络的作用。(李庚韶《医林改错评注》)

妇女干血劳或小儿疳证，腹大青筋暴露，都因瘀血内停，经络的营养和卫气的运行受其影响，因而产生肌肉消瘦，午后潮热等症。瘀血不去，则新血不生，正气无由恢复，必须活血化瘀，推陈致新，使瘀去新生，诸症才能逐步好转。本方用活血通窍之品治疗劳症，深得此法。方中麝香为君，芳香走窜，通行十二经，开通诸窍，和血通络；桃仁、红花、赤芍、川芎为臣，活血消瘀，推陈致新；姜、枣为佐，调和营卫，通利血脉；老葱为使，通阳入络。诸药合用，共奏活血通窍之功。(冉小峰《历代名医良方注释》)

【临床应用】

一、内科疾病

(一)神经系统疾病

1. 中风（脑梗死）　在常规西药治疗的基础上加用通窍活血汤（赤芍15g，桃仁15g，川芎10g，红花10g，麝香0.1g，黄酒50g，葱白3根，生姜3片，大枣3枚）加减，肢体疼痛、麻木者加地龙15g，桑枝20g，鸡血藤20g；头晕头痛、面红口苦者加天麻15g，钩藤15g；头晕目眩、喉中痰鸣者加胆南星12g，竹茹15g；气滞者加香附12g，郁金15g；气虚者加黄芪60g，太子参20g。15天为1个疗程，连用2个疗程。治疗脑梗死56例，基本痊愈18例，显效22例，有效12例，总有效率92.86%。[臧莉，臧涛.通窍活血汤加减治疗脑梗死56例.光明中医.2011，26（1）：75-77]

2. 中风（脑出血）　在西医常规治疗的基础上，在脑出血后48小时即应用通窍活血汤（桃仁、红花、赤芍、川芎各12g，当归、牛膝各10g，麝香1g）加减治疗，每日1剂，水煎分服。治疗1个月后，30例中痊愈25例，显效3例，有效2例。[宋文俊，时冬丽，翟国军，等.通窍活血汤加减治疗脑出血30例.河南中医药学刊.1998，13（3）：49-51]

3. 蛛网膜下腔出血　以通窍活血汤加味（赤芍、川芎、桃仁、红花各9g，大枣6g，生姜9g，麝香0.1g，三七15g），每日1剂，10天为1个疗程，治疗外伤性蛛网膜下腔出血30例，显效20例，好转7例，总有效率90%。[赵俊香，梁永超，崔允东，等.通窍活血汤加味治疗外伤性蛛网膜下腔出血30例.内蒙

古中医药．2002，21（1）：34－35］

4. 痴呆 以通窍活血汤（麝香0.2g，当归15g，赤芍10g，桃仁、红花各10g，老葱3节，菖蒲5g，远志15g，枣仁15g，川芎10g，茯神10g，大枣5枚）加减，兼半身活动障碍乏力加地龙、黄芪；心烦急躁易怒加柴胡、丹皮、栀子、郁金；腰酸腿软，四肢发凉，加人参、益智仁、骨碎补、补骨脂、何首乌、菟丝子；腹胀少食，大便溏泄，完谷不化加桂枝、附子、人参、干姜、白术、甘草。治疗老年性痴呆59例，临床痊愈18例，好转32例，总有效率84.9%。[秦嘉．通窍活血汤治疗老年性痴呆59例临床观察．北京中医．1997，（5）：12]

典型病例：尹某，女，66岁。患脑血栓1年，左半身瘫痪，近半年来精神抑郁，表情淡漠，反应迟钝，健忘易恐，寡言少语或妄思离奇，胸闷失眠，多疑且烦躁易怒，有性格上的改变。舌质紫暗有瘀点瘀斑，苔薄白，脉沉涩。曾在外院作脑CT，诊为轻度脑萎缩，脑实质部有点状栓塞9处，脑血流图显示有血管阻塞。证属痴呆，气滞血瘀型，治以活血通络，补肾益髓。方药：桃仁10g，红花10g，赤芍12g，当归15g，菖蒲15g，远志15g，川芎10g，麝香0.2g，老葱3节，大枣5枚，菟丝子15g，熟地15g，益智仁15g，骨碎补15g，何首乌15g，丹参15g。水煎服，日服2次。14剂后烦躁失眠症状明显好转，上方加地龙15g，黄芪15g，再服14剂。上述临床症状消失，反应快、记忆力增强。经检查脑血流图血管阻塞消失，脑CT检查轻度脑萎缩，脑实质部点状栓塞减为4处。又将上药配成丸药服20天，痴呆症状消除。随访一年未复发。

5. 癫痫 以通窍活血汤加减（赤芍6g，川芎6g，桃仁12g，红花12g，老葱50g，红枣7枚，磨香0.3g，黄酒250ml，羚羊角粉0.5~11.5g不等）治疗癫痫15例，明显地减少发作及降低了发作程度。[华乃治．通窍活血汤加味治疗继发性癫痫15例．河北中西医结合杂志．1995，4（4）：73－74]

典型病例：王凯，男，32岁，脑外伤后频发癫痫七年应诊。七年前患者自六米高处摔下，昏迷达半年余，其间出现四肢抽搐，头颈后仰及周身僵直，颜面发绀，双眼上吊，呼吸急伴短促吼声，口吐涎沫，历时30~40秒，清醒后对发作情况毫无记忆。且发作日益频繁，日数次，多时日达十多次。尔后两年内曾3次行开颅。近五年来常日达七八次发作，多者十多次/日，发作无任何明显诱因。病后服用过苯妥英钠，叉痫宁及得理多等药。上述发作频度均是在长期服用上述一种或几种药物时发生的。查体：神情迟钝、目光呆滞、检查尚合作、搀扶下行走，颞部可见挛缩瘢痕及颅骨左额部凹陷，听觉轻度损害，感觉及运动性失语，可做简单的手势，心肺检查阴性，四肢反射亢进，双侧霍夫曼征阳性；腰穿示颅压偏高，脑电图示轻度不正常（家属诚恐发生意外，未停用抗癫药），颅脑 CT 示脑室扩大、脑萎缩。鉴于以往手术、中西药物及针灸治疗未能明显减少其发作。细致辨证论治，证属痰蒙心窍、血滞心窍，方中加入羚羊角粉 1.0g（冲服），以期平肝熄风，连服七剂，发作似较既往治疗略有减轻，遂将羚羊角粉增至 1.5g 冲服。患者却自行将七包羚羊角粉共 10.5g 于第二方第一剂中，一次冲服收到了意想不到的卓效，患者出现前所未有连续四天均未抽搐，尔后 3 天均 1 天发作 1 次，抽搐幅度减小，时限也较短，三诊，将每剂中的羚羊角用量加大至 4.5g，分 2 次（早七点、下午二点）冲服，在心图监护下使用，临床明显控制了其发作。

6. 脑震荡

（1）脑震荡：以加味通窍活血汤（赤芍 9g，川芎 6g，桃仁 9g，红花 9g，老葱 3 根，红枣 6g，麝香 0.3g，当归 10g，丁香 6g，沉香 6g，黄酒适量。麝香用黄酒冲服，余药水煎）治疗脑震荡，32 例均治愈，全部症状、体征消失。[阳启进，张立新，董松林，等.加味通窍活血汤治疗脑震荡32例.江西中医药.2002，33（4）：42-44]

典型病例：张某，男，46 岁，因摩托车撞伤头部着地，当即昏迷 15 分钟，呕吐 2 次，醒时不能回忆受伤经过，逆性健忘，感头晕、头痛、欲吐，思维力差，抑郁淡漠，四肢酸软无力，大小便正常。舌质淡红、苔薄白，脉弦紧。CT 示颅脑实质未见异常，左额顶部头皮下血肿，诊断为脑震荡、左颞顶部头皮下血肿。内服加味通窍活血汤，1 天 1 剂，2 天后头晕、头痛减轻，12 天后头痛、头晕亦不明显，头皮血肿完全吸收，随诊半年，无不适感，正常上班。

（2）头痛（脑震荡后遗症）：患者男性，15 岁。头顶偏左侧阵发性剧烈胀痛 6 年。眩晕、耳鸣、学习用脑时则上述症状加重，有时不能坚持听课，经多方医治无效。追问病史，9 岁时从 3 米高树上摔下，昏迷，此后即出现上述症状。查体：发育正常，营养中等，双侧瞳孔等大，心肺（-），肝脾未扪及；舌淡，边有瘀斑，脉细。诊断为脑震荡后遗症，证属髓海震伤、气血瘀阻脑窍。治以活血通窍法，拟通窍活血汤加味。处方：赤芍 12g，川芎 12g，桃仁 10g，当归尾 10g，红花 10g，麝香 0.15g（冲服），葱白 4 个，黑芝麻 10g，生姜 3 片，大枣 4 枚，酒引。服 2 剂后头痛、耳鸣大减。原方继进 3 剂，诸症消除。能较好完成高中学习。随访 5 年，身体健康，病未复发。[唐云志，

金波，李军．通窍活血汤治疗脑震荡后遗症．中国中西医结合急救杂志．2008，15（5）：288－289]

7. 脑积水 张某，女，1 岁半。1972 年 7 月 12 日初诊。曾经某医院头颅摄片，确诊为阻塞性脑积水、脑膜炎。患儿生后 6 个月发病，初期恶寒发热，而后精神不振，时作抽搐，头颅逐渐胀大，皮肤肿亮，前额大而前突，两眼球向左上方轻度斜视，囟门突出未闭合，骨缝裂开，头围 56.5 厘米。体温 37.4℃，心肺正常，肝右肋下 1 厘米。项强（－），肘膝关节反射减弱，克氏症（－），巴氏症（＋）。舌质红赤，苔黄，脉滑数。此乃热伤脉络，瘀血阻塞清窍，属脑水肿实热证。治宜清热化瘀，通窍利水，兼补肝肾。以"通窍化瘀利水汤"加减：麝香 0.1g（另包，分 2 次冲服）、桃仁 10g、赤芍 7.5g、地龙 7.5g、牛膝 7.5g、川芎 5g、木通 5g、川连 2.5g、骨碎补 12g、黄芪 15g。水煎 3 次，计 200ml，日 4 次，每次 25ml 温服。治疗半月，热退，抽搐止，精神转佳。仍以上方，去川连，改麝香 0.15g（服法同上）、木通 7.5g，加茯苓 12g，煎服法同上，每次量增至 30ml 继续治疗 1 个月，头围 52.4cm。此时清窍将通，上实下虚证明显。治宜活络通窍，益气补肾利水。以上方改黄芪 20g、骨碎补 15g。水煎 3 次，计 300ml，日 3 次，每次 50ml 温服。继续治疗 1 个半月，头围缩小到 46.7cm，除前额稍大外，症状及体征基本消失。恢复期以补肝肾为主，健脾除湿为辅。处方：骨碎补 15g、桑寄生 16g、白芍 12g、白术 7.5g、桃仁 10g、地龙 7.6g、茯苓 12g、黄芪 16g。煎服法同上。巩固治疗 1 个半月，头围缩至 46.3cm，体征消失，临床治愈。随访 9 年，生长发育良好，智力、运动正常。[曹正忠．通窍化瘀利水汤治疗脑积水．上海中医药杂志．1982，(7)：23]

8. 血管性头痛 以通窍活血汤（桃仁、赤芍、当归各 15g，红花、川芎各 10g，黄芪 30g）为基本方加减，痛甚者加全蝎，地龙；因寒而诱发或加重者加细辛，桂枝；恶心呕吐者加陈皮，法夏；眩晕者加天麻，钩藤。治疗血管性头痛 62 例，痊愈 31 例，好转 27 例，总有效率 93.5%。[袁桂生．加减通窍活血汤治疗血管性头痛 62 例．湖北中医杂志．1991，13（1）：15]

典型病例：胡某，女，30 岁，个体饮食业。于 1985 年 9 月 10 日就诊。自述两侧偏头胀痛，反复发作 8 年余。近半年来发作频繁，头痛如钻，目不能睁，伴恶心呕吐，眩晕，其苦甚难言。每服去痛片和注射麦角碱后可暂缓其痛，但日余诸症复发，且恶心，呕吐，眩晕等症加剧，故转求治于中医。他医以天麻钩藤饮加减治疗而罔效。虑其脑内有病变赴汉作脑 CT 检查无异常。作脑血流图检查，提示两侧脑血流不对称。西医诊断为血管神经性头痛。余刻诊：察其舌质暗红，苔薄黄，脉细涩。即诊为头痛。辨证属久病入络，气血瘀滞，脑窍脉络阻塞，清阳不展所致。治以通窍活血，舒展清阳。处方：桃仁、赤芍、当归、地龙、天麻各15g，红花、川芎、全蝎、陈皮、法夏、钩藤各10g，黄芪30g。5剂后，头痛眩晕等症大减。守原方再进10剂，诸症悉除。二年后随访未见复发。

9. 失眠 以通窍活血汤为基本方（赤芍、川芎、桃仁、红花、葱白、生姜、夜交藤、合欢皮），兼气虚者，加条参、黄芪、炒白术。兼脾虚者，加茯苓、白术、陈皮、厚朴、条参。兼气滞者，加柴胡、木香、郁金、枳壳、香附。兼阴虚者，加黄连、龙骨、牡蛎、龟板、柏子仁。诸药浓煎，取汁前5分钟放入葱白2～3段，临睡前服用，服后即睡，10天为1疗程。治疗血瘀型失眠40例，痊愈28例，好转9例，无效3例。［吴继萍. 通窍活血汤治疗老年性不寐证血瘀型40例. 中医研究. 1998, 11（4）: 19－20］

典型病例：刘某，女，53岁。2年前因丈夫去世，而出现情绪低落，逐渐发展为失眠多梦，精神萎靡，健忘，注意力不集中，头晕头痛，入睡困难，长期服安眠药，舌质紫暗，脉象沉细。该患者长期情志不舒，肝气郁结，日久气滞则血瘀，首方选通窍活血汤加味。方药：赤芍12g，川芎10g，桃仁10g，红花8g，生姜3片，茯苓30g，香附10g，夜交藤15g，合欢皮12g，炒谷芽、炒麦芽各20g，葱白3段，用以活血疏肝健脾，连服5剂。复诊，诉睡眠增至2～3小时，自觉少气乏力，上方加黄芪30g，条参15g，继服10剂。三诊，易疲劳消失，精神好转，睡眠增至3～5小时，嘱上方再服10剂。四诊，睡眠时间增至5～7小时，但梦多，上方加熟地黄12g，牡蛎20g，继服5剂。门诊随诊，失眠多梦基本消失，精神充沛，纳食恢复正常。

10. 眩晕 以通窍活血汤（当归、白芍、川芎、桃仁、红花各9g，白术、茯苓、白僵蚕、地龙各12g，麝香0.1g冲服）为基本方，随症加减。伴急躁易怒、头晕、口苦、口干加夏枯草、钩藤、菊花；伴腰膝酸软，五心烦热加女贞子、旱莲草、知母、黄柏；伴恶心、呕吐加竹茹、姜半夏、生赭石；伴身倦无力，少气自汗加黄芪、党参；伴畏寒肢冷加附子、肉桂以温经活血。2周1个疗程，3疗程判定疗效。治疗反复发作性眩晕60例，痊愈31例，显效23例，总有效率87.1%。［赵波. 加味通窍活血汤治疗反复发作性眩晕62例. 陕西中医. 2007, 28（6）: 674］

典型病例：宋某，男性，62岁。2002年8月20日就诊。患者自述眩晕反复发作近 10 年，曾在多家医院求诊，西医均按高血压治疗，给予多种降压药治疗，服药后症状可以减轻，但时时反复，故要求服中药治疗。就诊时症见：形体稍胖，精神萎靡，唇甲紫黯，舌边有瘀点，苔薄白，脉弦涩。患者自述平时性情急躁，常自觉口苦、口干、胸胁胀痛，大便秘结，小便黄赤。每遇事动怒后，即自觉眩晕加重，并伴右后枕部刺痛，入夜尤甚。否认外伤史。中医诊断为：眩晕。证属：肝阳上亢，痰瘀阻络。治疗以平肝潜阳，涤痰化瘀通络为法。方用通窍活血汤加减，处方：当归、白芍、川芎、桃仁、红花各 12g，地龙、白僵蚕、白术、茯苓、半夏各 9g，石决明 30g，天麻、钩藤、夏枯草各 15g，麝香 0.1g 冲服。每日 1 剂，水煎服，早晚各 1 次。每周复诊 1 次，随症加减。服药 2 周后，眩晕明显减轻，右后枕部刺痛消失。自觉气短乏力，汗多，上方加五味子 9g，继服 1 月，诸症消失。

11. 神经痛

（1）带状疱疹后遗神经痛：以加减通窍活血汤（当归、赤芍、川芎各 15g，桃仁 10g，红花、生姜各 6g，老葱 1 根，大枣 3 枚，以白芷 10g 代替麝香）随症加减，伴血压高加钩藤、葛根；热甚加龙胆草；便秘加生大黄；痛剧加地龙、制乳香、制没药、穿山甲、川楝子；巅顶痛加藁本、辛夷；体弱气虚加生黄芪、党参。每日 1 剂。配合穴位注射（穴位取合谷，阳陵泉。丹参注射液 1ml，维生素 B_{12} 注射液 1ml，混合后，每穴注入药液 1ml，每日 1 次，两侧交替使用）治疗头面部带状疱疹后遗神经痛 63 例，痊愈 51 例，有效 11 例，总有效率 98%。[张霞智，闫小宁.中药加穴位注射治疗头面部带状疱疹后遗神经痛 63 例.陕西中医.2005，26（11）：1222－1223]

（2）三叉神经痛：在口服卡马西平、维生素 B_1、维生素 B_6 的基础上，服用通窍活血汤（红花 10g、桃仁 10g、赤芍 15g、川芎 20g、黄芪 30g、党参 15g），疼痛甚者加全蝎 5g、蜈蚣 2 条、五灵脂 15g、地龙 15g。2 个月为 1 个疗程，连用 3 个疗程判定疗效。治疗 128 例三叉神经痛，显效 88 例，好转 32 例，总有效率 87.5%。[关颖，苗波.中西医结合治疗 128 例三叉神经痛临床体会.中国中西医结合耳鼻喉科杂志.1994，2（2）：67－68]

（二）周围血管病

1. 下肢静脉血栓形成 以通窍活血汤（当归 15g，赤芍 10g，桃仁 10g，红花 10g，川芎 10g，丹参 15g，三棱 10g，莪术 10g，地龙 20g，水蛭 5g，地鳖虫 10g）为基本方治疗，随症加减：局部红肿灼热，皮温高，舌红苔黄腻，脉洪数，热毒炽盛者，加银花、黄芩、蒲公英、紫花地丁清热解毒；患者肢体疼痛剧烈、难以忍受者，可加炙乳香、炙没药、王不留行通络止痛；病程日久伴气短乏力，面色萎黄，舌淡苔薄白，脉沉细，气血亏虚者，可加黄芪、党参益气活血。治疗下肢静脉血栓形成 20 例，痊愈 15 例，显效 4 例，无效 1 例，总治愈率 95%。[李长江，董庆芳，李留文．通窍活血汤加减治疗下肢静脉血栓形成 20 例疗效观察．云南中医中药杂志．2009，30（7）：41～42]

典型病例：患者赵某，男，55 岁，于 2007 年 7 月初诊。诉左下肢肿胀疼痛 20 余日，患者于 20 多天前无明显诱因出现左下肢肿胀疼痛，屈伸不利，活动不便，在当地县医院静滴青霉素钠及丹参注射液后疼痛无减轻，故来本院就诊。查体：痛苦面容，患肢肿胀明显，周径较右侧粗 2～3cm，小腿肌张力高，双下肢静脉搏动正常，皮色暗红青紫，舌质暗苔薄腻，脉细涩，行彩色多普勒超声示左腘深静脉血栓形成，西医诊断：左下肢腘深静脉血栓形成，中医辨证为血瘀内阻，以通窍活血汤加减：当归 15g，桃仁 10g，赤芍 20g，川芎 10g，丹参 20g，郁金 15g，地鳖虫 10g，三棱 10g，莪术 10g，水蛭 5g，炙乳香 10g，炙没药 10g，甘草 10g，配合中药外洗方活血通络，消肿止痛，经住院治疗 20 日，肿胀基本消失，疼痛减轻，继续以本方加减服 20 剂后症状消失，彩色多普勒超声示双下肢静脉血流正常。

2. 脉管炎　根据脉管炎的周身情况及局部突出的特征，将其辨证分为 3 型治疗。气血虚寒型，以通窍活血汤合顾步汤加减（黄芪 30g，金石斛 30g，金银花 30g，当归 20g，赤芍 15g，桃仁 15g，川芎 15g，人参 10g，生姜 3 片，大枣 3 枚）。发病初期去金银花，加丹参 20g，红花 10g；其余随症加减。中期肢端有溃疡形成，复加金银花 60g，三期倍加黄芪。气血瘀滞型，初期以通窍活血汤加减（黄芪 30g，当归 20g，赤芍 15g，土鳖虫 15g，川芎 15g，桃仁 15g，红花 10g，川牛膝 10g，生姜 3 片，大枣 3 枚）。湿甚或伴有静脉炎者加薏苡仁 30g，地丁 30g，苍术 15g；痛甚者加云木香 10g。到了中期，郁久化火，形成局限性溃疡者，加入金银花 90g 以防感染。后期，形成广泛性溃疡，趾（指）变黑坏死者，倍黄芪、当归，加人参 10g，肾虚者加熟地黄 30g，枸杞子 15g，砂仁 10g。毒热型，以通窍活血汤合四妙勇安汤加减（当归 60g，玄参 30g，金银花 30g，赤芍 15g，桃仁 15g，川芎 15g，川黄连 10g，乳香 10g，川牛膝 30g）。配合外用生肌玉红膏或藤黄膏、黄马金牛酊，治疗脉管炎 68 例，痊愈 47 例，好转 16 例，无效 5 例。[史巧英．通窍活血汤加味治疗脉管炎 68 例．河南中医学院学报．2006，21（4）：55]

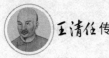

(三) 眩晕 (颈椎病)

以通窍活血汤 (赤芍 20g、川芎 10g、桃仁 10g、红花 10g、老葱 3 根、鲜姜 10g、红枣 7 个、麝香 1g、黄酒 100ml) 加减, 气虚甚者加黄芪 30g、党参 20g; 血虚甚者加当归 10g、白芍 15g; 眩晕甚者加天麻 15g、钩藤 10g; 呕吐甚者加法半夏 10g、砂仁 10g。每日 1 剂, 10 天为 1 个疗程。治疗颈椎病 50 例, 痊愈 29 例, 好转 18 例, 总有效率 94%。[刘旭光. 通窍活血汤治疗颈椎病 50 例. 湖南中医杂志. 2011, 27 (2): 43 – 45]

(四) 痹证 (类风湿关节炎)

通窍活血丸 (川芎、地龙、制乳没、桃仁各 30g、红花 20g、黄芪 80g、当归、赤芍、乌梢蛇、僵蚕各 60g、蜈蚣 15 条, 将上药研末后加麝香 2g 炼蜜为丸, 如梧子大) 20 粒, 1 日 2 次, 重者 1 日 3 次; 配合外洗方 (透骨草 50g、老姜、老葱各 30g) 煎水熏洗疼痛关节, 1 日 3 次, 每次约 20 分钟。治疗类风湿关节炎 21 例, 显效 5 例, 良效 11 例, 有效 4 例。[詹菁. 通窍活血丸治疗类风湿关节炎 21 例. 湖北中医杂志. 1992, 14 (5): 16 – 17]

典型病例: 熊某, 男, 16 岁, 学生。1992 年 2 月 15 日初诊, 双手指关节红肿疼痛, 屈伸困难已年余。经某医院检查, 诊断为类风湿关节炎, 用西药治疗, 症状无明显缓解。就诊时, 两手指关节肿胀, 疼痛难忍, 晨起疼痛尤甚, 不能活动, 发热, 近 1 周来双膝关节肿胀无力, 时而跌倒。查血: 类风湿因子阳性, 血沉 80mm/小时, 苔薄白质暗, 脉细涩, 双手指关节红肿, 触之痛甚。给患者配通窍活血汤加味三料做蜜丸, 连续内服, 并用外洗方熏洗, 治疗 3 个月。于 5 月 5 日复诊时, 双手指关节红肿痛消失, 食欲转佳, 体重增加。再用调理脾胃之法以巩固疗效, 复查血沉正常, 类风湿因子转阴。

(五) 梅核气

祝某某, 女, 51 岁。咽部不适异物感 1 年余。患者平素性格内向, 1 年前自工厂退休在家, 不久与家人发生矛盾, 遂生梅核气。初起症状轻微, 经服抗生素及中药理气化痰剂均无明显效果。随着时间迁移, 病情逐步加重。症见: 精神抑郁, 面色晦滞, 干咯不已, 时以手牵扯衣领, 舌质黯红、苔薄腻, 脉弦涩。咽部检查未见异常, 间接喉镜检查亦无异常发现。脉证合参诊断为梅核气 (气滞血瘀型)。处方: 桃仁 12g, 苏叶、佛手各 9g, 赤芍、川芎、菖蒲、甘草各 6g, 生姜 3g, 红枣 12 枚, 黄酒少许。水煎分服。5 剂后, 咽喉不适、异物感明显减轻。续投 4 剂后, 随访患者, 知诸症皆愈。[朱凤鸣.

通窍活血汤亦治梅核气．浙江中医杂志．2001，36（7）：25]

（六）妇人脏燥

患者，女，45 岁。2001 年 11 月 7 日就诊。月经前后不定，量多，有血块，头晕，目眩，烦躁，阵汗出，悲伤欲哭。自感全身有虫爬动，虫至头部即惊恐万状，心神不安，让人拳击头部，方能缓解。在常态下经常失眠，神色惶惶不安，按更年期综合征，给予"更年安""镇静药"疗效不显，由其夫陪同来院就诊。见舌质暗胖有紫点，脉细涩。证属于气滞血瘀。处方：桃仁 12g，红花 9g，川芎 9g，丹参 15g，黄芪 15g，鸡雪丁 20g，浮小麦 60g，大枣 12 枚，珍珠母 20g，菖蒲 12g，生姜片 6 片，甘草 12g，老葱 3 节，麝香 0.2g）。经服本方丸剂，上述主要症状全部消失，惟见乏困，心慌，以原方出入再服数剂而安，来院治疗肠胃病，方知原病未复发。[李春玲．通窍活血汤治疗脏躁验案．华北煤炭医学院学报．2006，8（4）：491]

（七）哮喘

侯某某，女，19 岁。1987 年 10 月 12 日诊。患哮喘病已 10 余年，每年秋后转凉即发作，断断续续至次年春暖渐渐缓解。曾经多方面医治罔效。近因气候转冷而诱发，服麦迪霉素、定喘片等，3 天无效。刻诊：气喘、胸闷，咳不甚，形寒怕冷，咯血色稀痰有沫。喉中哮鸣有声，不得平卧，喜热饮，饮食尚可，小便清，大便正常，脉弦有力，舌有紫气，苔薄白。寻思此症当属朱丹溪所述："肺胀而嗽或左或右，不得眠，此痰挟瘀血，碍气为先。"据此遂选用清王清任所创的通窍活血汤：赤芍、川芎、鲜姜各 9g，桃仁、红花各 18g，红枣 7 枚（去核），老葱 3 根，白芷 20g（原方中是麝香，但贵重难得，故改用本品），黄酒 250g。服法：老葱与黄酒，在上述药物煮沸 15 分钟后再放入，然后煮沸 5 分钟即可。1 日 1 剂，晚上临睡前服。1 剂药后，当晚大汗淋漓，次日，哮喘胸闷大减；继进 6 剂，竟得痊愈。后用金匮肾气丸加减，温补肾阳以善其后。随访 2 年，未见复发。[刘建德．通窍活血汤治疗哮喘．四川中医．1991，（3）：16]

（八）外伤致闭经

贾某，女，38 岁，营业员。1992 年 11 月 27 日初诊。自诉 10 年前头部被树砸伤，后反复头痛伴闭经，虽经人工周期治疗，月经来潮，但停药即闭经。近 5 年未做任何治疗，患者入院时，头痛部位固定，情郁则痛甚，闭经，寐差，舌稍暗、苔薄黄，脉沉细。诊断：头痛，证属瘀血阻络。治宜活血通络，佐以泻肝。投以通窍活血汤化裁：红花、桃仁、赤芍、川芎各 12g，天麻、地龙、香附各 10g，龙胆草、远志各 15g，全蝎 6g。服 10 剂后头痛减轻；16 剂月经来潮，量少色暗，挟有血块，伴腹痛，行经 2 天。再守方 30 剂，头痛缓解，但未行经。查舌淡红、少苔，脉细。上方去天麻、全蝎、远志，加女贞子、旱莲草各 30g。服 28 剂，第二次行经，量少挟血块，持续 2 天。再去二至丸，加三棱、莪术各 10g，牛膝 15g。服 30 剂，行经 3 天，量稍多。至此，月经前上方随症加减，月经不规律来潮。1 年后闭经，经查确诊怀孕，后足月顺产 1 男婴。[李崇瑞，刘晓莹. 通窍活血汤治疗脑外伤致闭经 1 例. 新疆中医药 . 1998，16（3）：56]

（九）米枯力兹病

郭某，女，35 岁，工人。1989 年下半年以来即觉头面部时常胀痛，疼痛部位连及腮下。1990 年 3 月以后，晨起出现喷嚏不止，面部鼻腔两侧胀痛，疼痛加剧时连及颈部和喉下。于 1991 年 3 月经某医科大学附院病理及腮腺碘油造影检查认为符合"米枯力兹病"。病因属唾液腺和泪腺肥大所致。治疗数月未见好转。就诊时头部两侧疼痛连及天庭穴，鼻腔两侧胀痛不适，晨起后 1 小时内头痛加剧，喷嚏时无清涕、眼泪盈眶，精神纳食正常，脉象浮数，舌质红而无苔，舌边现小紫红瘀点。先拟散风清热之法治标。辛夷散加减：辛夷 10g，藁本 15g，防风 12g，白芷 15g，升麻 20g，木通 20g，川芎 10g，北细辛 3g，甘草 3g，茶叶一撮，石膏 60g，黄芩 10g。连服 3 剂后，喷嚏泪水消失大半，头部及鼻侧胀痛已有好转。脉数、舌边瘀点尚存。标病基本解除，再用通窍活血汤治之：川芎 10g，赤芍 10g，红花 10g，桃仁 10g，大枣 10g，老葱 3 根，鲜姜 6g，麝香 0.5g。用黄酒或清酒半斤入煎，再去渣后加入麝香煎为 1 盅，每次服半盅，日服 2 次。服 3 剂后晨起已无喷嚏眼泪，天庭处痛已缓解。继用上方，因无麝香，改加白芷 30g，另加地龙 6g。连服 7 剂后面部鼻侧及腮下感觉完全恢复正常。[杜贵森. 通窍活血汤治疗米枯力兹病 1 例. 实用中医药杂志 . 1992，（4）：28 - 29]

（十）外伤后阳痿

以通窍活血汤 [川芎 10g、赤芍 10g、桃仁 10g、红花 10g、露蜂房 10g、蜈蚣 1 条、紫河车粉 6g、鹿茸粉 1g（冲服）、麝香 0.15g（装胶囊分冲）、葱白 3 根（后下）、生姜 6g、大枣 6g、黄酒 50ml] 为基本方加减，头晕加天麻 10g，半夏 10g，钩藤 10g；头痛加白芷 10g，蔓荆子 10g；失眠梦多加炒枣仁

30g，丹参 30g，夜交藤 30g；嗜睡健忘加石菖蒲 10g，远志 10g，郁金 10g。每日 1 剂，2 周为 1 疗程。治疗 21 例脑外伤后阳痿 21 例，治愈 11 例，好转 6 例。[张家驹．通窍活血汤为主治疗脑外伤后阳痿 21 例．中医杂志．1997，(9)：542]

二、五官科疾病

（一）眼部疾病

1. 视网膜静脉阻塞 通窍活血汤为基本方（赤芍 10g，桃仁 10g，红花 10g，当归 10g，川芎 10g，白术 10g，栀子 10g，地龙 10g，生地 10g，云苓 15g，柴胡 6g，生甘草 6g，麝香 0.15g，黄酒 250g）加减，肝郁气滞甚者加郁金 15g、青皮 9g；视网膜水肿甚者加琥珀 2g、泽兰 10g、益母草 15g；眼底出血甚者加生蒲黄 9g、茜草 15g、三七粉 3g。每日 1 剂，连服 36 天。配合葛根素葡萄糖注射液静脉滴注，每日 1 次，10 天为 1 疗程，连续 3 个疗程。治疗视网膜静脉阻塞 32 例，视力恢复≥1.0 的 9 例，提高 4 行以上的 15 例，提高 2～3 行的 5 例；眼底出血基本吸收的 7 例，明显吸收的 14 例，部分吸收的 9 例，总有效率达 93.75%。[孙艳，孙霞．通窍活血汤加减合葛根素治疗视网膜静脉阻塞 32 例总结．湖南中医杂志．2008，24 (5)：7－9]

2. 挫伤性低眼压 以王清任通窍活血汤为基本方（当归、赤芍、白芍、桃仁、红花各 10g，川芎 15g，牛膝 30g，柴胡 6g，香附 10g，车前子 10g），如晶体前囊有少许虹膜色素沉着加银花、黄芩各 10g。每日 1 剂。治疗挫伤性低眼压 12 例，视力恢复至 4.9～5.0，眼压、前房恢复正常或接近正常。[陈祖欣．通窍活血汤治疗挫伤性低眼压 12 例．中国中医眼科杂志．1992，(4)：207]

3. 急性缺血性视神经病变 以通窍活血汤加减（赤芍 10g，川芎 6g，桃仁 10g，红花 10g，麝香 0.6g，琥珀 2g，泽兰 10g，三七 10g，生姜 6g，大枣 15g，老葱 15g）治疗急性缺血性视神经病变 38 例，42 只眼，以 2 周为 1 个疗程，结果痊愈 6 只眼，显效 19 只眼，有效 13 只眼，总有效率 90.48%。[姜道平，柳宝国．通窍活血汤治疗急性缺血性视神经病变 38 例．中国中医急症．2006，15 (10)：1158－1159]

4. 闪辉性暗点症 通窍活血汤（赤芍、红花各 15g，川芎 30g，桃仁 20g，老葱 3 根，鲜姜 12g，红枣 7 枚，麝香 0.15g），黄酒二两加热为引，每日 1 剂，连服 6 剂为 1 疗程。根据患者的具体情况，可酌情服用谷维素和维生素 B_1、B_6 等。治疗闪辉性暗点症 30 例，痊愈 25 例，有效 4 例，无效 1 例。随访 1～7 年，均未见复发。[王殿祥．通窍活血汤治疗闪辉性暗点症．新中医．1988，(4)：

16－17]

典型病例：罗某某，女，24 岁，病历号 30736。于 1979 年 6 月 5 日就诊。由于连续夜班睡眠不足，过于疲劳而发生短暂的眼闪闪发光，视物不清，手脸发麻，头剧痛，伴有恶心、呕吐、头晕、头沉重感及全身出虚汗。舌红润、无苔，脉弦紧有力。经服脑清片、安宁等镇痛镇静药物后，头痛仍反复发作。检查：神经系统无致头痛阳性体征，眼底可见明显的睫状动脉痉挛表现。视力右眼 0.9，左眼 1.2。脑血流图提示脑血管紧张增高，血流阻力大。如上法服药 1 剂头痛大有减轻，原方再进 2 剂后症状全消。视力右眼 1.0，左眼 1.2。共服药 6 剂告愈。追访 4 年未见复发。

（二）耳部疾病

1. 耳鸣 男，52 岁，农民。诉左耳突发耳鸣，持续已近 1 年。自觉耳鸣轰轰有声，伴左耳听力减退，休息时耳鸣无缓解，以手捂耳则耳鸣更甚。否认有头部外伤史。患者平时经常从事重体力劳动。舌质黯红，舌边有瘀斑，苔薄白，脉弦涩。发病以来曾多方求医，选服六味地黄丸、杞菊地黄丸、肾气丸及养心、潜阳、滋阴、补肾之中药汤剂，皆罔效。耳鸣之证，临床常以虚证多见，大多投以调补肝肾之剂。但究不可以偏概全。本例患者虚象不著，血瘀之证显然。盖因素日从事重体力劳动，强力劳伤气机，阻遏经脉，经络气血阻滞不通，故瘀血阻塞清窍，发为耳鸣。治以活血祛瘀，通窍升阳。方用通窍活血汤加减：赤芍 15g，川芎 20g，桃仁 15g，红花 10g，石菖蒲 12g，蔓荆子 6g，白芷 10g，香附 10g，当归 15g，牛膝 10g，老葱 3 枚，大枣 6 枚。服 5 剂后耳鸣大减，效不更方，嘱再进 5 剂，耳鸣消失。予养血活血，行气通络之剂以善后，随访 1 年未复发。[粟喜然. 加减通窍活血汤治愈顽固性耳鸣 1 例. 实用中医内科杂志. 1994, 8 (2)：39]

2. 外伤性耳聋 予加味通窍活血汤（川芎、赤芍药、桃仁、红花、白芷、桂枝、当归、柴胡、通草、泽泻、葱白、甘草、香附），每日 1 剂煎服，3 周为 1 个疗程。治疗脑外伤性耳聋 20 例，显效 17 例，好转 2 例，无效 1 例，总有效率 95%。[贾全顺，石建平，王丽萍. 加味通窍活血汤治疗颅脑外伤性耳聋 20 例. 上海中医药杂志. 2002, 36 (8)：38]

3. 突发性耳聋 朱某某，男，38 岁。1984 年 4 月 9 日初诊。患者于半月前突然两耳失聪，耳鸣如闻擂鼓声，两耳胀闷似物堵塞，头轰头晕。检查：双耳鼓膜基本正常，舌暗红，边尖有瘀点，舌下经脉暴露，色紫，脉弦紧涩，音叉试验双耳呈感音神经性聋。诊为卒聋（神经性耳聋）。证属血瘀脉络，壅阻耳窍，治以活血化瘀，通窍复聪，方用通窍活血汤加减：川芎9g，赤芍9g，桃仁9g，红花6g，石菖蒲12g，白芷9g，郁金9g，柴胡6g，磁石15g，丝瓜络12g，路路通9g，生姜、老葱为引，水煎服，6剂。药后耳聋好转，鸣声大减，他症亦轻。药已中的，守方继服12剂，听力恢复，耳鸣息止，诸恙悉除。[王学让.王氏活血化瘀方在耳鼻喉科临床中的运用.河南中医.1986, (1)：30-31]

原按：耳聋有虚实之分，新久之别，病因各异。王氏曰："查外无表症，内无里症，所见之症，皆是血瘀之症。本例突发耳聋，无明显病因，故按血瘀窍闭，施以活血通窍之法，药用芎、芍、桃、红活血通经，祛除瘀滞；丝瓜络、路路通透窍疏经络，磁石镇静息耳鸣，菖蒲、白芷、郁金行气开窍，使气行血行（三药有代麝香之功），姜葱辛散，通阳活血；柴胡升阳达郁。合方共奏活血化瘀、行气通窍之功，正符"疏其气血，令其条达，而致和平"之经旨。药证合拍，故收捷效。

（三）鼻咽部疾病

1. 嗅觉丧失症　患者，女，65岁。1989年8月7日因不闻香臭半年余就诊。患者自述半年前因重物伤及头部，虽无外伤，但造成嗅觉功能明显减退，经脑CT检查未发现出血或渗血现象，患者虽经多方求治，嗅觉失灵仍逐渐加重至嗅觉完全丧失。患者现嗅觉完全丧失，但无鼻塞流涕现象，神志清晰，思维敏捷，同时伴有头晕，活动过度则头晕加重，左侧面部受风则抽搐，纳可，二便调。查血压150/85mmHg，舌质绛，苔白腻，脉沉涩。诊断：嗅觉丧失症。证由气滞血瘀，阻塞经脉，气血运行不畅，鼻窍失却荣养所致，治以活血化瘀通窍。拟通窍活血汤加味。威灵仙10g，杭芍15g，川芎10g，桃仁10g，红花12g，香附10g，生甘草6g，辛夷10g，桔梗6g，当归10g，天麻10g，竹茹15g，苍耳子6g，水煎服，日1剂。服药9剂后，患者已不头晕，左侧面部抽搐消失。考虑患者因外伤所致嗅觉丧失，气滞血瘀日久，短期难以奏效，同时患者亦难以长期坚持服中药煎剂，故用上方配丸，每丸重9g，日服3次，每次1丸。患者服丸药3月余，嗅觉功能完全恢复正常而痊愈。[邓淑莉.通窍活血汤加味治疗嗅觉丧失症1例.医学理论与实践.1994, 7 (6)：47-48]

2. 鼻咽癌　采用65～75Gy剂量放疗的同时，内服中药通窍活血汤（赤芍、川芎、桃仁、红花、当归、莪术、白芷各5g，蚤休、山豆根各10g，生姜3片、大枣5枚）加减，口干、咽燥加沙参、麦冬、花粉；肿块放射后红、肿、热、痛加银花、连翘；胃脘不适加砂仁、石斛；头晕、乏力加红参。每日 1 剂，水煎，早晚分服。一般 50 剂左右，放疗期间连续服用。放疗后定期随访，2 例失访按死亡病例计算，随访率 96.5%。治疗鼻咽癌 57 例，其三五年存活率分别为 48.4% 和 41.9%，高于单纯放疗组。[廖遇平，胡自省．通窍活血汤加减配合放射疗法治疗鼻咽癌．中西医结合杂志．1987，7（4）：214]

3. 肥厚性鼻炎　中药通窍活血汤（桃仁、红花、赤芍、地龙干、桔梗、辛夷花各 10g，川芎、木通、石菖蒲各 15g，细辛、甘草各 5g，黄芩 20g，苍耳子 7.5g）加减，头痛头晕可加白芷、藁本、蔓荆子；咳嗽痰多可加瓜蒌仁、杏仁、冬瓜仁。每日 1 剂，2 周为 1 疗程。同时采用 WNZ 型，频率为 2450MHz 的微波治疗仪进行微波治疗慢性肥厚性鼻炎 178 例，治愈 80 例，显效 66 例，好转 28 例，总有效率 97.75%。[唐英．微波合加减通窍活血汤治疗慢性肥厚性鼻炎 178 例．中医药信息．2001，18（5）：31]

4. 暴喑（急性喉炎）　刘某某，女，28 岁，农民，1989 年 6 月 28 日初诊。半月前因喷洒农药，造成农药中毒，经抢救脱险后，又出现声音嘶哑。诊见：声嘶难言，状如公鸭叫，神情忧虑，面带戚容，咽中如有异物，吞之不下，吐之不出，咽暗红，舌尖红苔薄白，脉濡。诊为暴喑，治以活血利咽，方选通窍活血汤加减：红花、川芎、蝉蜕、木蝴蝶各 9g，桃仁、当归、桔梗各 12g，赤芍、川贝、生甘草各 15g，麦冬 20g，玄参 25g，柴胡 6g，大枣 5 枚，生姜 3 片，老葱 6 根。服药 3 剂后声音清爽，咽中不适消除，心情愉悦，脉细，咽微暗红。前方去姜、葱、柴胡，加熟地 25g，续服 2 剂以资巩固。[刘瑶．通窍活血汤在耳鼻喉科临床运用举隅．贵阳中医学院学报．1999，21（2）：44 - 45]

原按："暴喑"者多因外感风邪发病。本例缘于中毒，肺失清肃，痰瘀阻于气道而发病。方中桃仁、红花、川芎、赤芍、当归活血化瘀；桔梗、川贝肃肺化痰；生姜宣肺而疏通壅塞之瘀痰；玄参、麦冬、蝉蜕、木蝴蝶、甘草、大枣清金润肺利咽；柴胡解郁。诸药合用，达化瘀豁痰、平音润肺之功效，故能使金钟长鸣。

5. 飞扬喉　毕某某，男，58 岁，1988 年 9 月 17 日初诊。患者素来性急暴躁，进餐时多囫囵吞之，昨日因食刚出锅水饺时，不慎烫伤咽喉。诊见：张口呼吸，面赤身热（T39℃），手足躁动不安，咽痛如火灼，如针刺，不能进食，只能缓慢嚼咽少量温水。上腭底部见一块紫红色突起的血泡，大如核桃，舌红苔黄，脉数。诊为飞扬喉。治以活血利咽、凉血解毒。用通窍活血汤与黄连解毒汤合方化裁加减：桃仁、赤芍、黄芩、银花、蒲公英、生甘草各15g，红花、川芎、桔梗、黄连各10g，石膏、玄参各30g，生姜6g，葱白7根。服药仅1剂，上腭血泡消退，疼痛大减，体温正常，并能进软食，上方去石膏、黄连、蒲公英，加蝉蜕、薄荷各10g，沙参20g，再服2剂，诸症消失。[刘瑶. 通窍活血汤在耳鼻喉科临床运用举隅. 贵阳中医学院学报. 1999, 21（2）: 44 –45]

原按：《重楼玉钥》称此证为"夺食风"，因"饮食火物触动脾胃积热，致陡起斯症。"血泡紫红为瘀血之证，方中用桃仁、红花、赤芍、川芎、玄参化瘀凉血为主药，用黄芩、黄连、石膏、蒲公英、生甘草清热解毒为辅药，以蝉蜕、薄荷、桔梗利咽为佐药，并以姜葱宣散瘀块为使药。诸药合用，药专力宏，直捣病所，仅以3剂即收全功。

（四）口腔疾病

1. 口噤　苏某，男，31岁，工人。病史：患者体魄健壮，久贪杯中，恣食肥甘。三月前醉卧车中，至晨忽觉口噤不开，遂到医院，诊为"面神经麻痹"，服西药配合针灸治疗，因口噤不能食，每日输液供给能量，如此月余，病如故。遂于1980年9月14日来诊。症见口噤不开，舌转不灵，语言塞涩，但无口眼㖞斜、头晕胀痛、时欲呕恶、心中烦闷，脉弦细滑。患者为重体力劳动者，食量甚大，卒不能食，腹中漉漉，口不能纳，苦不堪言。辨证：嗜食肥甘，损伤脾胃，脾失健运，湿聚成痰；外邪贼风乘虚而入，内有痰浊，两邪相合，阻滞经络，遂成斯证。治疗经过：首用祛风除痰、宣窍通络之剂，选大秦艽汤合解语丹，3剂，诸症不减，更进3剂，仍寸功皆无，遂改用涤痰汤合《张氏医通》转舌膏加减治之：姜半夏9g、胆南星8g、橘红6g、炒枳实6g、太子参15g、茯苓块24g、淡竹茹9g、石菖蒲7g、焦远志15g、鲜竹沥30g（冲服）、苏薄荷6g、川黄连6g，鲜姜汁为引（因无鲜竹沥，故以竹沥膏代之）。

头晕胀痛，胸闷呕恶已减大半，惟口噤不开。先贤曾有"治风先治血，血行风自灭"之明训，遂改以通窍活血汤为主治之：赤芍10g、川芎10g、桃仁12g、红花15g、细辛3g、白芷10g、菖蒲9g、远志9g、鲜姜9g、老葱三根、红枣七个、麝香0.5g（冲服）、黄酒半斤，3剂。

1剂后，即觉口唇发热，口噤欲开，俟3剂尽，口噤渐开，语言较前流利，能进面食、米饭，惟咀嚼不甚灵活。既见效机，毋庸更张，乃击鼓再进，原方3剂。口噤已开，语言流利，虑其3月少食，胃气必虚，遂以和养胃气，

祛湿扶脾之剂以善其后，终获痊愈。[赵少玲，姚冬梅.通窍活血汤加味治愈口噤.黑龙江中医药.1985，(4)：44-45]

原按：口噤一症，前贤多以外风立论，常以祛风除痰，宣窍通络为治。故首选大秦艽汤合解语丹，治之无功；此乃痰湿阻滞经络，继投涤痰汤合转舌膏，口噤依然，但余症渐消。遵"……疏其血气，令其条达，而致和平"之经意，此案虽为外风中络，但3月有余，非短日可比，病久必瘀，一味治风，风反猖獗，血不行则风不灭。前方虽有川芎等些微理血之品，但药少量微，犹隔靴搔痒，无济于事耳。王清任立通窍活血汤一方所治之症，虽无是证，但其病理病机相通，故仍投是药，应手而效。

2. 口臭　金某，男，49岁，1984年6月17日诊。患者出秽腐臭气已5年余，伴见食少，食后饱胀，大便干结，舌质淡边有紫点，苔白厚腻，脉实。证因脾失健运、胃失腐熟之功，以致食积肠中久久不去，阻滞气血，食积沤而秽浊臭气从然生矣。王清任曰："无论何病，日出臭气，照此法（通窍活血汤）治"。本王氏之言治之。处方：赤芍、川芎、桃仁、红花各10g，山栀、白芷各8g，米仁15g，大枣20g，生姜3片（自备），甘草4g。服药4剂后口臭大减，厚苔亦去大半。仍用上方加香附10g，丹参30g。又服5剂后口臭、厚苔已无，大便亦正常。继用香砂六君丸调理而愈。随访1年，未见复发。
[阮士军.通窍活血汤治口臭.四川中医.1987，(1)：47]

三、皮肤病

（一）黄褐斑

使用通窍活血汤（当归、赤芍、川芎、桃仁、红花、地龙、老葱、红枣、女贞子、旱莲草等）为主方加减，伴有腰膝酸软加熟地、山茱萸、杜仲；伴有两胁胀痛，经前乳房胀痛加柴胡、郁金、丹参；伴有失眠加煅龙牡、珍珠母、炒枣仁等。每日1剂，1个月为1个疗程，连用3个疗程，在治疗期间不用任何外用药及西药。治疗50例血瘀型黄褐斑，基本治愈12例，显效18例，有效16例，总有效率92%。[谭冬梅，李德良.通窍活血汤加减治疗血瘀型黄褐斑临床观察.内蒙古中医药.2004，23 (4)：5-6]

（二）白癜风

口服通窍活血汤（赤芍10g，川芎9g，桃仁9g，红花6g，白芷9g，葱3根，鲜姜10g，红枣7个），每日1剂，1个月为1个疗程，两个疗程间停药5

天。用药 2 个疗程无效停药。治疗白癜风 42 例，痊愈 11 例，显效 9 例，有效 18 例，总有效率 90.2%。[王黎.通窍活血汤加减治疗白癜风 42 例.新乡医学院学报 .2002, 19 (2)：133－135]

（三）斑秃

通窍活血汤（麝香 0.15g，柴胡 9g，桃仁、红花、川芎、赤芍各 6g，刘寄奴、桑白皮、地骨皮各 10g）口服，每日 1 剂，配合梅花针轻敲皮损局部，隔天 1 次，外用生姜切开面擦秃发区至局部发热，每天 2 次。治疗斑秃 33 例，连续治疗 2 个月后判定疗效。结果痊愈 16 例，显效 9 例，好转 4 例，总有效率 88%。[叶文伟.通窍活血汤加减结合梅花针治疗斑秃 33 例.浙江中西医结合杂志 .2006, 16 (8)：510－511]

（四）扁平疣

以通窍活血汤（赤芍 10g，川芎 6g，桃仁 10g，红花 6g，老葱 3 根，鲜姜 10g，红枣 7 个，麝香 0.15g，黄酒 250ml），每日 1 剂，连服 3~6 剂，治疗扁平疣 16 例，均获痊愈。[柴建财.通窍活血汤治愈扁平疣 16 例报告.甘肃中医.1994，(1)：24]

典型病例：某男，31 岁。前额、颜面及两手背部呈集簇性大小不等密集扁平疣已有 8 月余，有轻痒感。经地区医院皮肤科诊治，注射聚肌胞、板蓝根，服用病毒灵及中药清热利湿解毒等药均无效。于 1992 年 4 月开始服用此方，服药 3 剂后痒感较前稍有加重，扁平丘疹由淡褐色变为淡红色，再服 2 剂后，皮肤丘疹开始脱屑，半月后皮肤变为正常痊愈。

（五）太田痣

徐某，女，22 岁，初诊日期为 1994 年 11 月 4 日。患者自述 1993 年 5 月始无任何诱因下发现右眼眶下一褐青色斑片，不痛不痒，在当地口服中西药无效。初诊时见患者右眼眶下一直径为 2cm 大小圆形的褐青色斑片，不高出皮肤，压之不退色，不痒痛，饮食可，睡眠佳，二便调，月经周期正常，经量少，有血块，舌淡红，苔白，脉弦。诊断为太田痣。采用通窍活血汤化裁：川芎 6g，桃仁 10g，红花 10g，赤芍 10g，菊花 10g，茯苓 10g，细辛 3g，白芷 10g，僵蚕 10g，白附子 10g。服上方 20 余剂后，右眼眶下色斑明显变淡缩小，当时碰巧患者调动工作，没有坚持治疗。1996 年 11 月 8 日再诊：患者右眼眶下直径为 1cm 大小淡褐色圆形斑片，不痒痛，饮食睡眠均正常，二便调和，月经周期正常，经量可，有时有少许血块，舌质淡红，苔白，脉弦滑。继用前法处方：川芎 10g，桃仁 10g，红花 10g，赤芍 10g，丹参 15g，当归 10g，防风 6g，荆芥 6g，僵蚕 10g，白附子 6g，白芷 10g，细辛 3g。服上药 30 余剂，右眼眶下淡褐色斑片全部消失，月经正常。[黎琦 . 通窍活血汤加减治疗太田痣 2 例 . 安徽中医临床杂志 .1998，10 (6)：404]

（六）脱发

许某，男，28 岁。初诊 1996 年 1 月 2 日。主症：头发斑片状脱落 3 个月。3 个月前因生气而诱发头发斑片状脱落，大小如铜钱至分币大小不等 5 ~ 7 处，自觉头皮阵发性刺痛，伴心烦失眠，饮食可，二便调，舌暗红边有瘀斑、苔薄白，脉弦。证属气滞血瘀，肝气郁结，治以疏肝解郁，活血化瘀，方选通窍活血汤加味：归尾、赤芍、川芎、桃仁、红花、桑椹、菟丝子、柴胡、郁金各 10g，制首乌、生熟地、白芷各 15g，甘草 3g，葱白 3 段、生姜 9g，大枣 5 枚，黄酒作引，7 剂水煎服，每日 1 剂，后以此方出入共服药 2 月余，新发全部生出，病告痊愈。[田润安 . 通窍活血汤在皮肤科临床的应用 . 陕西中医 .1998，19 (8)：371]

【实验研究】

通窍活血汤可降低双侧颈总动脉结扎所致反复脑缺血再灌注模型小鼠脑组织含水量，脑指数及脑组织中 MDA 的含量，提高 SOD、Na^+、K^+-ATP 酶、Ca^{2+} – ATP 酶的活性，对脑缺血再灌注有保护作用。[汪宁，刘青云，彭代银 . 通窍活血汤对反复脑缺血再灌注小鼠的保护作用及机制的研究 . 中国实验方剂学杂志 .2003，9 (5)：22]

【临证提要】

通窍活血汤是王清任诸方中比较常用的方剂之一，常用于治疗头部血瘀所出现的各种证候。现代多将通窍活血汤用于治疗头面部疾病，如脑溢血、脑梗死、脑外伤昏迷、脑挫裂伤、脑挫裂伤并发精神障碍、脑外伤后遗症、脑外伤阳痿、头皮血肿、面神经麻痹、老年性痴呆、脑动脉硬化、血管痉挛性头痛、三叉神经痛、中枢性眩晕、外伤致前房出血、急性虹膜睫状体炎、眼颞下支动脉阻塞、眼底静脉血管瘤、视网膜中央动脉及静脉阻塞、球结膜下瘀血等。其他常用的病证还包括慢性荨麻疹、过敏性紫癜、结节性硬化病、白癜风、多形性红斑、脱发、扁平疣、顽固性失眠、哮喘、癫痫、癫证、神经根型颈椎病等。就单个病种而言，通窍活血汤临床应用前十位，从多到少依次是：头痛（含血管神经性头痛）、脑外伤、脑震荡后遗症、白癜风、老年性痴呆、脑溢血后遗症、耳聋、脱发、中枢性眩晕、眼底静脉血管瘤。通窍活血汤在神经系统疾病中有更好、更大范围的应用。

对于本方的应用，王清任特别强调了方中麝香的重要性，称"此方麝香最要紧，多费数文，必买好的方妥"。《本草纲目》载麝香"通诸窍，开经络，透肌骨"。麝香开窍醒神，活血消肿，辛香走窜之力极强，叶天士治顽痹，王清任治上部瘀血中每常用麝香，足见其活血通络功效卓著。由于麝香药源稀少，现代医家多以白芷、石菖蒲等代替，亦有一定疗效。但麝香对于神经系统的双向调节作用是石菖蒲等药物无法取代的，因此，对于麝香一味的应用还需重视，但麝香易耗气伤阴，须中病即止，不可多用。

临证使用时，常在本方中加全蝎、蜈蚣等虫类药物以加强息内风、通经络的作用；加三七止新血的同时活血化瘀；加桂枝以增加辛香通窍作用；加丹皮加强祛血分之瘀的作用；加大黄，在通腑气的同时加强活血通络之功；加入黄芪益气通脉，使祛瘀而不伤正。

血府逐瘀汤

【来源】《医林改错·上卷·血府逐瘀汤所治之症目》。

【组成】当归三钱（9g）　生地三钱（9g）　桃仁四钱（12g）　红花三钱（9g）　枳壳二钱（6g）　赤芍二钱（6g）　柴胡一钱（3g）　甘草二钱（6g）　桔梗一钱半（4.5g）　川芎一钱半（4.5g）　牛膝三钱（9g）

【用法】水煎服。

【功用】活血祛瘀，行气止痛。

【主治】头痛无表里症，无气虚痰饮，忽犯忽好，百方不效；胸痛；胸不任物或任物；天亮出汗；食自胸后下；心里热（灯笼病）；瞀闷；急躁；夜睡梦多；呃逆；饮水即呛；不眠；小儿夜啼；心跳心慌；夜不安；肝气病；干呕；晚发一阵热。

【方解】

本方系由桃红四物汤合四逆散加桔梗、牛膝而成。

君：桃仁——破血行滞而润燥。

　　红花——活血祛瘀以止痛。

臣：赤芍、川芎——助君药以活血祛瘀。

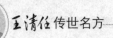

牛膝活血通经，祛瘀止痛，引血下行。

佐：生地、当归——养血活血，配伍活血药，使祛瘀而不伤阴血。

桔梗、枳壳——一升一降，宽胸行气，桔梗并能载药上行。

柴胡——疏肝解郁，升达清阳。

使：甘草——调和诸药

全方活血药与行气药相伍，既行血分瘀滞，又解气分郁结；祛瘀与养血同施，则活血而无耗血之虑，行气又无伤阴之弊。

【方论】

方中以桃仁四物汤合四逆散，动药与静药配伍得好，再加牛膝往下一引，柴胡、桔梗往上一提，升降有常，血自下行，用于治疗胸膈间瘀血和妇女逆经证，多可数剂而愈。（岳美中《岳美中医话集》）

血瘀上焦，清阳不升则头痛胸闷；血瘀日久，瘀而化火则胸中烦热、心悸不眠、急躁易怒；瘀血外挤气门则呃逆，下压脾胃则干呕。斯证之本全在血瘀胸中，方以桃仁、红花活血化瘀以治其本而为主。赤芍、川芎与之相配，其功更著故为辅。生地、当归养血滋阴，使祛瘀而不伤正；柴胡、枳壳、桔梗疏畅胸中之气机，使气行则血行；牛膝活通血脉，使瘀血易除，诸药或扶正，或行气，或通脉，各当一面，意在瘀血之速行，正气之速复，皆为兼治。甘草调和诸药而为引和。（裴正学《新编中医方剂学》）

本方主治胸部的瘀血证。胸部属肝而包括上焦，肝司营血，性喜畅达，功能疏泄。今血瘀胸中，肝失疏泄畅达，故症见头痛、胸痛、失眠。心慌、呃逆等证。治宜调肝逐瘀为法。故本方除桔梗引药上行，牛膝引邪下行，甘草和中调药外，其余药物均入肝经。如当归、生地、柴胡养血活血，清热疏肝，适用于血瘀热证；桃仁、赤芍、红花逐瘀活血；血不得气不活，气不得血不行，川芎为血分气药，枳壳擅长理气疏肝，二者合用，助本方理气活血，并有调理肝脾作用。诸药配伍，共成活血逐瘀，理气疏肝之剂。（高体三《汤头歌诀新义》）

【临床应用】

一、脑血管疾病

（一）头痛

1. 瘀血性头痛（血管性头痛） 白光辉等采用血府逐瘀汤（桃仁9g，红花 9g，当归 18g，生地黄 12g，川芎 15g，赤芍 15g，牛膝 12g，桔梗 6g，柴胡 6g，枳壳 9g，甘草 6g）对 68 例瘀血性头痛患者进行治疗。每日 1 剂，连用 10 天为 1 个疗程。若久痛入络，加全蝎 10g，穿山甲 6g，地龙 15g 等以破血通络止痛；气机郁滞较重者，加川楝子 12g，香附 30g，青皮 15g 等以疏肝理气止痛；妇人兼见血瘀闭经、痛经者，加益母草 30g，香附 30g，泽兰 15g 以活血调经止痛。本组临床痊愈 49 例，好转 17 例，无效 2 例，有效率为 97.6%。[白光辉，张建华. 血府逐瘀汤治疗瘀血性头痛 68 例分析. 中国误诊学杂志，2007，7（15）：3592-3593]

典型病例：陈某某，女，51 岁，2005 年 8 月 3 日初诊。左侧头痛数月，耳聋，时轻时重，素患慢性胃炎，胃脘闷痛，舌微红有瘀斑，脉略数有力。处方：生地 20g，桃仁 15g，红花 15g，枳壳 15g，柴胡 15g，桔梗 15g，赤芍 15g，川芎 15g，甘草 15g，当归 15g，郁金 15g，香附 20g，7 剂，每日 1 剂，水煎服。8 月 10 日二诊：好转，头痛大减，继投上方，7 剂。8 月 17 日三诊：头痛基本消失，惟口苦，舌红。上方加黄连 10g，川楝子 15g，7 剂。8 月 24 日四诊：近日因工作操劳，血压略高，嗜睡，舌微红，上方去柴胡、桔梗，加焦山栀 15g，节菖蒲 15g，怀牛膝 20g，7 剂。8 月 31 日五诊：血压略高，头清，胃不痛，脉弦略数，上方加草决明 25g，7 剂。9 月 7 日六诊：头已不痛，舌上瘀斑基本消失，上方 7 剂以巩固疗效。[郝贤，马艳春. 段富津教授应用血府逐瘀汤治验. 中医药信息，2010，27（2）：78 - 80]

原按：瘀血头痛，可因头部外伤，或久病入络，气血凝滞，气机受阻，脉络不通，瘀阻脑络，而发头痛。一般表现为头痛经久不愈，痛处固定不移，痛如锥刺，舌紫暗或有瘀斑，脉细或细涩等。本例患者属瘀血头痛之证，其辨证要点是痛处不移，舌有瘀斑。治以活血化瘀，行气止痛，方用血府逐瘀汤加减。《医林改错》言："头痛有外感，必有发热恶寒之表证，发散可愈；有积热，必舌干、口渴，用承气可愈；有气虚，必似痛非痛，用参芪可愈。查患头痛者，无表证，无里证，无气虚、痰饮等证，忽犯忽好，百方不效，用此方一剂而愈。"这里所言"此方"即是血府逐瘀汤。方中以桃仁破血行气，红花活血祛瘀而止痛，共为君药。赤芍、川芎、郁金助君药活血化瘀，行气止痛，共为臣药。佐以生地、当归养血益阴，清热活血；桔梗、枳壳，一升一降，宽胸理气，使气行则血行：柴胡疏肝解郁，升达清阳；香附行气止痛，并能增强活血化瘀之效；桔梗载药上行，甘草调和诸药，二者共为使药。二诊头痛已经大减，三诊头痛已经基本消失，故在前方基础上加减调治

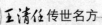

数周而头痛症状消失。

2. 偏头痛　李某，男，41岁，于1999年6月25日就诊。反复周期性偏头痛，已有10余年，每次发作前羞明、视物模糊、烦躁随之而来，头左侧颞部呈锥钻样痛，持续20分钟至数小时，甚则呕吐，痛后神疲、乏力，每次发作似与气候、精神、劳累等因素有关。曾在某院诊断为偏头痛性血管神经性头痛。现头痛又发，诊见面色晦暗，舌质黯红，脉弦细。血压127.5/82.5mmHg。颅脑CT检查示未见异常。辨证为瘀阻脉络，脑失所养。治以活血化瘀，通络止痛。药用当归、赤芍、川芎、桃仁、枳壳、川牛膝、青皮、香附各10g，柴胡6g，红花、全蝎各5g，生地12g。水煎，1日1剂，分3次服，共服药10剂。随访1年未见复发。[胡吉元，张光烈，胡迁，等. 加味血府逐瘀汤治疗头痛102例. 实用中医药杂志. 2005，21（5）：291]

原按：本病属中医"头痛"、"偏头痛"范畴。血瘀脑络，气血不通，"不通则痛"，久痛入络，久病必瘀，脉络阻塞，故气血壅滞是引起疼痛的主要原因。治当活血化瘀，通络止痛。加味血府逐瘀汤为桃红四物汤加四逆散合桔梗、枳壳、川牛膝组成。应用时去桔梗加全蝎、青皮、香附。全蝎搜逐血络、通络止痛，青皮、香附芳香走窜、调和气血，四物汤行血活血，桃仁、红花逐瘀行血，四逆散行气和血舒肝，枳壳则升降上焦之气，川牛膝通利血脉、引血下行。诸药合用，可使血活气行，瘀化络通而头痛止。

3. 神经性头痛　左某，男，18岁，1998年7月26日初诊。因学习紧张，半年来头右侧太阳穴跳痛，眠差，无食欲，精力不易集中，夜梦多，时有恶梦惊醒，晨起偶有头晕。查舌质暗，舌体胖大，有齿痕，苔微黄，脉微弦。诊断：头痛（气滞血瘀）。治则：疏肝理气，活血止痛。处方：柴胡、枳壳、桔梗、牛膝、当归、川芎、赤芍、桃仁、红花、薄荷、白芷各10g，珍珠母40g（先煎）。服上药7剂，头痛缓解，但头怕风，无食欲。上方加防风、焦三仙各10g、炙黄芪30g。服7剂，头痛、头晕痊愈，眠可，饮食正常。嘱继续服药10剂。[苏晶. 程士德教授治疗头痛验案分析. 中医药学报. 2000，26（3）：15－18]

原按：患者为气滞血瘀之头痛，方用血府逐瘀汤为主，活血化瘀，通窍止痛。气行血畅，则脏腑气机升降正常，清阳得升，以滋养脑窍，浊阴得降，以泻除浊滞，头痛自止。本案因学习紧张，眠差，情绪不稳定，故佐以疏肝理气，镇静宁神之品，全方有升有降，有行有补，顺脏腑功能活动特点，是程士德教授治此的特点之一。

4. 顽固性头痛　王某，男，35岁，于2008年5月4日初诊。10年前因外伤左腿骨折，治疗后骨折痊愈，但遗留头痛，劳累、睡眠差后诱发，头痛以头顶部尤甚，伴心烦、纳差，舌质暗尖有瘀点，脉弦稍涩。用血府逐瘀汤去生地、枳壳，加白僵蚕10g、三棱10g、莪术10g。3剂，1日1剂，水煎服。二诊时头痛明显减轻，但睡眠稍差，上方加用远志10g、百合15g。继服3剂后头痛痊愈，随访2年未复发。[金秀丽. 血府逐瘀汤加减治疗顽固性头痛60例. 实用中医药杂志, 2009, 25 (10): 670]

原按：久病入络，瘀血阻滞，故头痛不止，且以刺痛为主。用血府逐瘀汤加减活血化瘀、行气止痛，使"通则不痛"而收良效。

5. 外伤头痛 秦某，男，24岁。患者因头部受伤，常感头晕头痛，梦多，甚则彻夜不寐，记忆力减退，胸闷恶心，头痛多在情绪波动或劳累及气候变化时诱发，发作时疼痛难忍，伴呕吐。检查：面色青灰，神呆，颈软，瞳仁等大等圆，脉象弦细，苔薄。证属气滞血瘀、痰浊阻中，治拟行气活血化瘀，佐以化痰之品。予血府逐瘀汤化裁：柴胡、当归、枳壳、半夏各9g，川芎、红花、菖蒲各6g，桃仁、川牛膝、赤芍、枣仁各12g。上方9剂，头痛明显减轻，呕吐止，但时有恶心。上方加竹茹12g，丹参15g，又服3剂，恶心消失。上方去半夏、竹茹，加钩藤15g，全蝎9g，蔓荆子12g，3剂。头痛锐减，夜晚能入睡6~7小时，舌苔薄白，舌质正常，脉平，面色转润。再服15剂，诸症消失。[袁俭生. 血府逐瘀汤治疗外伤头痛的体会. 湖北中医杂志, 2000, 22 (4): 41]

原按：血府逐瘀汤是王清任诸方中应用最广泛的方剂。临床但见痛有定处，舌有瘀点或呈青色，脉象沉涩，有明显外伤史等瘀血症状者，均可用本方治疗。方中桃仁、红花、赤芍、川芎活血祛瘀，配当归、生地活血养血，使瘀血去而不伤新血；柴胡、枳壳疏肝行气，气为血之帅，气行则血行；川牛膝破瘀通经，引瘀下行；桔梗载药上行，使药力发挥于上部；甘草缓急，协调诸药。临床应用时应注意辨证施治，灵活化裁。如对气血俱虚而夹瘀者，应注意补气养血；肝阳偏亢者，可加钩藤、石决明、杭菊花、珍珠母等平肝潜阳；瘀血日久者，可加全蝎，以助通络之力。

（二）癫痫

罗某，男，45岁，于2001年1月20日诊。11年前不明原因地突然昏倒，不省人事，两眼上翻，声如羊叫，四肢抽搐，口吐泡沫，持续时间达1~3分钟，每周发作5~7次，曾到省立医院，省精神神经卫生中心等医院诊治，诊断为癫痫，给予大仑丁等癫痫药治疗，临床症状未能控制，每周仍出现2~4

次强直－阵挛性发作。CT 检查无异常，脑电图检查中度异常。癫痫发作大多在晚上，常头痛，以两侧及后脑最甚，睡眠梦多，食欲不振，喉中有痰，龈色暗，舌紫边有瘀斑，脉细弦。证属气滞血瘀兼痰浊内阻，痰瘀互结，阻塞心窍，上扰清窍。方用血府逐瘀汤加减。当归 20g，赤芍 20g，川芎 15g，桃仁 20g，红花 10g，石菖蒲 15g，胆南星 10g，半夏 15g，茯神 20g，枳壳 15g，生龙骨 50g（先煎），生牡蛎 50g（先煎），柴胡 10g，桔梗 15g。每日 1 剂，水煎分 2 次服。另用鲜竹沥 20ml、姜汁 2ml，每日 3 次口服。蜈蚣、全蝎、僵蚕、地龙各 3.5g，研细末，每次 5g，用汤药送服，每日 2 次。服药 1 个月后复发次数减少至每周 1～2 次，半年后未见发作，症状控制，随访 3 年未复发。[梁宝利．血府逐瘀汤加减为主治疗癫痫 56 例．实用中医药杂志，2006，22（12）：743]

原按：中医认为癫痫多由风、火、痰、瘀为患，导致心、肝、脾、肾脏气失调。治疗多从风、火、痰论治，用豁痰顺气、平肝熄风、通络镇痉、宁心安神、清肝泻火法，可临床效果不太理想。笔者认为癫痫病机为肝风内动，痰随风动，风痰闭阻而致脉络瘀结；或火动生风，煎熬津液，结而为痰，风动痰升阻塞心窍，心血瘀阻，经络不通，痰阻血瘀，上扰清窍。血府逐瘀汤加减。方中桃仁、当归、红花、赤芍、川芎活血化瘀、养血柔肝，柴胡、枳壳、石菖蒲、桔梗、胆南星、半夏疏肝理气、化痰散结、开窍止痉，茯神宁心安神，龙骨、牡蛎平肝潜阳软坚散结。另用竹沥涤痰、镇惊、透络，配合姜汁祛痰作用更强。再以蜈蚣、全蝎、僵蚕、地龙祛风镇痉、化痰散结。诸药配合，使血活气行，瘀化痰消，风去痉止，络通窍开，故效果较为理想。

（三）失眠

1. 普通失眠 刘爱玲对 118 例失眠病人，随机分为治疗组与对照组，治疗组 68 例，对照组 50 例。对照组西药治疗：安定片 5～10mg，于睡前服。治疗组基本方：桃仁 12g，红花、当归、生地、牛膝各 9g，赤芍、枳壳各 6g，川芎、桔梗各 5g，柴胡、甘草各 3g。每日 1 剂，加水煎取 400ml，早晚分服。辨证加减：兼痰热者加半夏、陈皮、黄连；肝郁化火者加龙胆草、黄芩、栀子；阴虚者加生地、龟版；气虚者加党参、白术、黄芪；心神不宁者加柏子仁、酸枣仁、夜交藤。结果治疗组 68 例中痊愈 45 例，显效 16 例，有效 5 例，无效 2 例，总有效率为 97.1%。对照组 50 例中，痊愈 20 例，显效 8 例，有效 10 例，无效 12 例，总有效率为 76%。[刘爱玲．血府逐瘀汤加减治疗失眠 68 例疗效观察．国医论坛，2004，19（3）：24]

典型病例：崔某某，女，38 岁。2005 年 3 月 10 日初诊。不寐多梦 2 年余，伴有头晕、健忘，面色晦黯无泽，眼周泛黑，神疲，月经不调，偶有胸胁串痛，善太息，舌有瘀斑，苔微黄，脉细涩。曾在某医院检查，未发现阳性体征，诊断为"神经衰弱"，曾口服中药和西药，病情时好时坏，遂来诊治。处方：生地黄 20g，当归 15g，赤芍 15g，红花 15g，桃仁 15g，柴胡 15g，枳壳 15g，桔梗 15g，牛膝 15g，川芎 10g，丹参 15g，酸枣仁 20g，柏子仁 20g，7 剂，每日 1 剂，水煎服。3 月 17 日二诊：服药 7 剂后稍有睡意，面色仍晦黯无泽，舌有瘀斑，苔微黄，脉沉涩。上方加郁金 20g，7 剂。3 月 24 日三诊：睡眠显著好转，可持续 6～7 小时，其余诸症亦有所改善。效不更方，继服上方 7 剂以巩固疗效。[郝贤，马艳春. 段富津教授应用血府逐瘀汤治验. 中医药信息，2010，27（2）：78－80]

原按："不寐"一词，早在《内经》中就有记载，"目不瞑"、"不得眠"、"不得卧"，在《难经》中称"不寐"。本证临床主要表现为入睡困难，多梦易醒，醒后不易入睡，严重者彻夜难眠。患者夜间休息不好，白天精神疲惫，影响其工作和生活质量，甚至引发其他疾病。本例患者，不寐病史 2 年以上，正所谓"病初气结在经，病久血伤入络"，因此其存在"郁"和"瘀"两种不同的病机，由初起表现为肝郁气滞，逐渐演变为气滞血瘀证型。瘀血内阻，气血不能上奉，心神失其濡养，肝魂失其敛藏，故见失眠、多梦、头晕，神疲、健忘。肝性喜调达恶抑郁，肝失疏泄，气机郁滞，经脉不利，故胸胁窜痛，善太息。血瘀内阻，气血运行不畅，故见月经不调。瘀久不消，气血不荣，故肌肤甲错，面色晦暗，眼周皮肤泛黑。苔微黄为瘀而化热之征。舌有瘀斑、脉细涩皆为血瘀之象。故治以疏肝理气，活血化瘀，方用血府逐瘀汤加减。本例患者有明显的肝经症状，而肝为刚脏，赖阴血以滋之，用药不宜刚而宜柔，不宜伐而宜和，当于甘凉、辛润、酸降、柔静中求之。故方中川芎仅用 10g，以防辛散耗气。然方贵配伍，医贵权变，故在临证中尚须随症加减：心火甚者，加黄连；久病或惊悸者加龙骨、牡蛎以镇惊安神。

2. 顽固性失眠 采用血府逐瘀汤（桃仁、牛膝、红花、当归、川芎、赤芍、生地、枳壳、桔梗、柴胡、甘草）随症加减治疗顽固性失眠 38 例。气虚者加党参、黄芪；血虚者加熟地、阿胶；阴虚者加枸杞、山茱萸、北沙参；痰热者加黄芩、石菖蒲、竹茹、胆星。每日 1 剂，煎 2 次，混合均匀后早晚分服（其中晚服以睡前 1 小时服用最佳），7 日为 1 疗程，3 个疗程后统计疗效。并停服或减量镇静安神类西药。结果本组 38 例中，治愈 21 例，显效 10

例，好转 4 例，无效 3 例，治愈率为 55.27%，总有效率为 92.11%。[王林玉.
血府逐瘀汤治疗顽固性失眠 38 例. 湖南中医杂志, 2005, 21 (5)：44]

典型病例：沈某，女，46 岁。有不寐史 4 年余。患者初因过度劳累，心
情不畅，逐渐出现间断性失眠，未及时有效的治疗，发展为通宵不寐，曾服
用过安定等西药治疗，仍无好转。诊见：面色欠华，心烦不安，急躁易怒，
舌质红，边有瘀斑，苔黄，脉弦数。辨为久病入络，气滞血瘀，肝郁化火。
治以血府逐瘀汤加减：柴胡 10g，生地 15g，赤芍 15g，当归 9g，川芎 9g，红
花 6g，桃仁 9g，枳壳 9g，桔梗 6g，牛膝 6g，黄芩 10g，栀子 10g，生甘草 3g。
每日 1 剂，水煎服。服用 7 剂后，自觉精神舒畅，能安然入睡 5 小时，时有少
梦，心慌，大便干结。后继用该方加减服用 3 周，病获痊愈。[范文东，章浩军，
张碧莲. 血府逐瘀汤加减治疗顽固性失眠症 56 例. 国医论坛, 2006, 21 (1)：19~20]

原按：随着社会竞争日益激烈，精神压力加大，失眠发病率则有所提高，
究其病因病机较为复杂，首先须分清虚实，虚者有气血阴阳之分，实者有痰、
瘀、湿、火、郁之辨。概括其病机，总由脑府阴阳失调，气血失和所致。气
血失调尤为顽固性失眠的重要因素，可分为因瘀致病和因病致瘀两类。如血
络瘀滞，心脉受阻，心神失养，阳不入阴，神不守舍，而致入眠不易，多梦
易醒。该病迁延日久，邪气扩散，由气及血，脉络阻滞，则成血瘀，即前人
所说"久病入络"、"久病必瘀"。在辨治时，我们遵《医林改错》中"不寐
一证乃气血凝滞"之说，除了根据脉细涩或沉弦等血瘀脉象外，基本上遵守
以下两个条件：一是不寐病程缠绵日久，遵"久病入络"、"久病必瘀"之
意；二是依照王氏所说的"前门皆不应"、"百方治之无一效者"而试用。个
别患者虽无明显瘀血征象，用本方加减治疗亦有效果。血府逐瘀汤实为四逆
散和桃红四物汤加桔梗、牛膝而成。四逆散疏肝解郁，调理肝脾，具有调治
气血和气机之功用；桃红四物汤具有养血活血，祛瘀生新，调益肝肾之功用。
配伍桔梗、牛膝，二者一升一降，合药力上行下达，以交通阴阳。纵观全方，
调气而不耗气，治血而不伤血。运用于顽固性失眠，可通过调畅气机，养血
活血，祛瘀活血，逐步改善和恢复人体睡眠功能，从而达到愈病之目的。

（四）脑动脉硬化

刘某某，女，69 岁。家属。1986 年 4 月 21 日初诊。主诉：经常头目眩晕
5 年，近 3 天来眩晕加剧。头偏左即觉天旋地转，伴右侧手指发麻，恶心，心
慌，全身汗出，面色苍白。在某医院做脑血流图，诊断为："血管弹性减退，
脑动脉硬化，椎 - 基底动脉缺血。"舌质淡胖、舌边尖有小瘀点、苔白腻，脉

弦细而涩。证属气虚血瘀，气滞痰阻，清窍失养。治当益气活血祛瘀，佐以化痰开窍。处方：黄芪30g，红参10g（另煎兑服），丹参30g，桃仁9g，红花3g，枳壳9g，牛膝10g，川芎9g，柴胡9g，赤芍9g，天麻15g，当归15g，法半夏9g，石菖蒲9g，蜈蚣1条，4剂。复诊：眩晕已愈十之七八，已能下床活动，惟感乏力，心慌，处以八珍汤加天麻、枣仁、丹参、石菖蒲，7剂。三诊：头晕目眩基本消失，活动已如常人，心慌乏力明显好转，嘱服上方5剂以巩固疗效，随访半年，眩晕未复发。[李佑新. 血府逐瘀汤加减治疗脑动脉硬化所致眩晕31例. 湖南中医杂志, 1993, 9（1）：41－43]

原按：历代医家对眩晕的辨治多从风、火、痰、虚立论。根据笔者体会，脑动脉硬化所致的眩晕与瘀血关系较为密切。清·潘揖《医灯续焰》云："眩晕者，多属诸风，又不独风也，有因火者，有因于痰者，有因于死血者，有因于虚者……诸阳上行于头，诸阳上行于目，血死则脉凝泣，脉凝泣则上注之力薄矣，薄则上虚而眩晕生焉……征死血之不流行也。"就较具休地讲述了由于瘀血引起的眩晕，以及血脉凝泣之病机。血府逐瘀汤是王清任诸方中应甩最广泛的一方，主要用以治疗胸中血府瘀血之证。《张氏医通》云："胸中有死血，作痛而眩。"故本组病例，选用血府逐瘀汤为主进行治疗，以活血养血、逐瘀通络，使瘀血祛，新血生，血脉通畅，清空得养而眩晕止。但临床要随证加减化裁。如瘀停痰阻者，只顾祛瘀而不化痰降浊，痰浊不去，势必阻碍气机，气滞又会加重血瘀，这样祛瘀也只是徒劳而已。瘀中挟虚的患者，既要看到瘀，又要想到虚，祛瘀不伤气血，补虚不留滞，这样才能相得益彰，达到预期的目的。

（五）脑震荡

赵某，男，52岁，工人，于1990年1月11日下午被铁棒击伤头部昏迷20分钟，清醒后头痛，头晕，恶心呕吐，下午4点来诊。查神清，不能回忆受伤时情况，头顶部有4cm长的头皮裂伤，流血，呕吐胃内容物，无其他阳性体征，舌质淡，苔薄白，脉弦。诊断：①头皮挫裂伤；②脑震荡。入院后头皮裂伤清创缝合，中药活血化瘀，理气止痛，调和升降，基本方加姜竹茹8g、姜半夏10g，服药6剂，恶心呕吐消失，仍头痛，头晕，活动后加重，睡眠欠佳，舌质淡，苔薄白，脉缓。基本方去枳壳10g，加黄芪30g、远志10g、枣仁12g、天麻8g，服药6剂症状消失，痊愈出院。随访半年，工作生活正常。[喻伟和，刘仁寿，吴国峰. 血府逐瘀汤加味治疗脑震荡79例小结. 甘肃中医. 1993（1）：22]

原按： 脑震荡临床常见，治疗不当会长期遗留头痛，头晕，恶心，纳呆，失眠，记忆力减退等症状。《医宗金鉴》"跌打损伤之证，专从血论。而内损者，多有瘀血。有瘀血者，宜攻利之。"脑为奇恒之府，藏精气而不泻，性喜静守恶扰动。头部损伤，动扰脑髓，损及神明，伤及气血，气滞血瘀，清阳不升，浊阴不降，出现昏迷，头痛头晕，恶心呕吐诸症，治疗从瘀血立论，活血化瘀，理气止痛，兼调和升降，用血府逐瘀汤加味，随症加减，故收到满意疗效。

（六）颅脑损伤后综合征

吴某，女，50岁，病历号43261。初诊为2001年3月10日。自述3年前被重物砸伤，当即昏迷片刻，醒后自觉头痛、眩晕、耳鸣、恶心、呕吐。随住院治疗确诊为"颅脑损伤后综合征"，曾服用西药及谷维素治疗半年余。近来自觉症状加重，头痛加剧，眩晕、耳鸣、恶心，注意力不集中，失眠。舌质紫暗、少苔，脉弦涩。查脑电图轻度异常，余（－）。予"血府逐瘀汤"加地龙、石菖蒲各15g，水煎400ml，日1剂，早晚各200ml温服，治疗20天，诸症消除，随访3年无复发。[王增慰.血府逐瘀汤治疗颅脑损伤后综合征108例.陕西中医.2010，31（7）：850]

二、心血管疾病

（一）胸痹（病毒性心肌炎）

任美时对52例病毒性心肌炎患者进行中药治疗。治以血府逐瘀汤加减，药用：桃仁、红花各10g，当归15g，生地黄、川芎、赤芍、柴胡各10g，枳壳12g，黄芪30g，太子参15g，五味子10g，麦冬15g，丹参20g。若伴有房早、室早加紫石英、苦参；病毒感染期加金银花、连翘、蒲公英；心动过速加僵蚕、远志。对于急性期患者应注意休息，配合控制感染，营养心肌，对症治疗。结果，显效（临床症状基本消失，心电及实验室检查基本恢复正常，稳定在6个月以上）20例；有效（临床症状明显改善，伴有心律失常改善大于50%或心肌酶学改善）28例；无效（临床症状无明显改善，临床检查无明显好转）4例，总有效率92.3%。[任美时.血府逐瘀汤加减治疗病毒性心肌炎52例.辽宁中医杂志，2005，32（4）：296]

典型病例： 李某，女，20岁，2001年3月5日就诊。2周前患感冒，近3天来感心悸、胸闷、气短，伴乏力、失眠。心电图示：频发室早。心肌酶、病毒抗体升高。诊断为病毒性心肌炎。予常规治疗，但病情时轻时重，早搏不能消除。刻诊：急性病容，精神欠佳，面色晦暗，少气懒言，疲乏无力，心慌气短，舌质青紫、苔薄，脉弦数结代。证属气阴两虚，血瘀阻络。治宜益气养阴，活血通络。方用血府逐瘀汤加味：赤芍20g，川芎、生地、当归各12g，桃仁、红花、枳壳、桔梗、牛膝、柴胡各10g，炙甘草6g，黄芪30g。服药10剂，早搏基本控制，胸闷、心悸明显改善。上方加减继服30余剂，早搏消失，诸症皆平。复查心电图、心肌酶均恢复正常。[代娜．血府逐瘀汤在心血管疾病中的运用．湖北中医杂志，2005，27（6）：43]

（二）胸痹（冠心病）

1. 心绞痛 邓存国等应用血府逐瘀汤加减治疗冠心病心绞痛80例，予黄芪30g，丹参30g，生地10g，桃仁10g，红花10g，赤芍10g，川芎10g，柴胡6g，枳壳10g，桔梗10g，牛膝10g，瓜蒌15g，每日1剂，水煎早晚分服，1个月为1个疗程，连服2个疗程。胸闷痛甚者加降香、元胡；心烦失眠者加酸枣仁、夜交藤；血压高者加夏枯草、菊花；痰热口苦、舌苔黄腻者加茵陈、黄连；血脂高者加决明子、泽泻。结果显效32例，有效45例，无效3例，总有效率96.25%。[邓存国，田文继．血府逐瘀汤加减治疗冠心病心绞痛80例．四川中医．2007，25（7）：68]

典型病例：金某某，女，47岁，2004年12月2日初诊。2年前自觉胸闷，偶有微痛。1周前胸痛加重，连及肩背，痛有定处，如锥刺感，伴有心悸，舌质紫暗，脉弦。心电图示：$V_1 \sim V_4$ T波倒置，$V_4 \sim V_6$ ST段轻度下移。辨证为胸中血瘀。治以活血祛瘀，行气止痛之法。处方：丹参25g，川芎15g，红花15g，郁金15g，木香10g，当归15g，枳壳15g，赤芍15g，姜黄15g，三七面（冲服）10g，延胡索15g，炙甘草15g，6剂，每日1剂，水煎服。12月8日二诊：胸闷、心悸明显减轻，舌质略暗，脉略细。方中行气活血之品久服可耗伤正气，尤以木香辛香走串为最，故上方去木香。脉细为阳气不足，故加黄芪25g，桂枝15g，以扶正气，增强益气活血、温通心脉之效。12月14日三诊：服上方6剂，胸脘微觉痞闷，下颔已不痛，舌质基本正常，脉已不细，于前方加陈皮15g，以行气和胃。12月20日四诊：服上方6剂，诸症皆消，惟脉略数，心电图示：T波大致正常，于上方去桂枝，续服5剂以巩固疗效。[郝贤，马艳春．段富津教授应用血府逐瘀汤治验．中医药信息，2010，27（2）：78 - 80]

原按：胸痹病名首见于《黄帝内经·灵枢》。是指胸部闷痛，甚则胸痛彻背，短气，喘息不得平卧为主症的一种疾病。轻者仅感胸闷如窒，呼吸欠畅，重者则见胸闷心痛，痛势剧烈，胸痛彻背，背痛彻心，持续不解，伴汗出、肢冷、面白、唇紫、手足青，甚至旦发夕死，夕发旦死。血瘀是胸痹心痛临床上最为常见的证候，但有轻有重，有缓有急。本例患者血瘀见证较为明显，而虚证不彰，故处方以活血化瘀、行气止痛为主，方用血府逐瘀汤加减。

2. 不稳定型心绞痛　王啸等探讨血府逐瘀汤加味治疗不稳定型心绞痛的临床疗效。将入选 70 例患者随机分为观察组与对照组，每组 35 例。对照组采用西药抗心绞痛治疗方案。观察组在对照组治疗基础上联用血府逐瘀汤加味。均以 20 天为 1 个疗程。1 疗程后评定疗效。观察心绞痛症状改善情况、心电图变化、血流变变化情况及血脂水平的变化。结果：观察组显效 22 例，有效 10 例，无效 3 例，显效率 62.9%，总有效率为 91.4%；对照组显效 19 例，有效 9 例，无效 7 例，显效率 54.3%，总有效率为 80.0%。观察组治疗后心绞痛症状和心电图明显改善，总胆固醇、甘油三酯明显下降。血府逐瘀汤具有扩张冠状动脉、降低周围血管阻力、抑制血小板和红细胞聚集、改善微循环作用，对不稳定型心绞痛疗效明确、显著。[王啸，李海斌.血府逐瘀汤治疗冠心病不稳定型心绞痛 35 例临床观察.华北煤炭医学院学报，2006，8（4）：438]

3. 心肌缺血　将符合诊断标准的 60 例患者随机分为治疗组 31 例和对照组 29 例，观察血府逐瘀汤对心绞痛患者心肌缺血总负荷（TIB）的影响。治疗组用血府逐瘀汤治疗，对照组采用拜阿司匹林片加鲁南欣康片治疗。结果：两组治疗 1 个月后动态心电检查 TIB 的变化有显著性差异（$P < 0.05$）。提示血府逐瘀汤对 TIB 有明显改善作用。[唐军.血府逐瘀汤对心绞痛患者心肌缺血总负荷的影响.实用中医药杂志，2006，22（7）：404]

（三）肺源性心脏病

典型病例：秦某，男，67 岁，2002 年 10 月 20 日就诊。因反复咳嗽、咯痰 3 年，伴气促 1 年，加重复发半月入院。入院症见：咳喘、气促不能平卧，胸闷如窒，心悸，咯黄色黏液痰，口干，身热，脘痞纳呆，小便少，大便尚可。T37.3℃，BP135/75mmHg。形体消瘦，唇面、肢端中度紫绀，呼吸困难，半卧位，颈静脉怒张。肺气肿体征，双肺可闻及散在哮鸣音。心率 120 次/分，律齐，未闻及杂音。肝肋下 2cm，质软，轻微触痛。双下肢浮肿。舌暗红，舌底静脉迂曲紫暗，苔黄腻，脉滑数。胸片示：肺心病，肺部感染。心电图示：窦性心动过速，肺性 P 波，电轴左偏。诊断：①慢性支气管炎急性发作期；②阻塞性肺气肿；③慢性肺原性心脏病，心功能 3 级。辨证为痰瘀阻肺，肺肾两虚。治以化痰祛瘀，宣肺平喘纳气。方以血府逐瘀汤加味：桃仁、赤芍、桔梗、川贝母各12g，枳壳、牛膝、当归、生地、桑白皮、瓜蒌皮各10g，红花6g。连服10剂，症状明显改善，咯痰、浮肿消失，肝肋下未及，双肺啰音消失。复查胸片示炎症明显吸收，一般生命体征正常，准予出院。

[代娜. 血府逐瘀汤在心血管疾病中的运用. 湖北中医杂志, 2005, 27 (6): 43]

原按：肺心病属中医肺胀范畴，病理基础是心脉瘀阻，痰瘀阻肺。本案病久势深，痰浊蕴肺，肺气郁滞，导致气滞血瘀，故见心悸，面色晦暗，唇、舌、甲紫绀，颈静脉怒张等症。《丹溪心法·咳嗽》云："肺胀而嗽，或左或右不得眠，此痰挟瘀血碍气而病。"选用血府逐瘀汤，加桑白皮、川贝母、瓜蒌皮以活血祛瘀，理气化痰，宣肺清热。

（四）肺心病心衰

王某某，77岁。因反复咳嗽，咯痰，气紧20年，伴双下肢水肿1年，加重半月入院。入院前曾在市级西医院经抗感染、改善通气、血管扩张剂、利尿剂等治法，并用中医祛痰平喘，温肾助阳，健脾除湿等治疗，苏子降气汤、香砂六君子汤、丁萸理中汤，三仁汤加减治疗半月不效。来我科就诊，被迫端坐位，咳嗽、痰较多，色白稠不易咯，喘息、稍动则喘累甚，面色紫黯，口唇紫绀，纳差，口腻，双下肢水肿，舌质边有明显青紫瘀斑，舌下系带处青紫明显，小便短少，色清，苔白腻，脉细涩。中医诊断：肺胀（瘀停湿阻）。西医诊断：慢性支气管炎伴感染，肺气肿，肺心病，心功能Ⅱ级。治宜活血祛瘀，益气化湿，用血府逐瘀汤加味，药用桃仁、赤芍、红花各15g，牛膝、柴胡、桔梗、杏仁、川芎、枳壳、当归各12g，茯苓15g，薏苡仁30g，车前仁、太子参、全瓜蒌各20g，水煎服日1剂，连服5剂，其咳嗽、痰除，喘息明显减轻，水肿消退，心衰基本控制，继以健脾益肺之法而善后。[吴萍. 血府逐瘀汤治疗肺心病心衰27例. 实用中医内科杂志, 2005, 19 (4): 364－365]

原按：肺心病属中医"肺胀"范畴，其病理因素主要为血瘀水停，肺气壅塞，痰凝饮聚所致肺气胀满。本病例患者咳嗽、喘息、心悸、面唇紫黯、肢肿、纳差、舌质边青紫瘀斑，苔白腻，脉细涩为一派久病入络，胸中瘀血停滞，气虚湿阻之象，前医循常法，用祛痰平喘，温肾助阳，健脾除湿，温中等法，未辨清本证乃瘀为主，再佐以太子参、茯苓、薏苡仁健脾益气化湿，杏仁、全瓜蒌、车前子宣降肺气，通调水道，故瘀血祛，肺气降，喘咳平，水肿消。

（五）高脂血症

刘某，女，48岁，2008年6月10日初诊。患者3年前体检发现血脂偏高，曾服西药舒降之治疗好转，因副作用大，停药后又复发。2008年6月1日查血脂：TG2.7mmol/L，CHO8.3mmol/L，HDL－C0.8mmol/L。患者头胀闷痛，胸闷气短，大便干结，形体肥胖，舌质暗红有瘀点，苔腻，脉弦滑。B超示：中度脂肪肝。诊为高脂血症，证属痰瘀内阻，经脉不利。方用血府逐瘀汤加减：桃仁12g，红花10g，当归10g，川芎10g，赤芍10g，牛膝15g，枳壳10g，桔梗10g，柴胡10g，生地15g，甘草6g，决明子30g，荷叶15g，生山楂30g，羊蹄根10g。5剂，水煎服。药后大便通畅，头痛、胸闷等症减轻，上方加减共服药30剂，复查TG1.8mmol/L，CHO7.05mmol/L，HDL－C1.02mmol/L，患者体重减轻约3kg。嘱患者每日以决明子20g泡水送服血府逐瘀丸，并注意控制饮食，加强锻炼，3个月后复查血脂，均基本正常。[孟彪.赵和平应用血府逐瘀汤验案举隅.湖北中医杂志.2011，33（11）：27]

三、消化系统疾病

（一）胃脘痛（慢性浅表性萎缩性胃窦炎）

林某某，男，53岁，农民。15年前因情志不遂而胃脘痛，有反复发作史。虽经多方治疗，中西药叠进，疗效不显。3天前同邻居发生口角后胃脘部疼痛加剧。诊见：胃脘疼痛，痛有定处，拒按，且伴有胀痛感，进餐后疼痛加重，口干不欲饮水，时有嗳气，形体消瘦，精神不振，面色萎黄，大便时干时溏，舌质黯红，苔薄白，脉弦涩。胃镜检查：提示为慢性浅表性萎缩性胃窦炎，胃黏膜幽门螺杆菌试验阴性。病理检查无特殊。证属：胃脘久痛，瘀血凝滞，气郁不畅。治法：活血化瘀，佐以和胃止痛法。方用：血府逐瘀汤加味。药用：当归、广郁金、赤芍、元胡各10g，生地、炒白术各15g，桃仁、炒白芍、川牛膝各12g、川芎5g，红花、枳壳、柴胡、甘草各6g，桔梗3g，炙黄芪30g。上方5剂。复诊，诉诸症缓解，再用原方加减服10剂而痊愈。后改用参苓白术汤调理，以巩固疗效。[余水园.血府逐瘀汤治疗痛证举隅.浙江中医杂志，2010，45（11）：841]

原按：胃脘痛多属气机阻滞之证。但气血相互为用，气滞日久，久必成瘀，导致血液瘀滞，瘀血有形，故用活血化瘀立法，投血府逐瘀汤，并以黄芪、白术、白芍补气健脾和胃；元胡活血止痛。

（二）顽固性呃逆（神经性呕吐）

王爱坚运用血府逐瘀汤加减治疗频繁呃逆症 1 例。方药：柴胡 5g，枳实 10g，甘草 5g，生地 12g，桃仁 5g，红花 3g，牛膝 8g，党参 20g，白术 12g，茯苓 15g，当归 8g，代赭石 30g（先煎），3 剂，每天 1 剂，水煎服。当天服 1 剂后，呃逆即止，再进 1 剂，直至 7 月 21 日出院后症状未见复发。[王爱坚. 血府逐瘀汤治愈频繁呃逆症 1 例. 广西医学院学报，1991，8（1）：83]

典型病例：刘某，男，62 岁。7 天前无明显诱因而发呃逆，连连不止，日夜不停，每分钟约 5～6 次，时有恶心欲吐，胸闷，舌暗苔薄黄，脉沉有力。用血府逐瘀汤加味。服 1 剂后呃逆减轻，继服 2 剂而止，随访 3 年未复发。[赵延达，于香军，李荣长. 血府逐瘀汤治疗顽固性呃逆 36 例. 实用中医药杂志，2005，21（12）：731]

原按：呃逆病机为肺胃之气上逆。顽固性呃逆病程较长，根据气病久而及血的理论，在排除虚寒或腑实证后，可辨为气血瘀滞证，治当理气活血。血府逐瘀汤方中当归、川芎、生地、桃仁、红花、赤芍养血活血，枳壳、甘草、柴胡行气疏肝，桔梗开宣肺胃之气、牛膝通利血脉，二者一升一降，使清阳升而浊阴降。诸药合用，共奏调畅气机、活血化瘀之功，故疗效较好。

（三）肝病

1. 慢性乙型肝炎　血府逐瘀汤有活血化瘀、行气止痛的功效，用其加减治疗慢性乙型肝炎 120 例。所有患者停用抗乙肝病毒药物（西药及中成药）。药物组成：黄芪 30g，当归、桃仁、丹参、白芍、熟地、牛膝、鳖甲各 15g，红花、枳壳各 10g，柴胡 7g，五味子、炙甘草各 5g。纳差、乏力者加党参、白术各 15g；大便干者加熟大黄、火麻仁各 10g；夜寐梦多者加酸枣仁、柏子仁各 15g；遇伤风感冒之证时停服上述药物，待感冒愈后再续用上药治疗。煎服方法：每日或间日煎服 1 剂，早晚分服或早晨一次顿服，2 个月可为 1 疗程，一般治疗 1～2 个疗程，证重者需要 3 个疗程。停用中药 3～6 个月后再查乙肝病毒标志物。结果在临床治疗的 120 例乙肝患者中，基本治愈 40 例，占 33.33%；显效 26 例，占 21.67%；有效 30 例，占 25%；无效 24 例，占 20%。[王刚勇，孙飞翔，吴亚冲. 血府逐瘀汤加减治疗慢性乙型肝炎 120 例体会. 现代中西医结合杂志，2001，10（20）：1969]

2. 酒精性脂肪肝　刘某，男，49 岁。因间断右上腹胀闷不适，乏力 5 年，2006 年 11 月 26 日入院。患者井下工人，自 20 年前始每日饮高度白酒

200~250g，近5年体重渐增加，出现活动后右上腹胀闷不适、体倦乏力，继饮酒未重视，近期单位查体B超：中度脂肪肝，门诊查肝功能ALT 230U/L、AST240U/L，胆固醇和甘油三酯明显升高，肝炎病毒学标志物均阴性，在门诊服西药治疗，疗效不明显住我院，入院时上述症状明显，纳差，口中感觉黏腻无食欲，大便干燥，舌质偏暗、舌体胖、舌下系脉色暗，脉弦滑。西医诊断酒精性脂肪肝，中医诊断：腹胀（痰瘀互结、肝气不舒）予血府逐瘀汤合二陈汤加减以疏肝通络化痰，处方：桃仁20g，红花、半夏、陈皮各15g，柴胡、赤芍、当归、生地、川芎各12g。草决明、牛膝、甘草各9g。以上药据患者脉症调方，2周后症状改善，1个月后肝功能正常，胆固醇和甘油三酯基本接近正常。出院后患者戒酒、清淡饮食，半年后随访，复查肝功能、血脂正常，腹部B超：肝脏形态、实质恢复正常。［刘四清，王文鸽．血府逐瘀汤在肝病中的应用．陕西中医，2008，29（7）：896］

原按：脂肪肝在中医属"痞证"、"积聚"范畴，其病主要原因多为饮酒及过食肥甘厚腻之品致痰湿内生、日久瘀血阻滞，痰瘀结于胁下而致胀闷不适，针对痰瘀特点予活血、化痰、舒肝通络，显著改善临床症状，促肝功能恢复，降低血脂，使肝脏结构亦得以恢复。

3. 肝硬化　赵某，男，63岁。因间断乏力、身目黄染4年来院门诊。患者4年前因出现上述症状，曾在市某医院查肝功能异常，乙肝五项HbsAg、HbeAb、HbcAb均阳性，B超检查示：肝实质光点分布不均，门脉1.3cm，脾肋间厚6cm，诊断为乙型肝炎肝硬化代偿期，予保肝治疗肝功能恢复，但乏力、黄染、腹胀间断发作，来诊时神疲乏力、纳少、腹胀、口干口苦、大便干、小便色黄，查：面色晦暗、皮肤巩膜轻度黄染、颈胸部皮肤有多个蜘蛛痣，肝掌明显（赤丝缕缕），移动性浊音阴性，舌暗红、苔黄腻，脉弦。化验肝功能ALT123U/L、AST67U/L、TBIL48ummol/L，凝血四项基本正常，西医诊断：肝炎肝硬化（代偿期），中医诊断：黄疸（肝郁血瘀）。治以疏肝、活血化瘀、清热退黄，予血府逐瘀汤合茵陈蒿汤加减，处方：茵陈20g，红花、半夏、陈皮各15g，柴胡、赤芍、当归、生地、桃仁、川芎各12g，草决明、栀子、牛膝、甘草各9g。患者以本方加减治疗2个月后，症状缓解，化验肝功能正常，嘱继服鳖甲软肝片，半年后病情稳定，肝掌不明显。［刘四清，王文鸽．血府逐瘀汤在肝病中的应用．陕西中医，2008，29（7）：896］

原按：患者肝硬化代偿期，类似中医"积聚"、"瘕"症，本病病机，因慢性病毒性肝炎发展而至一般规律可归纳为：湿热毒邪入侵——正虚不能抗御外邪——由气入血——肝胆脾胃脏腑功能失调——血脉受病——肝络瘀阻。故可以用血府逐瘀汤活血化瘀，行气疏肝为主方，配合茵陈蒿汤退黄亦符合"治黄必治血、血行黄亦却"之经典说法。

4. 肝脓肿 邹某，女，60岁。因寒战、发热，右上腹胀痛2天住院。入院后查血常规白细胞 $20 \times 10^9/L$，中性80%，肝胆B超及CT均提示肝脓肿，肝功能 ALB40g/L、ALT 163U/L、AST 90U/L、TBIL 35umol/L，予广谱抗生素、保肝、营养支持西药治疗10天，患者间断发热、寒战、恶心、纳差症明显，请中西医结合肝胆科会诊后转科治疗，患者入院后大便干燥，3天一行，小便色黄，口苦，舌质暗、边尖红，脉弦数。在西药继抗炎、对症治疗同时，予中药血府逐瘀汤加五味消毒饮以活血通络、清热解毒。桃仁、金银花各20g，红花、蒲公英、地丁、陈皮各15g，柴胡、赤芍、当归、生地、野菊花、川芎各12g，草决明、连翘、栀子、牛膝各9g。服药7剂后，患者无寒战、体温接近正常，以前方减轻清热解毒药量，加以益气滋阴之太子参、黄芪等，巩固疗效，10天后患者各项化验指标正常，复查B超：脓肿明显缩小出院，出院后继服中药15剂。病情无反复，停药。3个月后随访无复发，无不适主诉。[刘四清，王文鸽. 血府逐瘀汤在肝病中的应用. 陕西中医，2008, 29 (7)：896]

原按： 肝脓肿属中医"肝痈"范畴，病因湿热疫毒之邪羁留不除，深伏血分，肝为藏血之脏，血之运行赖肝气疏泄，肝病则气失条达，久之络脉阻滞而成瘀，故出现血瘀之舌脉变化。治疗以血府逐瘀汤疏肝、活血通络，配以清热解毒之品，直达病所，使热清毒解，使疾病较快恢复。

5. 肝内结石 孙某，男，44岁，技术员，1986年11月28日初诊。患者自1985年5月因低热、胁胀痛拒按，连及胸背，呕恶纳差等症反复发作，某医院B超："肝右前叶内见0.2cm×0.4cm，0.6cm×0.3cm，0.4cm×0.7cm等多个致密性光点，其后有声影，"胆囊无异常"。诊断为肝内结石。经用熊去氧胆酸片、结石通、利胆醇等西药并结合中药排石汤治疗5月余鲜效，转来本院。现症：右胁肋胀痛拒按，连及胸背，食后更甚，时发呕恶，午后低热，巩膜及皮肤发黄，困倦乏力，口苦咽干，大便时干时稀，小便黄少。舌质红两侧有紫斑，苔黄腻，脉弦细数。B超探查："肝右前叶内见四个致密性光点，其后有声影。其中最大者0.7cm×0.5cm，最小者0.3cm×0.4cm、胆囊增大、壁毛糙。按湿热型辨证处方。服药30剂后，诸症逐渐减轻，疼痛拒按基本消除，B超复查："肝右前叶内见0.5cm×0.4cm，0.4cm×0.3cm，0.2cm×0.3cm致密性光点，后有声影"、"胆囊无异常"。表明影像较前有好转。继守前法前方加减处方，每 2 日 1 剂，继服 2 个月，症状、体征消失，B 超再次复查："肝右前叶内见 0.4cm×0.3cm 一致密光点，后有声影"，与前几次比较显著好转。再按瘀滞型论治，配制蜜丸一料善后，追访 3 年未发。[黄骏. 血府逐瘀汤加味治疗肝内结石 11 例. 湖北中医杂志，1991，4（13）：12 – 13]

（四）胁痛（慢性胰腺炎）

张宪林将血府逐瘀汤加减用于治疗 30 例慢性胰腺炎患者。药物组成，血府逐瘀汤原方加地龙 12g，水蛭 6g，白花蛇舌草 15g，甘草 3g，30 剂。结果显效 18 例，有效 8 例，无效 2 例，其中转手术 2 例，总有效率 86.67%。[张宪林，王海泉. 血府逐瘀汤加减治疗慢性胰腺炎. 河北医科大学学报，2010，31（7）：866]

典型病例：李某某，男，45 岁，以"左胁下胀痛 3 年"于 2007 年 2 月 26 日就诊。患者 3 年前突然出现左胁下及左上腹剧烈持续性疼痛，阵发性加重，向腰背部放射，以左侧为著。弯腰或起坐前倾时疼痛可减轻，仰卧时加重，伴发热、恶心呕吐。经检查血清淀粉酶和 B 超诊断为急性胰腺炎、胆结石，当时给予胆囊切除术及对症治疗，症状好转，然遗留左胁下胀痛，夜间为甚，纳食可，二便调；舌质暗红，苔微黄，舌底脉络迂曲，脉沉滞。辨证为肝气瘀滞，治以疏肝理气、活血止痛。方药：当归 10g，生地 10g，桃仁 12g，红花 10g，赤芍 10g，柴胡 10g，川芎 6g，桔梗 10g，炒枳壳 10g，怀牛膝 10g，郁金 15g，川楝子 10g，元胡 10g，生甘草 10g。服上方 7 剂复诊，左胁下刺痛明显减轻，效不更方，守方继服 7 剂症状消失。[李彦杰，冯晓东. 张磊运用血府逐瘀汤治疗疑难杂症举隅. 中国中医基础医学杂志. 2011，17（6）：697]

原按：患者气郁日久，肝失调达，疏泄不利，气阻络痹而致胁痛；气病及血，气滞血瘀，故疼痛夜间为甚。血府逐瘀汤方中桃仁、红花活血化瘀突出了全方主旨；生地、当归、赤芍、川芎熔凉血、活血为一炉，动静结合调其血分；柴胡、枳壳疏肝解郁，行气散结，以治其气分，气为血之帅，气行则血不瘀；炙草调和诸药；桔梗开肺气，载药上行；枳壳、川牛膝下行，一升一降通行气血，引领诸药周遍全身上下内外。活血化瘀而不伤血，疏肝解郁而不耗气。元胡"行血中之气滞，气中血滞，故能专治一身上下诸痛"，与川楝子、郁金相伍疏肝气，泻肝火，畅血行，止疼痛。诸药合用，气行血畅而疼痛自止。

（五）便秘（黑肠病）

任某，女，70 岁，2009 年 4 月 7 日诊。以便秘 5 年为主诉。患者近 5 年来便秘，前2年靠灌肠方能解便，近3年常无便意，仍需2天灌肠1次。且伴有头痛，左下腹痛，腹胀，矢气多，曾在他院服补气，健脾，润肠中药数百剂效不佳。肠镜检查示：①黑肠病；②结肠运输试验缓慢；③乙状结肠迂曲；④直肠前突。西医建议手术治疗，患者不愿手术，求于师处中药治疗。患者纳食一般，睡眠不实，小便正常，舌质暗红，苔黄燥，脉大有力。处方：生地黄30g，当归30g，赤芍30g，桃仁12g，红花10g，炒枳壳6g，柴胡6g，川芎6g，桔梗6g，怀牛膝15g，甘草6g，芒硝（冲服）10g。20剂水煎服。二诊：服上药10剂排便已正常，睡眠好转，遂减芒硝为5g，续服疏肝活血药治疗。[何延中，敖祖松. 张磊主任医师应用血府逐瘀汤经验. 河南中医.2010, 30 (7)：647]

原按：张师认为，本症属血脉瘀于大肠，肠道血脉运行不畅而致便不能解，下腹痛，腹胀，矢气多。亦符合肠镜所查的黑肠病，结肠运输试验缓慢等。方用血府逐瘀汤以活肠道之瘀，重用当归活血润肠通便，生地黄、赤芍凉血活血润肠通便，莱菔子以理气消积除胀，稍加芒硝以助泻下之力。

四、妇科疾病

（一）月经不调

张某，女，28岁，已婚，2006年5月9日初诊。患者14岁月经初潮，10年前月经基本正常，以后逐渐推迟，开始为28天1潮，进而为2个月1潮，且月经期延长，每次需10天左右方净，月经量多，色黑有血块，伴小腹坠胀疼痛，曾服中药治疗，效果欠佳。此次来诊时，月经已55天未潮，行妇科检查确诊未孕。诊见患者面色青，精神、饮食尚可，口不渴，二便正常，白带量少，小腹时痛，舌质暗淡，苔薄，脉弦沉。诊为瘀血内阻胞宫，冲任失调。治宜活血祛瘀，兼以疏肝解郁。方用血府逐瘀汤加减。药用：桃仁、红花各12g，丹参20g，赤芍12g，川芎9g，郁金20g，生地15g，当归20g，怀牛膝20g，桔梗12g，白术15g，香附10g，水煎服。二诊：上药服完后月经来潮，色黑有块量多，小腹痛减轻，继服上方5剂。三诊：患者服用上方后诸症减轻，1个月后月经复潮，5天即净，此后月经基本按期而至，经量、经色、经期正常。[冯俊婵，郭士英. 血府逐瘀汤妇科运用举隅. 世界中西医结合杂志.2007, 2 (6)：360]

原按：引起月经不调原因很多，以脾虚、气虚、血虚、气滞肝郁、寒凝胞宫、血热妄行、冲任损伤多见。但本例患者月经不调达5年之久，久病必

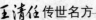

有瘀，患者面色青，脉沉弦，舌质暗淡，知其病久心情抑郁，又加延误治疗，致肝郁气滞，瘀血内阻，故以血府逐瘀汤活血祛瘀而调经，方中加用木香、香附、柴胡行气解郁，疏畅气机，因此收效甚佳。

（二）产后及流产后出血

李某，女，29 岁。于 2004 年 4 月 2 日初诊。自诉药物流产后 15 天阴道出血不止伴有下腹部坠胀感，血量时多时少，色紫暗，有血块，舌边有瘀点，脉弦有力。B 超检查：子宫正常大小，宫腔内见宽约 1.2cm 带，光带内见短柱状光斑光点及不规则小暗区，提示：不全流产。给予血府逐瘀汤 5 剂，水煎服，日 1 剂，服 2 剂后排紫黑色血块，3 剂后血止。6 天时复查 B 超，子宫正常大小，未见占位性病变。治疗方法：以血府逐瘀汤为主，流产组药用当归、生地、川芎、牛膝、枳壳各 10g，桃仁、红花、赤芍、柴胡各 12g，甘草、桔梗各 6g。产后组加黄芪 15g、阿胶 10g。每日 1 剂，5 天为 1 个疗程。[李素芳. 血府逐瘀汤化裁治疗产后及流产后出血 102 例. 实用中医内科杂志. 2007，21（9）：67]

（三）崩漏

封某，40 岁。已婚，农民。2000 年 4 月 20 日初诊。患病 1 年余，经多方医治无效。月经先后不定期，每次来潮必逾二十余日，月内净期不及 10 天，精神非常苦恼，现症：经前小腹疼痛，血量多，下后稍缓解，血色紫暗有块，四肢不温，面色苍白无华，唇舌色淡，边有瘀斑散在，舌下静脉紫胀，形体颇丰，脉弦涩。诊为崩漏，证属瘀血内阻，痞血不去，血不归经，投血府逐瘀汤加三七 1 剂显效，3 剂治愈。随访至今未复发。[暴永贤. 血府逐瘀汤治疗崩漏的体会. 长春中医药大学学报. 2007，23（6）：54]

（四）痛经

丁月芳以血府逐瘀汤（炒当归、赤芍、桃仁、怀牛膝、炒枳壳、制香附各 12g，川芎、青皮各 10g，甘草 5g，延胡索 15g，红花 6g）为基本方，并随症增减，治疗血瘀型痛经 62 例，于每月经前 7 天开始服药，服至月经来潮，连续服用 3 个月经周期，结果治愈 40 例，好转 18 例，未愈 4 例。[丁月芳. 血府逐瘀汤加减治疗气滞血瘀型痛经 62 例. 新疆中医药. 2003，21（3）：10]

（五）闭经

宋某，女，45 岁，于 2007 年 11 月 12 日因"停经 3 个月"到我处就诊。患者 3 个月前因情志不畅出现停经，左侧偏头痛，乳房胀，口干口苦，善太息，急躁易怒，不欲饮食，夜寐梦多，近3个月体重增加10斤，舌质红，苔薄白，脉沉弦。既往有经前偏头痛病史6年，经行则止。辨证属肝气郁结、气滞血瘀。方药：柴胡10g，当归10g，白芍10g，川芎6g，桃仁10g，红花10g，赤芍15g，桔梗6g，炒枳壳6g，怀牛膝15g，制香附15g，急性子20g，生甘草6g。服上方15剂月经至，量少色黯，经期3天，偏头痛好转，大便稀，舌脉同前。守上方去制香附、急性子，怀牛膝减至10g，加冬瓜仁30g，泽泻10g。又服上方10剂，月经如期而至。[李彦杰，冯晓东. 张磊运用血府逐瘀汤治疗疑难杂症举隅. 中国中医基础医学杂志. 2011, 17 (6)：697]

原按：此案患者因情志刺激，肝气郁结，气病及血，气滞血瘀，冲任不调，故闭经。乳房为肝经所过部位，故发生胀闷；肝失调达柔顺之性，故急躁易怒；肝郁化火，内扰心神，故夜寐梦多。香附疏肝解郁、理气调经，为妇科调经之要药；急性子可破血软坚，祛瘀通经。血府逐瘀汤合急性子、制香附共奏疏肝理气、活血调经之功。本患者体重增加明显，肥胖之人多痰多湿，痰湿阻滞冲任，亦可导致经闭，故复诊加冬瓜仁、泽泻以利湿化痰、荡涤湿浊。药证相符，即能获效。

（六）输卵管阻塞不孕

楼某，女，32岁，农民，1996年6月10日诊。婚后同居5年未孕，辗转医治无效。初诊：月经常衍期，经来血红夹紫黑血块，经行小腹作痛，临经乳房作胀，烦躁易怒，经后便溏薄，平素带下量多，色黄质稠，舌边有瘀点，脉弦细。妇检：宫颈轻度炎症，宫体后倾，附件压痛明显。输卵管碘油造影提示双侧输卵管炎、伞端完全性梗阻。基础体温呈双相曲线。白带常规检查：脓细胞（＋＋），霉菌（－），滴虫（－）。男方精液常规检查正常。证属肝血瘀阻，胞经气滞不通，难以受孕。方用血府逐瘀汤加减：柴胡、川芎、甘草各5g，当归、生白芍、红花、穿山甲、川牛膝各10g，生地、桃仁、路路通、红藤各15g，青皮、桔梗各8g。7剂，水煎服。7月17日复诊：此次月经准期而至，经行小腹胀痛大减，临经乳房作胀、烦躁易怒缓解，今适经净，前方去桃仁、红花、路路通，加三棱、莪术、水蛭，再服7剂，嘱次月月经净后3日继服第二方7剂。9月25日因停经40天，未服原方前来复诊。月经愆期，低热泛恶，纳食不馨，经妇检和妊娠试验阳性，诊断为早孕。嘱注意休息调养，后随访足月顺产1男婴。[潘兴成. 血府逐瘀汤加减治疗输卵管阻塞不孕27例. 四川中医. 2002, 20 (6)：56]

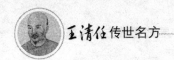

五、泌尿系统疾病

水肿

某女，49 岁，颜面、手足部浮肿反复发作 2 年余。晨起颜面肿甚，傍晚手足肿甚，按之凹陷，浮肿每在经前加重，与情志、饮食有关。伴身倦，眠差，多梦，口干不思饮水，手足心热，入夜尤甚。舌质红，苔薄白，脉涩。西医诊断：特发性水肿。中医诊断：阴水。证属气滞血瘀、水泛肌肤，处以基本方加木香 10g，防己 24g，守方进药 6 剂，浮肿消退，又以舒肝健脾益肾调理而善后。随访 1 年，疗效稳定。[白峻峰. 血府逐瘀汤加减治疗水肿病 30 例. 湖北中医杂志，1992，6（14）：20]

原按：血之与水，并行不悖，生理相关，病理相传。唐容川曰："盖在下焦，则血海膀胱同居一地；在上焦，则肺主水道，心主血脉；在躯壳外，则汗出皮毛，血循经脉，一阴一阳皆相联属"，"瘀血化水，亦作水肿"。笔者受其启示，试用活血化瘀、水血并治之法治疗，使瘀化水行，浮肿消退。验之临床，疗效确切。

六、呼吸系统疾病

（一）特发性气胸

用血府逐瘀汤合补肺汤（桃仁、当归、川芎、赤芍、枳壳、桔梗各 10g，柴胡、红花、生甘草各 6g，生地 12g，川牛膝 15g）加减治疗特发性气胸 40 例，胸部刺痛剧烈加制乳没各 6g，制延胡 10g，三七粉（分冲）3g；血瘀气滞，胸闷者加沉香 6g，郁金 10g。治愈 35 例，显效 4 例，有效 1 例，治愈率为 87.5%，平均治愈时间为 8 天。[张京楠，武玉兵，刘向丽. 血府逐瘀汤合补肺汤治疗特发性气胸 40 例临床体会. 邯郸医学高等专科学校学报. 2002，15（4）：411]

（二）支气管哮喘

王某，男，45 岁，1989 年 3 月 16 日初诊。患者有哮喘病史 10 余年，每次受凉遇冷而发作，以往用氨茶碱、扑尔敏、抗感染的西药治疗，效果尚好，近 2 个月来，发作频繁，用西药效果欠佳，而要求中医治疗。诊见：咳嗽气喘，喉中痰鸣，胸满闷痛，张口抬肩，呼吸困难，不能平卧，夜间尤甚，咽干舌燥，渴不欲饮，面色晦滞无华，舌紫暗边有瘀斑，脉弦涩。证属痰瘀互结，肺气失降。方用血府逐瘀汤加减。处方：赤芍、紫苏子、苦杏仁、当归各 15g，川牛膝、红花、枳壳、桔梗、麻黄各 10g，白芥子、莱菔子、桃仁各 12g，甘草 5g。水煎，每天 1 剂，服药 6 剂，咳嗽稍减，胸满闷痛好转，仍气喘痰鸣，呼吸困难。依上方加地龙 15g，蝉蜕 12g，又服 6 剂，咳嗽消，气喘痰鸣缓解，已能平卧，守上方再服 12 剂，症状完全消失，嘱服六君子汤调理半月，以资巩固，随访 3 年，未见复发。[文鸿焕．血府逐瘀汤治疗急症验案 5 则．新中医．2001，33（12）：58]

原按：本例乃因痰瘀互结，阻塞气道，肺络瘀滞，使肺气宣降失常，方用血府逐瘀汤加紫苏子、白芥子、莱菔子、麻黄、苦杏仁等，有活血祛瘀、化痰平喘作用，加地龙、蝉蜕解痉，增强平喘功效，诸药合用，切中病机，故效果显著。

七、免疫系统疾病

（一）干燥综合征

患者，女，62 岁，干部。2006 年 1 月 4 日就诊。患干燥综合征 5 年，肝硬化 4 年，自服保肝西药。刻诊：皮肤干燥，面色黧黑，双目黄染干涩，嘴角开裂口干，神疲乏力，心情不畅，肝区刺痛，五心烦热，下肢水肿，尿少黄，大便燥结，舌质暗有瘀斑，苔燥，脉滑数。方用血府逐瘀汤加减。药物组成：赤芍、当归、川芎、桃仁、红花各 10g，茵陈 15g，牛膝、桔梗、柴胡、牡丹皮、枳壳、香附各 10g，生地、丹参各 30g，生甘草 6g。每日 1 剂，水煎服。服药半个月，大便通畅，口干、肝区痛、烦热均减，肝功能正常。上方加减治疗 6 个月，干燥症状明显好转。[王菲菲，马健．血府逐瘀汤治疗干燥综合征举隅．现代中西医结合杂志，2008，17（15）：2371]

原按：干燥综合征是由燥热伤津，阴虚液亏而导致的一系列病变过程。阴虚生内燥，燥气伤津液，阴津耗伤则津不运血，血不载气，血液浓缩变稠，血行涩滞不畅，瘀血乃成。反之瘀血形成后又会加重干燥程度。干燥综合征病程较长，病久则邪气入络，由气及血，气虚无力鼓动血脉运行，瘀血停滞为患，即"久病入络或气分失治，则延及于血"。瘀血形成之后，一方面可阻碍气机升降，使津液敷布失常；一方面瘀而化热，进一步耗伤津液，加重口眼干燥症状。如《血证论》曰："瘀血在里则口渴……内有瘀血故气不得通，不能载水津上升，是以发渴，名曰血渴。"用血府逐瘀汤加减治疗，方中桃仁、红花、赤芍、川芎活血化瘀；配合当归、生地活血养血凉血，使瘀血去而又不伤血；辅以枳壳、柴胡疏肝理气，气行血行；牛膝破瘀通经，引血下行；甘草缓解，通百脉调和诸药；其中桔梗入肺经，载药上行，使药力更利于发挥。随着燥热伤津，阴虚液亏，久则瘀血阻络，血脉不通，需凉血活血，予紫草、牡丹皮、赤芍药等。如瘀血日久，内生热毒，还需要清热解毒，予蜀羊泉、七叶一枝花、土茯苓等。本病多发于中年妇女，女子以肝为先天，肝为"藏血之脏"，如血虚阴亏之体，复加情志郁结，气机不畅。可致气滞血瘀；或气郁肝火，灼伤津液，形成津亏郁热斑瘀。

（二）过敏性紫癜

某女，22岁。两下肢紫癜反复发作2年，经治疗后好转，停药又复发。诊见两下肢皮肤散在黯红色斑丘疹，大小不等，压之不退，伴双膝关节疼痛，时有腹痛，精神倦怠，面色萎黄，四肢乏力，小便肉眼可见血尿。舌质紫黯、舌尖可见瘀点、苔薄，脉弦涩。诊断为过敏性紫癜，证属瘀积肌肤，脉络不通，治拟活血化瘀，理气止痛。药用：当归、赤芍、桃仁、红花、川芎、柴胡、小蓟、丹皮、枳壳、桔梗各10g，仙鹤草、牛膝、生地、太子参、怀山药各15g，甘草5g。7剂后，皮肤紫癜及肉眼血尿消失，余症缓解。效不更方，原方再进14剂，诸症消失。随访半年，未见复发。[王茜茜. 血府逐瘀汤皮肤科临床应用一得. 浙江中医杂志. 2008，43（1）：50]

原按：本例患者由于脾气亏虚，脾不统血，致血不归经，离经之血，溢于脉络之外，瘀积肌肤所致，治疗当以活血化瘀为主。用血府逐瘀汤活血化瘀，理气止痛；加仙鹤草、小蓟、丹皮凉血消斑；太子参、怀山药健脾益气。诸药合用，共奏活血行气、祛瘀通络、凉血消斑之功。

八、男科疾病

（一）阴茎异常勃起

患者，男，43岁。诉近2个月来阴茎异常勃起时作，每次长达数小时。曾用已烯雌酚、镇静剂治疗，并行阴茎海绵体分流术，但仍阴茎疼痛，皮色紫暗，牵及少腹，排尿欠畅，头晕目眩，心烦不安，舌淡紫少苔，脉细涩。辨为败精阻窍，治拟化瘀通窍、活血通络。选血府逐瘀汤、虎杖散加味，方药组成：生熟地各10g、桃仁10g、红花10g、赤芍10g、牛膝10g、当归10g、虎杖10g、王不留行10g、苏木10g、连翘10g、浙贝母10g、丹皮10g、皂角刺10g、琥珀10g、生牡蛎30g、丹参30g、生甘草5g，每日1剂，水煎分2次服。14剂后阴茎退缩，少腹痛止。守方21剂后，症状消失。[刘建国，马健.

血府逐瘀汤在男科的应用．现代中西医结合杂志，2010，19（18）：2281]

（二）无精子症

患者，男，27岁。婚后2年不育，当地就诊，经检查生殖器无异常，爱人无妇科疾患，精液常规及离心沉淀后都未发现精子，曾服五子衍宗丸、龟灵集未能见效。面色微黯，阴囊湿冷，舌质黯紫，苔薄白，脉来沉涩。辨证为气滞血瘀，精道受阻。治以理气化瘀，兼以补肾。方选血府逐瘀汤加减，药物组成：桃仁10g、红花10g、当归10g、大熟地12g、川牛膝10g、柴胡10g、制水蛭10g、香附12g、小茴香10g、干姜10g、沙苑子10g、怀山药18g、淫羊藿15g、菟丝子15g、甘草9g。药进7剂，自觉阴囊湿冷好转。又加减服42剂，精液常规检查，整个视野9个精子，无活动力。故守原方加减，坚持治疗6个月，后在生殖中心行单精子卵泡浆注射，其妻次年生1男婴。[刘建国，马健．血府逐瘀汤在男科的应用．现代中西医结合杂志，2010，19（18）：2281]

（三）射精痛

患者，男，25岁。婚后不足1年，每届行房睾丸剧痛不可忍，有时行房1次，3天不得恢复。外生殖器体检（－），其妻妇检均正常。患者平素体健，伴有腰酸腿软，面色晦滞，脉沉细，舌淡红，舌尖少许瘀点。辨证阴毒蕴结肝经，肾阳不足，治宜活血化瘀为法。方用血府逐瘀汤合失笑散出入，方药组成：桃仁10g、红花5g、生熟地各10g、川芎6g、赤芍10g、川牛膝10g、柴胡6g、枳壳6g、橘核络各10g、川楝子10g、延胡索10g、三棱、莪术各10g、失笑散15g（包）、生甘草5g。水煎服，服药14剂后，疼痛大减，但时有遗精。嘱其增加性生活频率，再服14剂后症状完全消失。[刘建国，马健．血府逐瘀汤在男科的应用．现代中西医结合杂志．2010，19（18）：2281]

原按： 中医文献尚无该病的记载，相当于阴痛、阴茎痛。如《诸病源候论·虚劳阴痛候》中说："肾气虚损，为风邪所侵，邪气流注于肾气与阴气相击，正邪交争故令阴痛。"唐荣川在《血证论》中提出："前阴属肝，肝火怒动，茎中不利，甚则割痛。"现代中医则称为房事茎痛。笔者所用方中桃仁、红花、川芎、赤芍活血通络；枳壳、橘核络理气散结疏肝；川楝子引血下行，败血去，新血生。川楝子清肝，柴胡疏肝，延胡索、三棱、莪术、失笑散化瘀止痛。活血祛瘀药可改善血液循环，促进组织因缺血缺氧造成损害的修复。此外，此病临证勿忘本病的病位在肝经，据临床所见，必须辅以清肝，或疏肝，或柔肝，或养肝，不一而足。

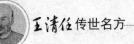

（四）不育

李某，男，36 岁，农民，2005 年 3 月 27 日初诊。婚后育 1 女，已 10 岁，持二胎生育证已 4 年之久，爱人仍不受孕，女方各项检查均正常，男方性功能正常，无其他不适，惟每次精液常规化验均提示不液化，多方求治而不愈。观其所持病历，所服西药多为消炎药、维生素类，中药多为滋阴壮阳或清热解毒之品，服后亦无明显不适。从事运输业，肌肉结实有力，观其舌，质稍暗，脉弦有力。坚结之人，津液濡润不足，日久成瘀生热，瘀热灼津则精液黏稠不液化。百方不效，用活血化瘀法调之。方选血府逐瘀汤合增液汤进行治疗。方药如下：桃仁 15g，红花 15g，生地黄 25g，当归 20g，赤芍 15g，川芎 12g，柴胡 12g，枳壳 12g，甘草 6g，川牛膝 15g，桔梗 12g，丹参 15g，水蛭 5g，玄参 25g，麦冬 30g，枸杞子 15g。初服药后大便稍溏，2 剂后正常，坚持治疗半月，检查精液提示 30 分钟液化完全，第二月爱人怀孕。[李景顺. 血府逐瘀汤在不孕不育症治疗中的应用. 河南中医.2006，26（8）：77]

九、耳鼻喉科疾病

（一）喉痹（声带息肉）

程某，女，38 岁。1998 年 9 月 3 日初诊。因 3 天前情志不遂，突然出现轻度声嘶，咳嗽痰多，未予重视。声嘶遂渐加重，甚至出现失音。患者平常性格内向，时感胸闷，嗳气，经期不调，色深红，咽喉部常有黏痰难于咯出。检查：双侧声带前、中 1/3 处有半圆形隆起，自声带边缘长出，尤以右侧为重，色黯淡。声带边缘附有少量黄黏痰。舌质暗红，脉涩。诊断为声带息肉。局部辨证为肝气郁结，气滞血瘀。治宜疏肝解郁，活血化瘀。药用：桃仁 10g，红花 10g，枳壳 10g，赤芍药 10g，川芎 12g，柴胡 10g，浙贝母 12g，生牡蛎 20g，桔梗 8g，莪术 10g，郁金 15g，生地黄 10g，蝉蜕 6g，木蝴蝶 15g，牛膝 10g，甘草 6g。水煎服，日 1 剂。治疗期间禁声。服上方 25 剂，声嘶、咳嗽症状消除，言语清亮。检查：声带呈瓷白色，半圆形隆起消失。[刘素琴. 严道南运用血府逐瘀汤治疗耳鼻喉疾病经验. 河北中医，2001，23（2）：98]

原按：声带息肉属中医慢喉暗范畴，由于肝气郁结，气滞血瘀，脾失健运，聚湿成痰，痰瘀互结，蕴于声带所致。用血府逐瘀汤加减可行气活血，祛痰散结。

（二）喉痹（慢性咽炎）

张某，女，42 岁，教师。2004 年 1 月 16 日初诊。咽干、咽痛、反复声音嘶哑 3 年余，加重 1 周，经市级医院诊断为"慢性咽炎，声带肥厚"，输液、咽部雾化等治疗 1 周未效。刻下：神萎面愁，善太息，咽部暗红少津。后壁多个淋巴滤泡增生，其色暗紫，月经愆期，舌苔薄黄，舌暗红有瘀斑，脉沉细而涩。脉证合参，证属气血瘀阻咽喉之喉痹。治宜疏肝理气，滋阴养血活血，散结消肿。方用血府逐瘀汤加味，处方：桃仁 12g，红花 9g，生地 12g，当归 9g，赤芍 12g，川芎 9g，桔梗 6g，牛膝 9g，柴胡 9g，枳壳 12g，玄参 12g，浙贝母 9g，生牡蛎 15g，麦冬 15g，蝉蜕 9g，炙甘草 6g。服药 5 剂后，咽部有清利感，听其发声已渐好转。效不更方，服药 1 个月而咽炎得愈。[李德珍. 血府逐瘀汤验案三则. 江苏中医药，2008，40（5）：52]

（三）突发性耳聋

禹某，男，44 岁。1998 年 4 月 9 日初诊。患者形体消瘦，平时气短乏力。上午工作劳累后感左耳如蝉鸣，几分钟后听力突降，感耳胀。无发热、眩晕、恶心呕吐。检查：耳镜检查无异常，纯音听阈示感音神经性聋，中度听力损失，听力曲线呈下降型，纯音听阈、听性诱发电位测试符合耳蜗性耳聋。舌质淡紫，脉弦涩。诊断为突发性耳聋。局部辨证为气虚导致的耳窍气血瘀阻。治宜益气活血，通窍开闭。药用：桃仁 15g，红花 12g，白芍药 12g，柴胡 15g，赤芍药 15g，牛膝 20g，川芎 12g，当归 10g，生地黄 15g，枳壳 15g，甘草 6g，葛根 15g，石菖蒲 15g，黄芪 20g，党参 15g，白术 10g，桔梗 6g。每日 1 剂，水煎分 2 次服。连服 14 剂，耳胀、耳鸣明显减轻，听力亦好转。检查听阈下降 15dB。仍予原方加磁石 20g、熟地黄 15g，连服 10 剂而愈。[刘素琴. 严道南运用血府逐瘀汤治疗耳鼻喉疾病经验. 河北中医，2001，23（2）：98]

原按：患者平时气短乏力，为气虚表现。气虚则不能推动血液运行，故气虚血瘀。方中黄芪、党参、白术益气；桃仁、红花、赤芍药、川芎、牛膝活血；柴胡入少阳经，轻清行气；石菖蒲、枳壳行气通窍，桔梗载诸药上达病所，使耳窍之气行血活，故能开闭通窍；白芍药除柔肝外，还防桃仁、红花之类削伐太过；甘草调和诸药。

（四）鼻窒（慢性肥厚性鼻炎）

田某，女，58 岁。1999 年 4 月 9 日初诊。患者有慢性鼻炎 6 年余，经多次治疗无效。刻诊：鼻塞，鼻涕量多，色黄或白，质黏，卧位时下侧鼻腔堵塞严重，张口呼吸，嗅觉减退，时感头痛头胀。检查：鼻黏膜肥厚，色黯红，下鼻甲肥大，表面不平如桑椹状，触压质硬，滴用血管收缩剂不敏感。舌质黯红，脉弦涩。诊断为慢性肥厚性鼻炎。证属久病致瘀，阻塞鼻窍。治宜活血化瘀，开闭通窍。方用：桃仁12g，红花10g，赤芍药15g，川芎12g，生地黄8g，桔梗8g，柴胡8g，牛膝15g，枳壳10g，甘草6g，当归10g，石菖蒲10g，皂刺15g，辛夷12g，薏苡仁30g。每日1剂，水煎分2次服。服14剂，鼻塞、鼻涕及头晕头胀减轻。原方去生地黄，加黄芪15g，茯苓10g，又服25剂，鼻塞、流涕、头晕头痛明显减轻，夜寐可。检查：鼻甲肥大明显减轻，触之弹性良好。上方又服12剂而愈。[刘素琴. 严道南运用血府逐瘀汤治疗耳鼻喉疾病经验. 河北中医，2001，23（2）：98]

原按：慢性肥厚性鼻炎属祖国医学鼻窒范畴。鼻为清窍，久病多瘀，阻塞清窍。治宜活血化瘀通窍。故用血府逐瘀汤加减治疗，配以薏苡仁健脾燥湿，皂刺散结，石菖蒲开窍，又配辛夷、升麻、桔梗引药上行，宣通鼻窍。

十、眼科疾病

（一）眼科血证

于怀宇以血府逐瘀汤加减治疗眼科血症（外伤性眼内出血55例，视网膜静脉阻塞65例，视网膜静脉周围炎32例，视网膜中央动脉阻塞5例，手术后眼底出血3例）160例，结果有效率分别为95.6%、90.7%、90.4%、40%、100%。总有效率86.9%。[于怀宇. 血府逐瘀汤治疗眼科血证160例. 内蒙古中医药，1993，（1）：10]

（二）视网膜震荡

在使用血管扩张剂、维生素、皮质类固醇激素治疗的基础上，加用血府逐瘀汤加减治疗视网膜震荡36例，总有效率91.7%。血府逐瘀汤治疗视网膜震荡可提高疗效，缩短病程，增进视功能。[阮冀军，黄自力，朱文映. 中西医结合治疗视网膜震荡36例观察. 实用中医药杂志. 2001，17（2）：17]

十一、骨关节疾病

（一）颈椎病

采用血府逐瘀汤加减治疗脊髓型颈椎病60例，并随机选择60例西药治疗作对照组，治疗14天为1个疗程，1至3个疗程观察病情改进率。结果观察组治疗1～3个疗程后改进率均高于西药对照组（P<0.001），[吴弢，高翔，叶秀兰，等. 血府逐瘀汤加减方治疗脊髓型颈椎病. 上海中医药杂志. 2006，40（5）：31]

（二）骨关节炎

王某，女，52岁，教师，于2005年7月1日初诊。患者膝关节疼痛5年余，2年前因外伤加重，经中西药、针灸、理疗等多种方法治疗无效，来我院求治。自述膝关节疼痛，肿胀，X线平片显示：膝关节间隙变窄，髁间突骨刺形成，髌骨边缘骨赘形成。诊断为骨关节炎。证属气滞血瘀，治宜活血化瘀止痛为主。处方：血府逐瘀汤去生地、桔梗。加萆薢25g，车前子15g，水煎服，每日1剂，早晚各1次，连服15剂。关节疼痛肿胀消失。嘱其服壮腰健肾丸以巩固疗效，随访半年无复发。[李俐，吴岩，何广富．血府逐瘀汤加减治疗骨性关节炎53例．长春中医药大学学报，2007，23（6）：58]

（三）热痹（类风湿关节炎）

王某，女，32岁。20年前感觉双手指关节疼痛，时轻时重，数月后受累，关节肿胀，活动略受限，肘腕关节疼痛，发热、无力。于某医院确诊为"类风湿关节炎"，服用消炎止痛药效果不好。受累关节红、肿、热、痛，手掌及足多汗，舌质暗红，苔黄腻，脉弦数。投以生地15g、桃仁、红花、当归、柴胡、赤芍、枳壳、牛膝、连翘、泽泻各20g、茯苓30g、甘草5g，服10剂后，疼痛明显减轻，继用20剂，诸症状消失，至今未复发。[吴兴杰，刘松江，陈静．血府逐瘀汤在骨科疾病中的应用．黑龙江中医药．1992，（6）：49-50]

（四）骨髓炎

谢某，男，31岁，1989年3月7日就诊。左上臂疼痛5年，间断发作，时轻时重，近半年加重。X光片示：左肱骨中段骨髓腔内有不规则之骨质密度降低区，骨膜可见明显反应，呈不规则改变，诊断为左肱骨骨髓炎。左肱骨中段外侧明显肿胀，轻按柔软，重按较硬疼痛，皮下有索条壮隆起，皮色微红灼热，左手活动受阻，舌质暗红、且边有瘀点，苔黄腻，脉沉细弦数。投以牛膝、当归、川芎、生地、浙贝、大黄各12g、桃仁、红花、柴胡、桔梗、芒硝各9g、蒲公英、冬瓜仁、牡蛎、苡仁各24g、水煎服；另以血竭、红花各16g、大黄、青黛各24g，共为细末，酒调成糊外敷。5剂后，疼痛大减，皮下索条状物变小，灼热感及活动受阻均有好转，伴乏力、便溏、纳差，方中减芒硝、大黄、蒲公英，加黄芪，焦三仙各16g，20剂后诸症悉除，左臂活动自如，随访至今，未复发。[吴兴杰，刘松江，陈静．血府逐瘀汤在骨科疾病中的应用．黑龙江中医药．1992，（6）：49~50]

原按： 骨髓炎为持重劳损，经络受伤，血瘀气滞，而湿邪乘机而入，湿

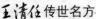

瘀内阻，化为热，侵入骨髓而成。故当以活血化瘀通络、清热利湿为大法，内外合用，增强疗效，瘀血去，新血生，湿热除，气机畅，故获佳效。

（五）痹症（坐骨神经痛）

张某，男，34岁，1992年10月2日就诊。右臀部疼痛，牵引右下肢外侧，直至足背麻木胀痛十年。某医院诊断为"坐骨神经痛"。服用中、西药物、针灸、理疗治疗，时愈时发。近日因疼痛加剧，牵引右下肢，直至足背麻木疼痛，入夜尤甚，脉弦涩，舌净无苔，拟方：生地15g，全当归、赤芍、红花各10g，桃仁12g，川芎、枳壳、桔梗、川牛膝各10g，木通20g，元胡、茜草根各10g，甘草5g，4剂后，右臀部及右下肢麻木胀痛大减，继用10余剂，疼痛消失，能上班工作，随访1年未见复发。[吴兴杰，刘松江，陈静. 血府逐瘀汤在骨科疾病中的应用. 黑龙江中医药. 1992，（6）：49～50]

原按：关节筋骨疼痛，临床多以风湿论治，本例患者，病情缠绵日久，"久病不已，责之于血"，"久病多瘀"故处以血府逐瘀汤，乃常中之变法。

（六）肋软骨炎

李某，女，30岁，2000年11月21日初诊。10天前患者自感左胸肋部疼痛，为持续性隐痛，活动时加重，并扪及肿块，自服去痛片无效。查：左侧胸部第3肋软骨处隆起肿大，皮色正常，压痛明显。舌暗红、苔白、脉弦涩。胸部X线摄片未见异常。诊断：肋软骨炎。证属气滞血瘀，治以活血化瘀，理气止痛。处方：桃仁、柴胡、延胡索、郁金各12g，红花、枳壳、赤芍各10g，川芎、桔梗、土鳖虫各9g，当归15g，甘草6g。水煎服，每天1剂。服7剂后疼痛消失，但局部肿块无明显变化，上方加三棱、莪术各10g，继服10剂后痊愈，随访1年未复发。[贾利辉，李英敏，藏广义. 血府逐瘀汤外科治验举隅. 新中医. 2003，35（4）：64]

原按：肋软骨炎以局部结块隆起，自觉疼痛，不化脓为其特点。《圣济总录》云："血行之道，不得宣通，瘀积不散，则为肿为痛，"故本病是由于气血失于流畅，气滞血凝积聚而成，治疗上应用活血化瘀之血府逐瘀汤合破血散结之三棱、莪术，可使肿消痛止，诸症悉除。

（七）胁痛（肋骨骨折）

张某某，男，42岁，农民。因右胸创伤住院。患者右胸受伤疼痛，胸闷气急，呼吸及咳嗽时右胸疼痛加剧。右侧胸廓饱满，触痛、拒按，摸之有捻发音，胸廓前后挤压试验阳性。B超示：肝脾肾未见异常。胸部X线示：右胸第 5~10 后肋肋骨骨折。其中右侧第 5、6 肋骨移位 100%；第 7、8、9 肋骨移位 60%；第 10 肋骨无移位；右中下肺见大片高密度阴影，上缘呈外高内低凹面向上圆弧形，右膈面及肋膈角消失，心影及气管轻度左移；两侧显示肺野清晰，左膈无殊。意见：右胸第 5~10 肋骨骨折伴右侧中等量胸腔积液。当时因受骨折部位限制，暂不予胸腔穿刺术，给予抗感染止血药输液治疗，效果不显。邀余会诊。诊见：呼吸困难，胸闷气急，咳嗽伴有痰中带血，胸痛，面色不华，乏力，精神不振，发热，纳差，小便短赤，便秘 7 天，舌质紫黯、苔薄黄，脉弦涩，昼夜体温波动于 38℃~39.5℃ 之间。证属右胸多发性肋骨骨折，瘀血凝滞。治法：活血破瘀，泻火通便。方用：血府逐瘀汤加味。药用：当归、赤芍、柴胡、甘草、川芎、川牛膝各 10g，生地、红花、生大黄（后下）各 12g。桃仁 15g，枳壳、三棱、莪术各 6g，桔梗 3g。3 剂。二诊：药后体温 37.8℃，已解少量大便，胸闷胸痛等症状明显好转。原方去生大黄，加穿山甲（先煎）、郁金各 12g，仙鹤草 30g，制大黄 20g。5 剂。三诊：大便溏，每日 2 次，咳血止，体温 37.4°C，每餐可进 3 两稀粥。上方去仙鹤草、制大黄、三棱、莪术，加白术、茯苓、熟地，服药 10 剂。药后咳嗽、胸闷除，大便正常，能起床站立，右侧胸部有隐隐牵痛感。胸部 X 线示：右中下肺大片高密度阴影消失。四诊用八珍汤合续骨养筋药善后。40 天后胸片复查：右胸肋骨骨折愈合期。[佘水园. 血府逐瘀汤治疗痛证举隅. 浙江中医杂志. 2010, 45 (11)：841]

原按： 患者胸部受伤，肋骨骨折，血络受损，溢于脉外，形成血胸。瘀血内阻，气机郁滞，而胸闷气急胸痛，咳吐痰血。瘀血内阻郁而化热，则发热、便秘。故用血府逐瘀汤活血化瘀，加三棱、莪术祛瘀止痛，大黄泻下清热，活血祛瘀，郁金活血利气止痛，仙鹤草凉血止痛。

十二、皮肤病

（一）银屑病

张某，男，40 岁，工人。患者以全身性红斑、鳞屑、瘙痒、反复发作 20 年加重 1 月之主诉于 1998 年 7 月 6 日初诊，查：膝前肘后及四肢伸侧、背部可见大片地图状肥厚性红斑，上覆较厚的白色鳞屑，搔之易脱，小腿及背部部分皮损顽厚干裂，头发呈毛笔状，指甲变厚，表面凹凸不平状如钉针，舌暗红边有瘀点，脉弦滑。用血府逐瘀汤加槐米 30g，三棱、莪术各 6g，水煎服，连服 10 剂后，鳞屑变薄，瘙痒减轻，皮损变成岛屿状，继用上方加何首乌 20g。共服 30 余剂，皮肤基本恢复正常，病告痊愈。[韩世荣．董永丰主任医师运用血府逐瘀汤治疗皮肤病经验举隅．陕西中医．2001，22（3）：168－169]

原按：董老认为银屑病初发以血热为主，病久则常为血瘀，本例反复发作 20 年，久病多瘀，加之皮损顽厚干裂，舌边有瘀点，乃血瘀于肤，郁久成块，瘀血不去则新血不生而干裂作痒。董老在治疗这类病证时多采用理气活血化瘀，佐以凉血解毒之法，并注重三棱、莪术的用量。

（二）黄褐斑

某女，42 岁。面部出现黄褐斑 2 年余，主要分布在两颊部，如蝶形状分布，皮损颜色在月经前加重，曾经多种方法治疗，疗效不佳。诊见心烦易怒，经前乳胀，月经量少色黯，淋漓难尽，口干不欲饮，大便秘结。舌质红、边有瘀斑，苔薄白，脉细弦。诊断为黄褐斑，证属气滞血瘀，治拟疏肝理气，活血祛瘀。药用：柴胡、赤芍、当归、红花、桃仁、香附、桔梗、刺蒺藜、牛膝、甘草各 10g，益母草、丹参各 15g。7 剂后，适值经前期，黄褐斑颜色没有明显变化，乳房胀痛较前减轻，原方加乳香、没药各 10g，续服 7 剂后，经量转多色红，黄褐斑颜色变淡，原方加女贞子、旱莲草续服 1 个月，诸症好转，黄褐斑消退。[王茜茜．血府逐瘀汤皮肤科临床应用一得．浙江中医杂志．2008，43（1）：50]

原按：本例患者由于肝气郁结，郁久化热，灼伤阴血，使颜面气血失和，面部失养，故发黄褐斑。气滞血瘀是主要病机，治当疏肝理气，活血化瘀，用血府逐瘀汤加减活血祛瘀，行气解郁。其中柴胡、赤芍、香附、当归、红花、桃仁、刺蒺藜、牛膝、丹参、益母草、乳香、没药疏肝解郁，理气活血，凉血消斑；女贞子、旱莲草补肾养血，调理冲任；甘草调和诸药；桔梗载药上行，诸药合用，直达病所。

（三）急性湿疹

某男，52 岁。患左下肢湿疹 3 年。诊见左下肢胫前皮损紫红，肿胀渗液糜烂，奇痒难忍，边缘皮肤肥厚，色素沉着，两下肢青筋暴起如蚯蚓状，伴体倦乏力，失眠，纳呆，口干不欲饮，小便短赤。舌黯红、苔白腻，脉沉。诊断为坠积性湿疹，证属湿热下注，血脉瘀滞，治拟清热利湿，化瘀通络。药用：当归、生地、桃仁、红花、赤芍、丹皮各 10g，牛膝、金银花、滑石、鸡血藤各 15g，夜交藤 30g，甘草 6g。7 剂后，皮损无渗液，瘙痒较前减轻，下肢肿胀未见明显好转，加车前子、冬瓜皮各 15g，再服 14 剂，诸症好转。

[王茜茜. 血府逐瘀汤皮肤科临床应用一得. 浙江中医杂志. 2008, 43 (1): 50]

原按：本例患者由于湿热下注，血脉瘀滞，故用血府逐瘀汤，一可开气血之闭，有利于湿毒的化解；二可活血止痒，取血行风自灭之意；三可改善肌肤通透性，恢复脉络皮肤之功能。加丹皮活血凉血兼有解表之功；金银花长于清热解毒；滑石上开腠理而发表，下利便溺而行湿；鸡血藤活血通络；夜交藤养血宁心安神。诸药合用，清热利湿解毒，活血通络，凉血消风，走皮毛，开腠理，湿疹得消。

（四）硬皮病

苏某，男，14 岁，学生。以左下肢皮肤带状变硬 3 年之主诉于 1998 年 6 月 12 日初诊。3 年前因受寒邪侵袭，左股外侧一片皮肤呈淡褐色，发硬，轻度萎缩，难以捏起，因无痒痛之感而未重视，渐向远端延伸，就诊时已波及左侧小趾，局部出汗少，汗毛消失，活动不便，舌暗红，脉沉细。用本方加黄芪 20g，蜈蚣 2 条，石斛 20g，桂枝 6g，重在益气活血，温经通络。水煎服，每日 1 剂，同时外用热敷药（本院自产制剂）局部热敷。每日 1 次，每次半小时。1 个月后症状明显减轻，局部开始变软，已有汗毛长出。嘱其继用前方化裁，坚持用药 3 个月皮肤基本恢复正常。[韩世荣. 董永丰主任医师运用血府逐瘀汤治疗皮肤病经验举隅. 陕西中医. 2001, 22 (3): 168 – 169]

原按：硬皮病属结缔组织病，属中医"皮痹"范畴，西医无特效药物。董老认为此病由气虚阴亏，外受寒邪侵袭，日久导致血流不畅，瘀滞于肤，筋脉失养而变硬萎缩，用本方活血化瘀通脉，加黄芪以益气生血行血，蜈蚣功善走串通络活血，血得温则行，得寒则凝，故加桂枝温经通阳，以助行血之功，石斛滋养胃阴，以育后天之本。

十三、外周神经血管性疾病

（一）腹膜后血肿

周永艺将 131 例稳定型腹膜后血肿患者采用保守治疗，其中 63 例同时结合中药血府逐瘀汤治疗。常规组病例采用常规的抗炎、补液、抗休克、止血、胃肠减压、营养支持等方法治疗，逐瘀组在采用常规方法之外，加用血府逐瘀汤加减治疗。水煎温服，入院后开始服用，每日 1 剂，直到胃肠功能完全恢复，腹膜后血肿及血尿消失后停用。血府逐瘀汤基本方：当归、川芎、红花、桃仁、赤芍、生地、柴胡、牛膝、桔梗、枳壳和甘草。腹胀痛者加白芍、厚朴、炒莱菔子，呕吐者加竹茹、半夏，便秘者加大黄、芒硝，气虚者加黄芪，血尿者加茅根、瞿麦、萹蓄、木通、小蓟。结果表明：逐瘀组的胃肠功能恢复、血肿缩小和血尿消失所用时间比常规组明显缩短。[周永艺，林丽娟，陈木水. 血府逐瘀汤治疗腹膜后血肿 63 例. 实用医学杂志. 2010, 26（8）: 1436]

（二）带状疱疹后遗神经痛

张某，男，70 岁，2000 年 7 月 5 日初诊。右胁带状疱疹 15 天，经西药治疗皮损消失，但疼痛不止，痛如锥刺，固定不移，衣被触之更甚，彻夜难寐，伴心烦，精神萎靡。查：右胁部色素沉着斑及少量痂皮，排列成带状，未超过身体正中线。舌暗红、苔薄，脉细涩。证属气滞血瘀，肝火未清，治以活血化瘀，理气止痛，佐以清泻肝火。处方：当归、桃仁、龙胆草各 12g，生地黄、延胡索各 15g，川芎、柴胡、泽兰各 9g，红花、枳壳、赤芍各 10g，甘草6g。水煎服，每天 1 剂。服 5 剂后疼痛显著减轻，睡眠好转。继服 5 剂，疼痛锐减，患处痂皮脱落，色素沉着减轻。效不更方，再服 7 剂而愈。[贾利辉，李英敏，藏广义. 血府逐瘀汤外科治验举隅. 新中医. 2003, 35（4）: 64]

原按： 本例由于肝胆火盛夹湿热蕴阻皮肤，日久湿热之邪虽去，但瘀血余邪留滞未化，脉络不通，不通则痛，故以血府逐瘀汤化裁，活血化瘀、清利湿热，取效显著。

十四、其他

（一）盗汗

曾某某，男，42 岁。工人。1988 年 6 月 9 日初诊。患者胸胁背部汗出，连作不休，夜间为甚，迄今已 3 月余。几次求治于余，曾用调和营卫、益气固表、滋阴敛汗等法治疗均罔效，反汗出更甚。余百思不及其解，此乃止汗之常法，验之临床无不得心应手，为何用于本例而不应。再诊时见患者面色晦暗，胸胁部有明显压痛，不咳，舌质紫暗、舌尖有瘀点，脉沉涩。详询病史，乃知患者半年前因在井下施工时不慎被矿车碰伤胸部，青紫疼痛，在本院作 X 线摄片检查，胸肋未发现异常，经服止血片，疼痛减轻未再作其他治疗，方有所悟。证属瘀血内阻。治宜活血化瘀。遂投血府逐瘀汤：当归尾10g，生地 10g，桃仁 10g，枳壳 10g，牛膝 10g，红花 6g，川芎 10g，赤芍10g，柴胡 10g，桔梗 10g，甘草 3g。服药 2 剂，汗出已明显减轻，效不更方，

继投 2 剂而汗止，胸胁压痛亦消失。[廖杰忠. 血瘀盗汗. 湖南中医杂志. 1991，20 (5)：32]

原按：《医林改错》"竟有用补气、固表、滋阴、降火服之不效，而反加重者，不知血瘀亦令人自汗、盗汗，用血府逐瘀汤，一两付而汗止。"本例胸胁背部汗出，审其病因，乃外伤致瘀，瘀血阻滞，郁久化热迫津外出所致。故用血府逐瘀汤活其血，祛其瘀，药证合拍，瘀祛汗止，可见审证求因不可忽视。

（二）内伤发热

陈某某，男，56 岁，1999 年 11 月 10 日初诊。心中热半年余，体温不高，时有胸痛，血压不高，失眠多梦，日晡潮热，入夜胸中热闷，舌暗红有瘀斑，脉弦。处方：生地 25g，川芎 15g，赤芍 15g，桔梗 15g，牛膝 15g，桃仁 15g，红花 15g，柴胡 10g，枳壳 15g，甘草 15g，丹参 15g，牡丹皮 15g，7 剂，每日 1 剂，水煎服。11 月 17 日二诊：明显好转，胸中基本不热，舌仍暗红，脉弦，上方去桃仁、红花，加郁金 15g，以行气解郁，凉血活血，7 剂。11 月 24 日三诊：基本痊愈，胸不热，舌、脉正常，上方去牡丹皮，续服 4 剂，以善其后。[郝贤，马艳春. 段富津教授应用血府逐瘀汤治验. 中医药信息，2010，27 (2)：78-80]

原按：瘀血发热，其发热时间多在下午或晚间，同时可见舌质略暗或有瘀斑，脉弦涩等证。《灵枢·痈疽》认为："营血稽留于经脉之中，则血泣而不行，不行则卫气从之而不通，壅遏而不得行，故热。"瘀血发热是内伤发热中一个较为常见的证型，此病似《医林改错》所谓的心里热（灯笼病）："身外凉，心里热，故名灯笼病，内有血瘀。认为虚热，愈补愈瘀；认为实火，愈凉愈凝。"其人之热，为虚热，系胸中气滞血瘀所致。胸胁为肝经循行之处，瘀血内阻胸中，气机瘀滞，不通则痛，故胸痛；气血瘀而化热，故心中热；内热上扰清空，故失眠多梦。因瘀血为阴邪，"阴邪旺于阴分"，故日晡（下午 2~3 点）潮热且夜间热甚，舌、脉均为气滞血瘀之象。此病辨证要点在于胸痛，心中热，舌有瘀斑，诊为胸中有瘀血，瘀血着而不去，气机阻滞胸中，则瘀而发热。故以血府逐瘀汤加减以行气活血化瘀。方中川芎、赤芍、桃仁、红花活血化瘀，牛膝祛瘀血，通血脉，引瘀血下行；柴胡疏肝解郁，升达清阳；桔梗开宣肺气，载药上行，又可和枳壳一升一降，宽胸行气；生地凉血并养阴；当归养血活血，可使祛瘀不伤正；丹参、牡丹皮凉血活血。二诊瘀血征象明显减轻，仍有气机不畅，故去桃仁、红花，加郁金，《本草汇言》谓"郁金，清气化痰，散瘀血之药也……为心肺肝胃，气血火痰，郁遏不行者，最验。"三诊去牡丹皮，以防寒凉太过。如此调治数日，则热退脉和。

（三）灯笼病

张某，男，44岁，工人。突然发生夜汗，每下半夜醒后，心胸出汗甚多，需用毛巾擦拭，汗后身凉，上半夜心里燥热。此即王清任所说的灯笼病，遂投血府逐瘀汤治之。处方：生地黄18g，当归6g，桃仁9g，炒枳壳9g，柴胡6g，川芎6g，桔梗6g，牛膝12g，甘草4.5g。3剂水煎服。二诊：上方第1剂汗即止，服3剂即可，无需再药。[何延中，敖祖松. 张磊主任医师应用血府逐瘀汤经验. 河南中医. 2010, 30（7）：646–647]

原按：清代王清任在《医林改错》所论的"身外凉，心里热"，故名灯笼病，认为虚热愈补愈瘀；认为实火，愈凉愈凝。遂用血府逐瘀汤，竟收桴鼓之效。

（四）肉瘿（甲状腺肿）

杨某，女，56岁，1995年9月25日初诊。主诉：颈部出现肿块1个月，大约3cm×1.5cm，平时心绪不畅。脉弦、舌暗红有紫斑。证属：肝郁脾虚，气滞痰凝。脉络瘀阻，互结为块。治拟活血祛瘀，解郁行气，化痰散结。方药：血府逐瘀汤加味，当归、赤白芍、槐仁、红花、枳实、桔梗、逍遥竹、当归、木瓜、槟榔、苏叶各10g，天葵子、白蚤休、胆南星、川芎、柴胡、甘草各8g，牛膝20g，生地、麦芽各30g。连服24剂后，肿块明显缩小为1cm×1cm，遂以健脾益气，化痰散结治之。处方：条参、太子参、白术、陈皮、姜半夏、苍术、黄柏、神曲、天麻各10g，黄芪20g，炙甘草5g，麦芽、茯神、鱼腥草各30g。服6剂后加白茅根30g，苏子、莱菔子、白芥子各9g，继服12剂，颈部肿块消失。[任丽娜. 苏忠德妙用血府逐瘀汤四则. 湖北中医杂志. 1997, 19（3）：8–9]

原按：肉瘿为郁结伤脾，脾气不行所致。苏师不用理气化痰之法，而单刀直入，一取血府逐瘀汤先攻其瘀。佐天葵子、胆南星、白蚤休化痰散结之峻品直达病位，血通痰散，故肿块消矣。为治其本，投以健脾益气之剂，扶脾而截生痰之源，以善其后。

（五）乳漏（乳腺导管炎）

杨某，女，44岁，于1996年6月4日初诊。主诉：每晨乳胀，流奶汁2

个月，月经期血块多。西医诊断为乳腺导管炎。用小金丸 15 天后好转，不久复发，服中药 1 个月无效。诊见脉涩，舌暗红有瘀斑。证属：瘀血阻滞，外溢所致。治拟活血化瘀，引血归经。方取血府逐瘀汤化裁：当归、桃仁、牛膝、红花、枳实、桔梗各 10g，柴胡、川芎、瓜蒌仁各 8g，赤白芍、生地、麦芽各 30g，服 24 剂痊愈。[任丽娜. 苏忠德妙用血府逐瘀汤四则. 湖北中医杂志. 1997, 19 (3)：8－9]

原按：乳汁乃精血化生之物，常为哺育之品，40 余岁之妇人焉能有之。苏师认为，乳漏为瘀血阻滞，血流不畅而外溢。欲治其病，必先解郁，解郁不过治络矣。用血府逐瘀汤则血行脉畅，精血归于脉，加麦芽收乳于血脉，相得益彰。

（六）乳癖（乳腺囊性增生病）

徐某，女，28 岁，农场工人，1986 年 6 月 16 日就诊。患者半年前发现两乳房有硬块，扪之疼痛，经前期明显，伴心悸、胸闷、多疑善虑。查患者左右乳房外上方分别触及约 2cm×1.5cm、2cm×3cm 肿块各 1 枚，质韧，有压痛，推之能动，肤色不变，腋下淋巴结不肿大，舌边有小瘀点，苔薄白，脉弦细。西医诊断为双侧乳腺囊性增生病，中医诊断为乳癖，由气滞血瘀所致，治宜理气化瘀，软坚散结。处方：当归 12g，桃仁 10g，川芎 10g，赤芍 12g，红花 6g，生地 10g，川牛膝 10g，枳壳 10g，夏枯草 12g，浙贝母 10g，延胡索 12g，莪术 10g。服 15 剂后肿块渐缩小，疼痛消失。既效，再服 10 剂而愈，随访 2 年，未见复发。[张根木. 血府逐瘀汤加减治疗乳腺囊性增生病 47 例. 安徽中医临床杂志. 2003, 15 (2)：121.]

原按：乳腺囊性增生病是妇女常见病、多发病之一，好发于青壮年，属中医"乳癖"范畴，是由于卵巢功能失调，雌激素分泌过度而引起的慢性乳腺良性增生性疾病。临床表现为周期性乳房胀痛和乳房发现大小不等之肿块。中医学认为，其病机多为肝郁气滞，痰凝血瘀，冲任失调。由于本病大多病史较久，故只囿于疏肝理气为主效之逍遥散类，难以取得良效，根据病久入络成瘀及"不通则通"之原理，投以行气止痛、活血祛瘀的血府逐瘀汤，减上升之桔梗、壅滞之甘草，伍以软坚散结之浙贝母、夏枯草、荔枝核。诸药相配，瘀化、气行、结消。

（七）脱发

张某，男，24 岁，2008 年 5 月 2 日初诊。以脱发 3 年为主诉。脱发呈散在性，曾外涂"章光101"半年，效不佳。平素头发油腻，头屑多，始脱发时曾失眠，平时睡眠浅，纳食正常，二便调，舌质暗红苔薄白，脉沉滞。处方：当归10g，生地黄10g，赤芍15g，桃仁10g，红花10g，炒枳壳6g，柴胡6g，川芎6g，桔梗6g，怀牛膝10g，炒苍术10g，羌活10g，甘草6g。10剂水煎服。二诊：脱发止，但未长新发。给予补肝肾乌须发治疗，新发渐生。［何延中，敖祖松．张磊主任医师应用血府逐瘀汤经验．河南中医．2010，30（7）：647］

原按："发为血之余"，张师认为"瘀血不去，新血不生"，故用血府逐瘀汤先活其血，犹如种庄稼"应先松土后施肥"。"肾其荣在发"，故瘀祛后再用补肝肾乌须发之药；方中炒苍术祛头发油腻之湿，羌活可达巅顶为引经药。

【实验研究】

将50只大鼠随机分为正常组、血瘀模型组、中药低、中、高剂量等5组，每组10只，分别给生理盐水和低、中、高剂量的血府逐瘀汤3天，每天1次，第4天处死动物，采血测不同切变率下的全血比黏度、血浆比黏度和红细胞压积。结果："血瘀"模型给药组不同切变率下的全血比黏度值均低于"血瘀"模型组，说明血府逐瘀汤对血瘀大鼠的血液黏度有明显的降低作用；这种降低作用呈剂量依赖性。结果提示，血府逐瘀汤能明显改善血瘀大鼠的血液黏度。［黄宏伟．血府逐瘀汤对大鼠血液流变学的影响．甘肃中医．2005，18（4）：39－41］

根据王清任对血府的界定，心脏在血府所辖范围之内，心脏缺血缺氧的症状属其所列的血府血瘀之证：如心胸疼痛、心跳心慌等。从现代医学研究来看，心脏缺血所致的瘀血病理改变与血府血瘀证如胸痹心痛等密切相关。张秋雁等采用垂体后叶素引起大鼠急性心肌缺血、小鼠常压耐缺氧等方法，观察血府逐瘀汤对缺血心肌的保护作用。结果显示，血府逐瘀汤能明显改善缺血心肌的心电图，并能显著延长缺氧小鼠存活时间，对心肌缺血有保护作用。［张秋雁，苏剑锋，周小青，等．血府逐瘀汤抗心肌缺血的实验研究．中医研究．2004，17（5）：20－22］

【临证提要】

血府逐瘀汤是主治胸中瘀血证的基础方，临床应用以胸痛，痛如针刺，急躁易怒，舌暗红或有瘀斑，脉细或涩为辨治要点。临床运用时必须审知上述诸证确有瘀血在内，方可应用。否则，不宜选用。

具体来说，血府逐瘀汤血瘀证的特点有：①疼痛。如无表症、无里症、无气虚、痰饮等症，忽犯忽好，百方不效的头痛；忽然胸痛等。②胸部的异常感觉。如用归脾安神等方药百治不效的心跳心慌、胸不任物、胸任重物等。③情志的改变。如憋闷、急躁、肝气病等。④睡眠的异常。如夜睡多梦、不眠、夜不安等。⑤发热。如身外凉，心里热、晚发一阵热等。⑥其他。如食自胸右下、饮水即呛、干呕、呃逆、天亮出汗等。

此外，大量临床实践证明，王清任所说的瘀血头痛在临床上非常多见，从活血化瘀入手治疗此证不仅成为后世医家普遍接受的基本治法之一，而且成为后来治疗心脑血管疾病的主要处方。

临证时，若瘀血明显者，加水蛭、虻虫，以破血逐瘀；若大便干结者，加大黄、丹皮，以凉血通便；若心痛明显者，加冰片、麝香，以芳香开窍止痛等。寒瘀者慎用本方。

膈下逐瘀汤

【来源】《医林改错·上卷·膈下逐瘀汤所治之症目》

【组成】五灵脂炒，二钱（6g）　当归三钱（9g）　川芎二钱（6g）　桃仁研如泥，三钱（9g）　丹皮二钱（6g）　赤芍二钱（6g）　乌药二钱（6g）　延胡索一钱（3g）　甘草三钱（9g）　香附一钱半（4.5g）　红花三钱（9g）　枳壳一钱半（4.5g）

【用法】水煎服。

【功用】活血祛瘀，行气止痛。

【主治】肚腹血瘀证。膈下瘀血，形成积块；或小儿痞块，肚大青筋；或肚腹疼痛，痛处不移，卧则腹坠；肾泻；久泻。

【方解】

君：桃仁、红花——逐瘀活血。

臣：当归、五灵脂——活血化瘀。

　　香附、乌药——理气止痛。

佐：丹皮、赤芍——清热活血，凉血散瘀，以制瘀热。

　　川芎、元胡、枳壳——活血行气，祛瘀止痛。

使：甘草——缓和诸药峻猛之性，并扶助中气。

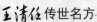

本方与血府逐瘀汤都是以桃红四物汤为基础进行加减而成的，都具有活血祛瘀，止痛散结的作用。但血府逐瘀汤中配有行气开胸和引血下行之药，故宣通胸胁气滞，引血下行之力较好，主治上焦，胸中瘀阻之证，如胸痹、真心痛（心绞痛）等；本方中配有疏肝行气止痛之药，故行气止痛的作用较大，主治下焦病证，瘀血结于膈下，如胁肋刺痛，少腹剧痛，妇女痛经，两胁及腹部肿胀有结块等。

【方论】

当归、川芎、桃仁、丹皮、赤芍、红花活血化瘀、养血凉血，五灵脂通利血脉，祛瘀止痛，上药合用奏活血散瘀、散结消积定痛之功，主治血分而止痛；乌药、元胡、香附、枳壳疏肝行气，主治气分而止痛；甘草补脾和中，调和诸药。全方使气血并调，使气行血畅，瘀去痛止；且本方丹皮、赤芍凉血清热，配伍当归养血润燥，使辛通而不燥阴，祛瘀而不伤血，活血而不耗血，祛瘀又能生新，方走膈下而逐瘀血，故云"膈下逐瘀汤"。(《医林改错评注》)

方中红花、桃仁、赤芍、当归、丹皮活血化瘀，五灵脂、玄胡、川芎理气活血，香附、乌药、枳壳疏肝理气，甘草和中。本方重在理气活血，逐瘀止痛。(翁维良《活血化瘀治疗疑难病》)

本方以灵脂、川芎、当归、桃仁、红花等逐瘀破血；辅以丹皮、赤芍清热凉血而化瘀，治瘀久化热；以香附、元胡、乌药、枳壳等理气止痛，且令气行血亦行；甘草调和诸药，防破血过猛、理气行气过甚。(陈士奎《活血化瘀名家王清任》)

【临床应用】

一、消化系统疾病

（一）胃脘痛（慢性萎缩性胃炎）

以膈下逐瘀汤化裁（当归15g，山楂12g，香附10g，红花10g，乌药10g，青皮12g，木香10g，泽泻15g，黄芪20g，佛手10g，槟榔10g，丹参10g）治疗慢性萎缩性胃炎68例，每日1剂，15天为1个疗程，3个疗程后统计结果发现，痊愈12例，显效37例，有效8例，无效11例，总有效率83.8%。[马洁.膈下逐瘀汤化裁治疗慢性萎缩性胃炎68例.江苏中医药.2005，26（4）：18－19]

典型病例：周某，男，66岁，离休干部，住院号：67026。因胃脘部胀痛反复发作15年，加重2个月于1992年2月25日住我科治疗。症见胃脘胀痛，嗳气不舒，脘痛喜按、得热则舒，恶心欲呕，食纳欠佳，体重下降，舌质淡红，边有瘀斑，苔白略腻，脉弦细。查胃镜示：胃体黏膜充血水肿，胃窦部黏膜红白相间以白为主，黏膜粗糙不平，有结节隆起。病理检查见胃黏膜萎缩，腺体减少，肠上皮化生。诊断为慢性萎缩性胃炎。辨证属脾胃虚寒，气血瘀滞。方用膈下逐瘀汤加减：当归、赤芍、元胡各15g，五灵脂、川芎、桃仁各12g，红花9g，甘草、砂仁各6g，高良姜10g。1日1剂，水煎，分早晚温服。治疗2个月后临床症状均消失；继予香砂六君子汤15剂后，食纳大增，体重增长。复查胃镜示：胃黏膜萎缩性病变消失，腺体增多，肠上皮化生消失。已临床治愈，于1992年5月12日出院。随访5年，未见复发。[马秀萍.膈下逐瘀汤治疗慢性萎缩性胃炎临床观察.四川中医.2004，22（8）：60－61]

原按： 萎缩性胃炎属祖国医学"胃脘痛"、"痞满"、"嘈杂"等范畴。多由肝胃不和，肝郁气滞，肝胆郁热，脾胃虚寒所致。患者病久不愈，久痛入络，气滞血瘀，或因气血两虚，病邪阻滞络脉，导致胃络瘀阻，而见胃镜下黏膜充血水肿，粗糙不平或结节隆起。膈下逐瘀汤，功能活血逐瘀、消痞止痛。以当归、川芎、赤芍养血活血，祛瘀生新；桃仁、红花、五灵脂活血化瘀，通络；香附、乌药、枳壳、元胡行气止痛，且增加祛瘀之功；丹皮凉血活血；甘草调和诸药。诸药合用可增加胃黏膜血流量，改善微循环，加速炎症吸收和溃疡愈合，促进固有腺体再生，并有建立侧支循环功能，抑制体液免疫，增强细胞免疫，使局部缺血缺氧得到改善，萎缩的腺体得以复生，因而临床取得了较好疗效。

（二）胆汁反流性胃炎

以膈下逐瘀汤加减方（五灵脂12g，当归15g，川芎12g，赤芍15g，丹皮9g，桃仁12g，红花9g，香附12g，乌药9g，元胡15g，甘草6g）随症加减，泛酸甚者加煅瓦楞15g，乌贼骨10g；食纳欠佳加鸡内金10g，焦三仙各12g。每日1剂，30天为1疗程。治疗胆汁反流性胃炎30例，1～3个疗程后，痊愈17例，好转12例，总有效率为96.6%。[李文林.膈下逐瘀汤治疗胆汁反流性胃炎30例.青海医学院学报.2002，23（3）：55]

（三）溃疡样消化不良

以膈下逐瘀汤（桃仁9g，红花3g，当归9g，白芍15g，五灵脂6g，川芎9g，元胡索15g，九香虫3g，乌药9g，香附9g，枳壳12g，煅瓦楞子15g，白及9g，甘草6g）治疗溃疡样消化不良52例，并随症加减：胃脘胀甚者，加厚朴；反胃吐酸者，加半夏；遇冷痛重者，加干姜；疼痛灼热者，加黄连；夜里痛甚者，加三七粉；饭后痛重者，加槟榔、木香；气郁者，加柴胡；气虚者，加白术；兼有食滞者，加炒麦芽、鸡内金。每日 1 剂，2 周为 1 个疗程。痊愈 38 例，显效 13 例，无效 1 例。[周玉来，周芳，罗伟．膈下逐瘀汤加减治疗溃疡样消化不良 52 例．中医研究．2006, 19（8）：40 - 42]

（四）泄泻（慢性腹泻）

膈下逐瘀汤（当归、枳壳、元胡、五灵脂各 10g，赤芍、桃仁、香附各 6g，乌药 10g，红花 5g，生甘草 3g）随症加减，伴有寒湿者，加炮姜，升麻各 6g；伴有湿热者，加煨葛根、生苡米仁各 10g，败酱草 15g，徐长卿 10g；伴有脾胃虚弱者，加炒山药、茯苓各 15g，白芍 12g；伴有气虚加黄芪 15g。治疗慢性腹泻 66 例，痊愈 50 例，好转 10 例，无效 6 例，总有效率为 90%。[倪正扬．膈下逐瘀汤加减治疗慢性腹泻 66 例．内蒙古中医药．2010, 29（13）：23]

典型病例：李某，女，50 岁，于 2004 年 5 月 15 日初诊。大便时溏时泻，迁延反复已 6 年余，同时伴有腹痛腹胀甚，气短、善太息，两胁不舒，腹痛即泻，泻后得缓，腹中雷鸣，里急后重，纳呆，嗳气，颜面青黄，舌质紫暗，有瘀斑，两目肉轮青黯，苔厚色黄白相兼，脉弦滑。经结肠镜检查确诊为结肠炎，证属气滞瘀结证，治以通滞散瘀，理气和中为主。处方以膈下逐瘀汤加减：桃仁 15g，牡丹皮 15g，赤芍 15g，乌药 15g，延胡索 15g，当归 15g，川芎 15g，五灵脂 10g，红花 15g，枳壳 15g，香附 15g。4 剂水煎服，日 2 次。

二诊：自诉服药后腹痛减轻，大便次数增多，但无里急后重之感，纳食改善，舌质隐青，苔白，脉沉弦。药用：申姜 15g，车前子 15g，山楂 15g，九香虫 15g，牡丹皮 15g，白术 15g，莲肉 40g，前胡 15g，青皮 15g，川芎 15g，茯苓 50g，诃子肉 20g。4 剂，水煎服，日 2 次。

三诊：病人腹痛腹泻已明显减轻，但自觉神倦乏力，时有小腹下坠感，舌质红，苔白，脉沉弱无力。药用补中益气汤加减：黄芪 25g，当归 15g，升麻 5g，柴胡 5g，陈皮 15g，白术 15g，党参 20g，申姜 15g，茯苓 30g，莲肉 40g，诃子肉 40g，补骨脂 15g，连服 8 剂而愈。[石贵军，张树茂，柏栋．任继学教授验案举隅．吉林中医药．2006, 26（2）：38 - 39]

原按：泄泻为临床常见病、多发病，任老认为，本病病机核心为肝脾失调、气滞内壅、肺肾失调、水津代谢受阻，引发大肠传导功能障碍。经络受阻，浊毒久伏，正气受伤，不能束邪，毒邪必逆于大肠肉理，外损脂膜，在病理上呈现痰瘀水毒互结不散，化热为腐，甚则水肿，瘀滞、浊毒内蕴而生腹痛腹泻、里急后重之症。故先投以膈下逐瘀汤以通滞散瘀为主,佐以疏肝宣肺理脾温肾之法,正如《内经》所谓,魄门亦为五脏使,水谷不能久藏,此即指出魄门是受五脏的指使,只有肺气的宣发、肝的疏泄、脾的运化、肾的开合功能正常才能完成大肠正常的传导功能,此调理五脏之法源于此。最后以补中益气汤调理善后而愈。

(五)粘连性不全肠梗阻

根据六腑以通为用的原则,运用膈下逐瘀汤(当归、生地、桃仁、红花、川芎、牛膝各 10g,枳壳、柴胡、桔梗、甘草各 6g,莱菔子 10g、麻子仁 10g、郁李仁 15g)加减治疗术后粘连性不全肠梗阻 52 例,每日 1 剂。病情严重者,4～6 小时服药 1 次,服药后便通、腹痛消失,病情缓解,去掉莱菔子、麻子仁、郁李仁加生芪制成丸药,服用 1～3 个月。治愈率达 75%。[李妙兰.膈下逐瘀汤加减治疗粘连性不全肠梗阻 52 例.实用医技杂志.2002,9(10):754]

(六)泄泻(慢性结肠炎)

用膈下逐瘀汤(当归、川芎、赤芍、丹皮、香附、红花、枳壳各 10g,桃仁、五灵脂、乌药、甘草各 10g)加减治疗慢性结肠炎 32 例,脾胃虚弱者上方去丹皮、桃仁、赤芍,加炒白术、党参各 20g、白芍 10g;肝气乘脾者加柴胡、仙鹤草各 20g,防风 10g,白术 30g;肾阳虚弱者加补骨脂 20g,制附片 10g;脾胃湿热者加生地榆 10g。每日 1 剂,15 天为 1 个疗程。结果显效 19 例,有效 9 例,无效 4 例,总有效率为 87.5%。[冯长旭.膈下逐瘀汤治疗慢性结肠炎 32 例疗效观察.山西中医学院学报.2006,7(4):26]

典型病例:李某,男,44 岁,工人,2004 年 10 月初诊。患慢性腹泻 4 年余,每发腹痛即泻,泻后腹痛稍减,日行 3～4 次,大便夹有黏液或不消化食物,进食油腻时尤甚,左下腹可触及条索状包块,按之疼痛。乙状结肠镜检查诊为"慢性结肠炎"。症见面色萎黄,神疲乏力,纳呆口淡,舌质淡红,苔白腻。舌下脉络粗长紫暗、脉濡。证属瘀血内阻,脾胃虚弱。治宜活血化瘀、益气健脾。方用膈下逐瘀汤去丹皮、桃仁、赤芍,加党参、炒白术各 20g,炒白芍 10g,炒薏苡仁 30g。治疗半月,大便基本成形。腹痛明显减轻。继予上方化裁 1 月余,大便转为正常,包块渐消,腹痛尽除,全身症状亦较前明显改善,后以参苓白术散调摄月余而愈,追访 1 年未发。

原按:五灵脂、当归、川芎、红花、延胡索等活血化瘀,乌药、枳壳、香附理气宽肠,党参、茯苓、白术健脾利湿,葛根升阳止泻。全方共奏活血化瘀、益气健脾、升阳止泻之功，故而治疗本病有效。特别对脾胃虚弱、瘀血内阻者，用此方合健脾利湿之药效果尤著。活血化瘀、健脾利湿，打破水瘀交阻的恶性循环，是此病获效的基本原理。

（七）胁痛（慢性胆囊炎）

以膈下逐瘀汤（五灵脂9g，当归9g，川芎9g，桃仁9g，丹皮6g，赤芍6g，乌药6g，延胡索12g，甘草9g，香附12g，红花9g，枳壳5g，柴胡12g，栀子9g）随症加减，胁痛甚者加蒲黄9g；呕吐恶心明显者加旋覆花6g，柿蒂9g；腹胀明显者加陈皮6g，青皮6g；有结石者加郁金9g，海金沙30g。每天1剂，1个月为1疗程。治疗慢性胆囊炎38例，痊愈12例，有效20例，无效6例，总有效率84.21%。[冯晓帅.膈下逐瘀汤加味治疗慢性胆囊炎38例临床分析.内蒙古中医药.2010,29（13）：55]

（八）胁痛（肝脓肿）

患者，男，48岁。平时身体健康，无传染病史。自2001年下半年以来经常有餐后腹泻等现象，每日约3～4次，泻下黄色黏稠状粪便，因无腹痛等明显不适症状，遂未加注意。至2002年3月，腹泻逐渐加重，昼夜约7～8次，并伴有上腹及右胁肋下胀闷疼痛，即抽血化验肝功及乙肝三项，未发现异常。4月中旬的1天夜间，突然呕吐、腹泻、腹胀痛，随之昏迷不省人事，急送某军医院救治。经脑CT、腹部B超等检查确诊为肝脓肿、肝昏迷。经抢救10余日，病人清醒，医院要求手术治疗，但因患者经济条件等原因放弃手术。出院后求治于中医。初诊：见患者面色萎黄、精神萎靡、气短懒言乏力、不思纳食，自诉胃脘胀满，右胁下隐痛，大便每日5～6次，黄色稀糊。查体：巩膜、肌肤无黄染，胃脘膨胀、右胁下压痛明显，触有波动感，舌质红，舌体瘦，边有瘀斑，苔黄腻，两脉沉弦。某军区医院B超提示：肝区可见8.2～9.6cm阴影，出院诊断书结论为肝脓肿。处方：膈下逐瘀汤加味。炒五灵脂15g，全当归20g，赤芍15g，川芎10g，桃仁15g，牡丹皮10g，乌药10g，元胡15g，金铃子10g，香附10g，炒薏苡仁20g，砂仁6g，佛手10g，红花10g，炒枳壳10g，党参20g，茯苓15g，炒白术15g，黄芩10g，生甘草6g。5剂水煎，每日3餐后温服200ml。上药共服15剂后，自觉右胁痛、胃胀纳差症状明显减轻。原方减红花加生黄芪30g，陈皮10g。继续服用1个月后，患者精神大振，胃纳已佳，胃胀胁疼痛皆除，二便正常。经B超检查：肝区阴影缩小至6cm。上方随症化裁共服用2个半月，再做B超检查：肝区阴影全部消失，身体已恢复正常，随访3年至今未再复发。[王维国.膈下逐瘀汤加味治肝脓肿1例.中国民间疗法.2007,15（7）:33]

原按：肝脓肿属中医"胁痛"、"积聚"范畴。此患者病机为肝气郁滞、湿热内蕴、气滞血瘀，日久形成积聚。证属邪实正虚。膈下逐瘀汤是专对积块而设，古今广泛应用于癥瘕、积聚等证每获良效。本案例在辨治过程中始终围绕病机变化，在原方基础上灵活加入健脾和胃等扶正药物，或攻或补，或攻补兼施，正如张景岳所说："治积之要在知攻补之宜，而攻补之宜当于孰缓孰急中辨之。凡积聚未久而元气未损者治宜急，盖缓则养成其势反以难制，此所急在积速攻可也。若积聚渐久，元气日虚而攻之，则积气本远，攻不可及，胃气切近先受其伤，愈攻愈烈，则不死于积，而死于攻矣"。可见应用中掌握得当，方能取得好的疗效。

（九）胁痛（肝癌疼痛）

以膈下逐瘀汤（五灵脂、当归、桃仁、延胡索、红花各9g，川芎、丹皮、赤芍、枳壳各6g，乌药、香附、茯苓各12g，甘草3g）加味治疗肝癌疼痛53例，显效12例，有效31例，总有效率81.1%。[李佑民.膈下逐瘀汤加味治疗肝癌疼痛53例.中西医结合肝病杂志.2004,14（5）:274]

（十）胁痛（脂肪肝）

李某，女，45岁，2008年7月21日初诊。右胁部刺痛3个月。腹胀，纳差，心情不舒畅，平素经血色黯，血块多。舌质黯边有瘀斑、苔白腻，脉涩。B超检查示：脂肪肝（轻度）。检验肝功能、血脂正常。证属气滞血瘀。予膈下逐瘀汤。药用：五灵脂、当归、元胡各15g，川芎、桃仁、丹皮、赤芍、乌药、香附各8g，红花、枳壳各10g，甘草6g。每日1剂，水煎服。7剂后复查，刺痛轻，食欲增，腹胀减，效不更方，嘱其继续服用3周。症状基本缓解，B超复查示：肝、胆、胰、脾未见异常。[钟艳梅,刘文全.膈下逐瘀汤治疗脂肪肝2例.山西中医.2009,25（2）:3-4]

原按：脂肪肝属中医胁痛等病证范畴。过食膏粱厚味，导致肝失疏泄，肝血瘀滞，脾失健运，痰浊内生，气血不和，瘀阻肝络而成。本例证属气滞血瘀型胁痛，用活血化瘀行气止痛之膈下逐瘀汤取得良好效果。肚腹者，肝胆脾胃肠之所在，肚腹有积，大凡与滞有关，滞之愈重，积之愈久。则瘀之越甚。方中五灵脂活血止痛，当归补血活血，桃仁、红花、赤芍、川芎活血祛瘀，乌药行气活血，元胡、香附行气止痛，枳壳行气宽胸，甘草调和诸药。

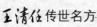

（十一）慢性乙肝高胆红素血症

在西医常规治疗的基础上，给予膈下逐瘀汤（当归、枳壳、香附、柴胡、黄芩、川芎各10g，桃仁12g，赤芍20g，红花9g，茵陈30g，炙甘草6g，丹参20g，郁金20g，金钱草20g）加减治疗慢性乙肝高胆红素血症，有恶心、呕吐者加陈皮、竹茹；腹胀、尿少者加大腹皮、车前子；纳呆、厌食者加炒山楂、鸡内金；乏力、嗜睡者加菖蒲、远志；齿衄、鼻衄者加蒲黄、水牛角。每日1剂，4周为1疗程。结果显效22例，有效14例，总有效率90%。[葛建中.中西医结合治疗慢性乙肝高胆红素血症40例疗效观察.国医论坛.2008，23（4）：36-37]

二、妇科疾病

（一）痛经

以膈下逐瘀汤（当归、赤芍、川芎、桃仁、枳壳、延胡索、乌药、香附、灵脂、甘草、丹皮各10g，红花6g）加减治疗原发性痛经96例，兼寒凝者加干姜6g、肉桂10g、小茴香10g；兼血热者加山栀10g、黄芩10g；兼气血虚者加党参10g、黄芪10g。每次经前3～5天开始服用，至经净痛止。3个月经周期为1疗程。结果治愈60例，好转28例，无效8例，总有效率为91.7%。[匡丽君.膈下逐瘀汤加减治疗原发性痛经96例临床观察.湖南中医药导报.2002，8（12）：761]

典型病例：邓某，20岁，女，未婚。初诊1999年4月22日。患者14岁初潮。月经周期尚正常。经前腹痛，近1年疼痛加重。经期常错后，经前期腹痛剧、喜温、月经量少有血块，舌质淡红、苔白，脉沉细。证属痛经，气滞血瘀、冲任虚寒型。方用当归、川芎、赤芍、丹皮、桃仁、红花、五灵脂、乌药、生甘草、小茴香各10g，枳壳、郁金各15g，元胡、益母草各30g，服用3剂后，经行通畅，腹痛消失。嘱患者下次来潮前用上方预服3剂。[曹利平.谢远明主任医师运用膈下逐瘀汤治疗妇科病的经验.陕西中医.2000，21（5）：211]

原按：痛经可分为原发性和继发性两类，后者常继发于生殖器官炎症、子宫内膜异位等。根据痛经临床表现又可分经前痛、经间痛、经后痛。经前痛及经间痛又以实证多见。病因为气滞血瘀，经血运行不畅，不通则痛。采用膈下逐瘀汤，活血化瘀、行气止痛，疗效显著。

（二）输卵管阻塞

以膈下逐瘀汤（当归、川芎、赤芍、桃仁、红花、枳壳、元胡、五灵脂、乌药、香附、丹皮、甘草）为主方，随症加减，热蕴血瘀加银花、连翘、黄芩、黄连、公英、败酱草等；肾虚血瘀加菟丝子、仙茅、仙灵脾、山萸、杜仲等；寒凝血瘀加小茴香、干姜、吴萸、肉桂等；各证型中均可加软坚散结如浙贝、昆布、海藻、夏枯草、牡蛎等。治疗输卵管不通20例，治愈16例，有效率80%。［王忠.膈下逐瘀汤加减治愈输卵管阻塞不通16例.基层医学论坛.2008，12（13）：449］

典型病例：患者，27岁，2000年3月25日初诊。月经史：14岁初潮，3～7天/24～32天。结婚4年，同居未避孕而未怀胎前来就诊。该患者生性忧郁，少言寡语，经来腹痛拒按，经量多少不定，色紫暗夹有血块，块下痛减，性交痛，性欲冷淡，舌质紫暗，苔薄白，脉弦细涩。伴发胸闷不舒，经前乳房胀痛不能触衣，1999年行子宫输卵管碘油造影，报告为两侧输卵管阻塞不通。中医辨证：①痛经；②不孕证；③经行乳房胀痛。病因病机：气滞血瘀，治宜理气行滞，化瘀止痛，佐以温通、软坚散结。膈下逐瘀汤加减：川芎12g、当归12g、白芍12g、桃仁12g、红花12g、枳壳10g、元胡15g、五灵脂12g（包煎）、乌药10g、香附10g、肉桂10g（后煎）、海藻10g、柴胡10g。10剂，每日1剂，以此为基本方，根据患者月经周期及经前症状，略有加减变化。治疗6个月后，增加补血、滋肾之品，前后治疗9个月，患者于2001年元月妊娠，随访良好。

原按：此患者为气滞血瘀，故以膈下逐瘀汤去赤芍，加白芍取其柔肝止痛之用，加柴胡疏肝解郁，二者一阴一阳，使之肝气疏泄，气机条达。血得温则通，得寒则凝，故原方去丹皮加肉桂，温通血脉。久病加海藻软坚散结，再配合月经周期给予调理，因而输卵管通畅，卵巢功能恢复正常，继而受孕有子。

（三）慢性盆腔炎

以膈下逐瘀汤加味（当归10g，川芎10g，赤芍15g，桃仁10g，红花10g，丹皮10g，五灵脂10g，玄胡索10g，制香附10g，炒枳壳10g，乌药5g，穿山甲10g，皂角刺10g，红藤30g，银花藤30g）治疗慢性盆腔炎，每日1剂，1月为1疗程，同时每晚用原药煎第3次，去渣外用熏洗坐浴阴部1次，约15分钟。结果痊愈6例，显效15例，好转12例，总有效率97%。［许戈.膈下逐瘀汤加味治疗慢性盆腔炎34例.陕西中医学院学报.2001，24（1）：28－29］

典型病例：闫某，女，32岁。初诊1999年3月16日，反复发作下腹胀痛2年，加重2周。伴腰骶部下坠感，月经不调，周期缩短，经期延长，白带增多，胸闷，便秘，舌质稍暗、苔白，脉弦细，妇科检查：附件增粗压痛，子宫粘连压痛，活动度差。证属气血凝滞，湿热瘀结。方用当归、川芎、赤芍、丹皮、桃仁、红花、五灵脂、乌药、生甘草各10g，香附、枳壳、元胡各15g，加柴胡10g，苍术、黄柏各15g，益母草、蒲公英、生薏仁各30g，每日1剂，水煎服。服用1周后诸症均减，连续服用21剂后症状消失。[曹利平. 谢远明主任医师运用膈下逐瘀汤治疗妇科病的经验. 陕西中医. 2000, 21 (5)：211]

原按： 慢性盆腔炎多数由细菌感染所致。此病初起多因湿热瘀结胞中，日久气血凝滞，经络受阻，治宜活血化瘀并清热利湿。

（四）卵巢囊肿

以膈下逐瘀汤（当归尾15g，桃仁、牡丹皮、延胡索各12g，炒五灵脂、红花、枳壳、赤芍各9g，乌药、川芎、香附、甘草各6g）随症加减，气虚加生黄芪18g，党参12g；血虚加鸡血藤10g，炒白芍15g；带下量多加车前子15g，泽泻9g；腹痛加王不留行10g，皂刺6g；瘀血明显加莪术9g，鳖甲12g。每日1剂，2周为1个疗程。治疗卵巢囊肿42例，2个疗程后痊愈31例，显效7例，有效4例，总有效率100%。[尹淑仙，王金亮，侯红霞. 膈下逐瘀汤治疗卵巢囊肿. 山西中医. 2010, 26 (8)：8]

（五）子宫内膜异位症

在达那唑治疗的基础上，每月月经周期第20天开始，1剂/日，加用膈下逐瘀汤（当归10g，川芎10，赤芍10g，桃仁10g，红花6g，枳壳10g，五灵脂10g，延胡索10g，丹皮10g，乌药10g，香附10g，甘草6g），连服10天，6个月为1疗程，治疗子宫内膜异位症40例，结果治愈10例，显效20例，有效8例，总有效率95%。[丁亮莲，雷磊. 膈下逐瘀汤治疗子宫内膜异位症的临床观察. 中医药导报. 2010, 16 (5)：56-57]

三、腹部术后并发膈下脓肿

在常规西医治疗的基础上，加用膈下逐瘀汤（炒五灵脂6g，当归9g，川芎9g，桃仁研如泥、9g，丹皮6g，赤芍6g，乌药6g，延胡索3g，甘草9g，香附5g，红花9g，枳壳5g）加减治疗腹部术后并发膈下脓肿45例，热重者加龙胆草、黄连；腹胀者加青皮、川朴；便秘者加生大黄；气滞者加川楝子；气虚者加黄芪、党参。每日2剂，10天为1个疗程。结果治愈34例，显效6例，有效3例，无效2例，总有效率95.56%。[邵伟，赵二鹏，翁欣. 膈下逐瘀汤

加减治疗腹部术后并发膈下脓肿的临床观察.吉林医学.2009,30(13):1255-1258]

四、脾包膜下血肿

王某,男,60岁,2006年4月21日初诊。1周前,因他人用拳头击打患者左侧腰背部,当夜渐感腹部胀满不适,次日乡医常规处理无效,且症状加重,出现满腹疼痛,大便作胀。B超腹部探查:脾脏形态失常,包膜下见两片不规则暗区,大小分别为9.5cm×3.6cm、8.2cm×5.2cm。初步诊断为脾包膜下血肿。建议住院观察治疗,必要时手术。因患者不愿手术,转求诊于吾。诊见:消瘦,痛苦面容,生命体征正常,满腹压痛,无反跳痛,左中腹拒按,左背腰部叩击痛伴打呃,大便不调,尿黄,舌质红、苔黄腻,脉弦涩。辨证为血瘀气滞,瘀而化热。治宜活血止血、理气止痛、化瘀清热,方以膈下逐瘀汤加减。处方:当归尾、赤芍各15g,虎杖12g,五灵脂、丹皮、川芎、桃仁、延胡索、郁金、枳壳、蒲黄炭、莱菔子各10g,三七、红花各6g,黄连5g,每天1剂,水煎服。嘱卧床休息。服药7剂后,腹痛腹胀症状减半,察舌苔薄黄。效不更方,上方减虎杖,黄连用3g,续服14剂。诸症消失,B超复查示脾脏大小形态正常。[漆正旭.膈下逐瘀汤加减治疗脾包膜下血肿1例.湖北中医杂志.2007,29(11):37-38]

原按:本例由于外伤至脾包膜下血肿,是以血瘀气滞,瘀而化热为病机,故治以活血止血、化瘀清热、理气止痛为法。膈下逐瘀汤能行血分之瘀滞,又善解气分之郁结,活血而不耗血,祛瘀又能生新,加用虎杖、黄连清瘀热;加蒲黄炭、三七止血活血;莱菔子理顺胃肠之气,使气行则血行。诸药合用,切中病机,故获良效。

五、冠心病心绞痛

在常规西药治疗的基础上,给予膈下逐瘀汤加减(桃仁10g,丹皮6g,丹参20g,红花10g,红参10g,枳壳6g,元胡10g,当归10g,川芎10g,香附6g,赤芍10g,乌药6g,甘草6g),每日1剂,2周为1个疗程,连续服用2个疗程。治疗冠心病心绞痛38例,显效11例,有效24例,无效3例。总有效率92.1%。[张艳华.膈下逐瘀汤治疗冠心病心绞痛38例.时珍国医国药.2005,16(1):45-46]

六、糖尿病性肾病

西医常规治疗基础上,以膈下逐瘀汤加减(当归15g,川芎12g,桃仁

10g，丹皮 12g，赤芍 15g，乌药 10g，红花 12g，大黄 8g，鬼箭羽 15g，牛膝 12g，云苓 10g，黄芪 30g），食欲不振者加鸡内金、炒神曲；脘腹胀肿者加大腹皮、五加皮、泽泻；尿少伴水肿者加甘草、益母草；尿蛋白不退者加川断、金樱子、芡实；合并视网膜病变者加青葙子、枸杞子，配服云南白药 0.5g，3 次/日；合并周围神经病变者加白芍、全蝎、地龙。每日 1 剂，15 天为 1 个疗程。配以生大黄 10g，生牡蛎 30g，白花蛇舌草 20g，土茯苓 20g，附子 6g，水煎 2 次，浓缩至 100ml，保留灌肠，1 次/日。经过 2 个疗程的治疗，30 例中显效 7 例，有效 17 例，无效 6 例，总有效率为 80%。[姚沛雨，胡亚峰. 膈下逐瘀汤治疗糖尿病性肾病 30 例. 时珍国医国药. 2000，11（9）：839]

七、真性红细胞增多症

患者宣某，男，55 岁，2003 年 4 月 5 日初诊。自觉腹部胀满，有硬块 3 年。2001 年 3 月感两胁疼痛，食少纳呆，体倦乏力，大便溏薄。继见结膜充血，颜面及耳廓皮肤出现进行性红紫，某医院诊为"肝硬变"。2003 年 3 月自感肝区痛剧，胃脘满闷，压迫感加重。实验室检查：Hb200g/L，RBC7 × 10^{12}/L，WBC21.7 × 10^9/L，GPT130U/L，胆红素 17.1μmol/L。诊为"真性红细胞增多症"。因无有效的治疗方法，患者求治于中医。触诊：两胁下各有一大痞块，左侧一痞块如覆盆，按之坚硬不移。伴腹部膨胀，不能进食，肠鸣便溏。两胁胀痛，时有刺激感，气短喘促，坐卧立行均感困难。舌体胖大边有齿痕、质暗，苔薄黄，脉弦滑而数。体检：体温 37.4℃，心率 98 次/分，呼吸 22 次/分，血压 150/80mmHg，头发枯槁无华，颜面紫红，全身肌肤甲错，尤以肘前、胫前为甚，但无巩膜黄染及浅表淋巴结肿大。腹部膨隆，按之较软。肝上界在右锁骨中线第 6 肋间，下界肋下 3cm，质硬，表面光滑，有触痛。脾大，自左肋弓下斜向脐下 19cm，质中等硬度，表面光滑，有触痛。实验室检查：Hb190g/L，RBC7 × 10^{12}/L，WBC20 × 10^9/L。诊为"积聚"，辨证为血瘀气结型。治宜化瘀散结、舒肝行气。方用膈下逐瘀汤加味：当归、川芎、丹皮、桃仁、香附、元胡、枳壳、炙甘草各 10g，生地 12g，五灵脂 6g。每日 1 剂，水煎分 2 次服。4 月 22 日二诊：前方服 16 剂后，症状稍有减轻，呼吸较前平稳，肝脾略有缩小。实验室检查：GPT30U/L，Hb180g/L，RBC6.7 × 10^{12}/L。仍以上方加丹参 30g，三棱、莪术各 10g，以加强活血化瘀、祛瘀消积之力。4 月 28 日三诊：二诊方服 6 剂，诸症悉减，腹痛腹胀减轻，气喘已平，肝在肋下 2cm，脾在肋下 8cm。Hb155g/L，RBC4.8 × 10^{12}/L。

继以原方去五灵脂，加土鳖虫 10g、炙鳖甲 30g、鸡血藤 30g，以加强软坚散结之功。6 月 5 日四诊：前方加减共服 36 剂，诸症皆除，食欲大增，精神较佳，面色如常。复查 RBC 降至 4.9×10^{12}/L，Hb141g/L；肝大约 1cm，脾大 7cm。此乃急症渐复，宜缓治其本。取上方 10 剂，掺入六君子汤 5 剂，研细末，炼蜜为丸，每丸重 10g。早、中、晚各服 2 丸，续服半年，以善其后。

[梁苏荔. 化瘀软坚治疗真性红细胞增多症 1 例. 湖北中医杂志. 2004, 26 (6)：44-45]

原按： 腹部胀满、肝脾明显肿大，与祖国医学的"积聚"相类似。积聚之证，多因情志抑郁，肝气不舒，酒食不节，以致脾胃损伤，脏腑失和，久则痰食凝聚，气血瘀滞，其病与肝脾二脏关系最为密切。临证不能用大毒峻烈之药，宜先用调肝理气，活血化瘀之法，使气机疏达，瘀血消散，新血流通，以达消积化癥之效，此即"化瘀生新"之理。故在方中重用活血化瘀之品，如丹参、桃仁、赤芍、川芎、五灵脂、红花等；另以元胡、香附、枳壳舒肝理气以止痛，气行则血行，血行则痛止；穿山甲软坚散结，生地、当归、白芍滋养肝血，炙甘草既可扶正和中，与白芍配伍，又能缓急止痛。后期调理，在原方中加入"六君子汤"制成蜜丸，意在"缓则治本"。诸药相配，攻伐而不伤正，扶正方可祛邪，使肿大的肝脾渐渐缩小，血象也能逐渐恢复正常。

【实验研究】

膈下逐瘀汤对四氯化碳所致急性脂肪肝模型小鼠具有明显的保护作用。可明显改善其肝指数和血清丙氨酸氨基转移酶水平，降低动物血清、肝脏甘油三酯水平。[李秀芳，宋波，代蓉，等. 膈下逐瘀汤对四氯化碳致小鼠脂肪肝模型的保护作用. 云南中医学院学报. 2007, 30 (1)：26-29]

【临证提要】

膈下逐瘀汤为《医林改错》五大逐瘀汤之一，功能活血化瘀，行气止痛，是治疗膈膜以下及上腹部瘀血、积块的有效方剂。主要用于胃炎、消化不良、结肠炎、胆囊炎、肝病、久泻等消化系统疾病，以及痛经、卵巢囊肿、子宫内膜异位症、盆腔炎、输卵管阻塞等妇科疾病。使用本方要切合气滞血瘀的病机，并随症加减理气药的比重。

本方不易多服、久服，一般病去停药。

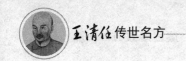

<h1 style="text-align:center">通 气 散</h1>

【来源】《医林改错·上卷·通窍活血汤所治之症目》。

【组成】柴胡一两（30g）　香附一两（30g）　川芎五钱（15g）

【用法】为末，早晚开水冲服三钱。

【主治】耳聋不闻雷声。

配合通窍活血汤，年久耳聋之证，早晚分服，一日两付，其行气活血，通窍开闭之力更大，"二三十年耳聋可愈"。

【方解】

君：柴胡——理气解郁，宣通阳气，以其升散之性直走少阳而通耳窍。

臣：香附——辛香走散，疏调气机以开郁结。

佐：川芎——疏理血中之气，升散透达，上行头目，下达血海，中开郁结，使一身气血通顺畅达。

【临床应用】

一、五官科疾病

（一）耳部疾病

1. 神经性耳聋　通气散加味（柴胡、川芎、香附、骨碎补、牛膝、熟地各 20g，石菖蒲 15g，葛根 30g），每日 1 剂，2 周为 1 个疗程。同时作穴位注射，选耳聪、听宫、听会穴（听宫、听会张口取穴，两穴交替使用，每次选取 1 穴），用丹参注射液 2ml 均匀地注入上述 2 穴位中，隔日 1 次，7 次为 1 个疗程。治疗神经性耳聋 30 例，痊愈 6 例，显效 7 例，好转 12 例。[肖明珍.通气散加味结合穴位注射治疗感音神经性耳聋 30 例. 浙江中医杂志 . 2004，39（11）：488]

典型病例：李某某，男，38 岁。2001 年 10 月 8 日就诊。双侧不明原因耳聋、耳鸣 1 年余。听力检查：听阈在 10～30dB。根据纯音听力图骨导曲线呈渐降型，诊断为感音神经性耳聋。现诊见耳聋、耳鸣，伴头目眩晕、失眠、烦躁，舌苔薄，脉弦。用通气散加味配合丹参注射液穴位注射，1 个疗程后，耳聋、耳鸣好转，余症明显减轻。2 个疗程后，听力基本恢复正常。

2. 久聋 通窍活血汤药物（桃仁 12g，红花 12g，赤芍药 10g，川芎 14g，麝香 0.2g，老葱 10g，生姜 4 片，大枣 24 枚）与通气散药（香附 14g，川芎 12g，柴胡 8g）合用治疗气滞血瘀型久聋 86 例。兼气虚弱者，通窍活血汤加党参 30g、当归 10g、益母草 10g；气逆上浮者，通气散加紫贝齿 30g、半夏 10g、怀牛膝 9g；耳鸣严重，孔窍闭塞者，上两方加连翘 9g、地龙 5g；外感风邪，邪闭耳窍，两方均加路路通 5g。早服通气散，每日 1～2 剂，晚服通窍活血汤，每日 1 剂，连服 21 日后停服 5 日，再服 21 日，此为 1 个周期，连续用药 6 个周期。显效 45 例，有效 39 例，总有效率 97.7%。[潘勇，岳媛萍，陶怀燕.通窍活血汤合通气散治疗气滞血瘀型久聋 86 例.河北中医.2006, 28 (5)：361]

典型病例：孙某，女，54 岁。2001 年 10 月 31 日初诊。患者于 5 个月前突发双侧感音神经性耳聋，后渐加重，明显失聪，言弱声低，耳中蝉鸣样声，头晕目涩，间歇性全耳聋。舌质紫黯，脉细涩。查：双侧鼓膜混浊，略有增厚，气、骨导时间均缩短，气导鼓导比较试验（RT）呈弱阳性，鼓导偏向试验（WT）音感偏健侧，听力曲线呈平坦型，响度重振试验阳性，前庭功能减低。西医诊断为双侧感音神经性进行性聋；中医诊断为久聋（气滞血瘀型）。治宜活血化瘀，行气通窍。方用通窍活血汤加减：桃仁 12g，红花 12g，赤芍药 12g，川芎 18g，麝香 0.2g，老葱 10g，生姜 6 片，大枣 24 枚；通气散加减：香附 14g，川芎 12g，柴胡 8g，路路通 10g。早服通气散，晚服通窍活血汤，饭后 1 小时温服，前 5 日，通气散量加 1 倍，2 方连服 21 日，停药 5 日，再服 21 日。服药 2 周期后，患者完全恢复到发病前的听力状态，各种听力检查指标均正常。

3. 链霉素中毒性耳聋 男患，9 岁，学生。1982 年 3 月 15 日因发热咳嗽，咽喉肿痛就诊。西医诊断为气管炎合并扁桃体炎。经注射青霉素 320 万单位，链霉素 3.5g，病愈。1 个月后逐渐出现头晕、耳鸣、耳聋。请五官科会诊检查外耳道、鼓膜正常，语音测验，1 米内正常谈话听不到，诊断为链霉素中毒性耳聋。于 1982 年 4 月 10 日转我科治疗。经用通气散加味治之，处方：柴胡 50g，香附 50g，川芎 25g，白芷 25g，共为细末，炼蜜为丸，每丸重 5g，每日早晚各服 1 丸，共服半月而愈。随访六年零三个月听力正常。[王玉生，常玉兰.通气散加减治疗链霉素中毒性耳聋.实用中医内科杂志.1989, 3 (1)：5]

4. 分泌性中耳炎 在经咽鼓管注药治疗的基础上，全身配合中药通气散加赤芍、石菖蒲治疗。通气散由柴胡、香附、川芎组成，对耳闭甚者加赤芍、石菖蒲，对伴有耳鸣者加蝉蜕、远志。治疗渗出性中耳炎 46 例，痊愈 28 例，有效 10 例。[徐志荣，刘理进，刘选良，等. 经咽鼓管注药治疗渗出性中耳炎 33 例. 江西中医药. 2004，35（1）：25-26]

典型病例：张某，女，5 岁。2004 年 10 月 8 日就诊。双耳听力下降 3 周余。3 周前患儿感冒后家长发现其对外界声反应逐渐迟钝，去他院就诊，诊断为分泌性中耳炎，建议全麻下穿刺治疗。家长欲保守治疗，遂来就诊。患儿一般情况可，查鼓膜有液平，双耳听力损失约 35 dB，声阻抗示双耳负压约 300 Pa。处理：薏苡仁 12g，泽泻 12g，云苓 12g，通草 8g，藿香 8g，石菖蒲 12g，葛根 10g，地龙 10g，丝瓜络 12g，路路通 10g，白芷 8g，蔓荆子 8g，香附 8g，川芎 8g，桑枝 8g。5 付，水煎服，日 1 剂。并给予麻考滴鼻液滴鼻，每日 3 次。患儿听力有明显好转，稍予加减，继续服用，共服药 15 付，听力恢复正常，中耳负压消失。[申琪，李莹，李丽. 李莹教授治疗耳胀耳闭经验. 河南中医学院学报. 2008，23（134）：60-61]

5. 鼓膜外伤 王某，女，35 岁，2000 年 5 月 12 日初诊。1 周前患者左耳被人打伤后耳鸣、听力下降。曾在当地诊所服用中西药治疗效果不佳。刻诊左鼓膜充血、后下方有 1 个 $4mm^2$ 穿孔点，边缘有血迹，电测听示：左耳中度传导性耳聋。患者头晕、耳鸣，情绪烦躁，舌质暗，脉弦。证属肝气郁结，气滞血瘀。方用通气散加味。柴胡、当归、赤芍、龙胆草、石决明各 15g，川芎、香附、丹皮、栀子、丹参各 10g，磁石、甘草各 6g。水煎服，每日 1 剂。服药 5 剂，患者耳鸣、头晕消失，听力明显提高，穿孔点变小。守方继服 5 剂，诸症消失，鼓膜穿孔愈合。[樊银亮. 通气散治验 3 则. 山西中医. 2004，20（4）：8]

原按：鼓膜外伤属中医暴聋范畴。鼓膜损伤，情绪烦躁，致使肝气郁结，经络郁阻，气滞血瘀，证属肝气郁结，气滞血瘀，治以通气散加减。方中柴胡、丹皮、栀子、龙胆草、香附疏肝理气；当归、赤芍、川芎、丹参活血化瘀；石决明、磁石潜阳息鸣；甘草调和诸药；全方共奏疏肝理气活血之效。

（二）咽异感症

以通气散为基本方（柴胡 15g，川芎 10g，香附 10g，枳壳 12g，木香 10g，桔梗 10g，紫苏 12g，丝瓜络 10g，甘草 6g）进行加减，痰聚者加半夏、厚朴、杏仁；肝郁者加牡丹皮、栀子、龙胆草、泽泻；脾虚者加陈皮、白术、茯苓、党参。日 1 剂，水煎，分早晚服。7 天为 1 个疗程，一般需 2~4 个疗程。治疗咽异感症 200 例，治愈 160 例，占 80%；显效 34 例，占 17%；无效 6 例，占 3%，总有效率为 97%。[尚红坤. 通气散加味治疗咽异感症 200 例. 河南中医

.2008，28（5）：36]

典型病例：李某，女，48岁，农民，自述半月前与邻居争吵后突感咽部如有物梗阻，咳之不出，吞之不下，当地诊所按"咽炎"治疗，给以口服抗生素及调节神经药物治疗（具体用药不详），效差。现症：咽部异物感明显，胸闷叹气，食少纳差，食后打嗝，舌淡苔白。局部检查：咽腔黏膜淡红，咽后壁光滑无淋巴滤泡增生。X线透视食道未见异常。治以通气散加味：柴胡15g，川芎10g，香附10g，枳壳12g，木香10g，桔梗10g，紫苏12g，丝瓜络10g，陈皮10g，白术10g，茯苓15g，党参20g，牡丹皮10g。共7剂，水煎服，日1剂，7天后复诊，全身及局部症状明显减轻，续服3剂，诸症消失。

（三）鼻炎

"通气散"干粉（由香附50g、柴胡50g、川芎30g碾成粉后混合组成）每日早晨10g温水服下。维生素$B_2$10mg/次，3次/日，维生素C 100mg/次，3次/日，鱼肝油丸2粒/次，3次/日，口服，共8周。治疗干燥性鼻炎125例，治愈56例，显效58例，有效9例，显效率91.2%。[魏晓丽，王世军，沙金霞."通气散"配伍维生素治疗干燥性鼻炎疗效观察.中国中西医结合耳鼻喉科杂志.2003，11（2）：75]

二、眩晕（梅尼埃病）

通气散（柴胡50g，香附50g，川芎25g，僵蚕10g，蒺藜15g，木通20g，半夏15g，胆星15g，天麻20g）随症加减：由情志不遂、肝郁化火引起者，加青皮15g、陈皮15g、胆草15g以疏肝泻火；由外感风热引起者，加薄荷10g、菊花25g以辛凉解表；由中耳炎继发者，加黄连15g、黄柏15g以清热燥湿。治疗梅尼埃病13例，治愈8例，有效3例，无效2例。用药期间全面观察病例未出现任何不良反应。[孙庆华."通气散"加味治疗梅尼埃病13例.中国临床医生.2009，37（6）：62]

典型病例：李某，男，28岁，1998年12月10日初诊。述因中耳炎复发、耳窍流脓，加之外感遂觉周围物体及自身旋转，阵发性耳聋、耳鸣、恶心呕吐，西医诊断为梅尼埃病。住院经用头孢曲松钠、激素、能量合剂、安定及多种维生素等药物治疗近2个月，病情虽有所好转，但症状时重时轻，故转中医科治疗。患者除上述症状外尚有发热、汗出、乏力、心烦。查：舌质偏红，舌苔薄黄而腻，脉弦而浮数。此证系耳道素有湿热蕴积，复感风热之邪，上壅清窍，闭阻不通所致。治拟通气活血，开达郁滞，佐以辛凉解表，清热燥湿法。处方：柴胡50g，香附40g，川芎25g，僵蚕5g，蒺藜25g，木通15g，半夏15g，菊花30g，薄荷15g，黄连10g。3剂水煎服。二诊：药后眩晕大减，恶心呕吐消失。按前方小有出入，共服药8剂，诸症悉除，惟觉乏力、纳呆、时有耳鸣。拟通气开达合补中益气法：柴胡20g，川芎25g，香附25g，菊花30g，党参20g，黄芪30g，白术15g，黄连15g。4剂水煎服，调理善后，经随访至今尚未复发。

三、神经官能症

（一）梅核气

刘某某，女，32岁，未婚。2001年1月7日初诊。患者性格内向，说话嘶哑，不好言语。经常忧思恼怒，1年前感咽部有棉团样物，欲咯不出，欲咽不下，恐为癌症，多次求医。经数次上消化道钡餐透视，内窥镜检查，均未发现异常。伴胸脘满闷，纳呆眠差，月经不调。查其咽部，舌苔薄白，脉沉弦。证属忧思气结，恼怒气逆，致使气机冲逆不宣，郁滞咽喉，形成梅核气病。治宜疏肝理气、平冲降逆。方选通气汤加味：柴胡10g、川芎10g、香附15g、旋覆花10g、代赭石30g、沉香10g、合欢花15g、夜交藤30g，服药3剂，胸胁顿觉宽舒，唯喉中梗阻之状仍有。又服6剂，诸症已消，病告痊愈。

[郭运翠，王鸿根，迟学兰，等．加味通气汤在妇科杂证中的运用．中医药信息．2004，21（1）：31]

原按：梅核气，以妇女患病较多，其病因多由肝气郁结，郁久化火，结于咽喉。咽部为三阴经循行之处，久病伤阴，损及心脾，又与情志失调关系密切，所以此病缠绵难愈，在临床上颇为常见。梅核气属现代医学之"神经官能症"，患者自觉咽部有异物，但查无实据。中医将其归于郁证范畴；六郁以气郁为先，本例即属于此，故以疏肝理气为要。通气汤中柴胡、香附、川芎三味皆为疏肝利气开郁之要药，当为主。又因气逆不宣，故配以旋覆花、代赭石、沉香以平冲降逆，化痰导气，与通气汤相配，协调升降，相得益彰；因本病主因肝郁，母病及子，心神不宁，故方中又配合欢花、夜交藤，以养心安神强志，川芎行气活血。综观全方能开郁利气，活血化痰，条达情志，恰合病机，故见速效。

（二）脏躁（癔病）

管某某，女，46岁。2001年3月13日就诊。1月前，因与邻居口角，突然乱语不知亲疏，哭笑无常，夜间少寐，屏气呼吸，呵欠频作，两耳似堵，听力少逊，肢体僵硬，言语蹇涩。察其舌尖红，苔薄黄，脉沉弦略数。证属肝气郁滞，心神被扰，发为脏躁。治宜疏肝理气，镇静安神，方选通气汤加味治疗。处方：柴胡 10g、香附 15g、川芎 10g、合欢皮 30g、磁石 30g、淮小麦 30g、竹茹 10g、龙骨 30g、薄荷 10g、甘草 5g、琥珀 3g（冲服），日 1 剂，连服 6 剂，诸症全消。[郭运翠，王鸿根，迟学兰，等 . 加味通气汤在妇科杂证中的运用 . 中医药信息 . 2004，21（1）：31]

原按： 脏躁病，相当于现代医学所称的癔病。多由情志刺激或情绪激动时突然发病，妇女多见。对本病的治疗，中医方书多用甘麦大枣汤。然甘麦大枣汤只宜郁火伤阴，耗气之虚证，而本例患者一派实证表现，甘麦大枣汤并非所宜。故改通气汤疏肝理气为主。薄荷佐柴胡疏肝解郁，配合欢皮、浮小麦、竹茹、甘草以助疏肝清热，和中缓急，利气通脉；磁石、龙骨、琥珀镇静安神，平肝潜阳。诸药相合，而使肝舒心安，热去神静，脏躁无源，故未再作。

四、妇科疾病

（一）不孕

女，25 岁。2005 年 4 月 20 日初诊。末次月经 3 月 16 日。2 年前药物流产至今未孕，经期前后不定，经期少腹时感吊痛，经量时多时少，经色暗红，每次经行前两乳胀痛，头痛且胀。伴心烦易怒，少寐多梦，心神不定，大便干结，5～6 天一行。妇检：子宫输卵管碘油造影示右侧输卵管通而欠畅。舌质红，苔微黄，脉弦。证属肝郁气滞，脉络受阻。拟以疏肝解郁，养血通络。方用通气汤合甘麦大枣汤治之。处方：柴胡、香附、川芎、当归、郁金、路路通、牛膝、橘叶、炙甘草、炙远志各 10g，赤白芍各 12g，夜交藤 20g，浮小麦 30g，炮甲 6g，大枣 6 枚，每天 1 剂，水煎分 2 次服。药进 6 剂，4 月 26 日二诊。2 天前来潮，经行前乳房胀痛及头痛已大减，众症减轻。效不更方，加鸡血藤 30g，药进 3 剂。三诊诸症均减，月经干净 1 天，乳胀头痛消失，但心烦寐差，口干，脉细数。拟以养血柔肝，滋养心肾。守原方加山萸肉 10g，枸杞子、女贞子各 20g，沙参 15g，取药 5 剂。四诊心烦、口干大减，夜寐亦见好转，大便顺畅。随后根据月经周期中的不同变化守上方加减调治 2 个周期，经行按月，诸症俱消，半年后怀孕，顺产 1 男婴。[时萍，王鸿根，郭运翠，等 . 通气汤在妇科中的应用 . 现代中西医结合杂志 . 2008，17（6）：885]

（二）更年期综合征

女，49岁，2006年3月5日初诊。患者1年来出现月经先后不定期，并伴有心悸失眠，神疲乏力，心烦易怒，善叹息，情志失调，烘热汗出，记忆力减退，纳食不香，大便干结，5~6天一行。其舌质淡红，苔薄白，脉弦细。辨证：肝郁及心肾阴虚火旺之更年期综合征。拟以舒肝解郁，滋阴降火，宁心安神。方药：柴胡10g、香附10g、川芎10g、黄连10g、肉桂5g、山栀10g、黄芩10g、天花粉20g、麦冬15g、知母10g、五味子10g、夜交藤30g、百合20g、丹参30g、丹皮10g、浮小麦30g、郁金10g、合欢花15g、甘草5g。取药5剂，水煎服，每日2次。5月10日二诊，服药后诸症均减，但大便仍干结，2天1次，稍劳累则感乏力。原方加太子参30g，取药6剂，水煎服。连续服用16剂，随访6个月未复发。痊愈。[时萍，王鸿根，郭运翠，等.通气汤在妇科中的应用.现代中西医结合杂志.2008，17（6）：885]

（三）产后缺乳

杨某某，女，27岁。2001年7月3日就诊。10日前，足月顺产一女婴，产后2日，乳下如泉。6日午因流泪，当日无食欲。次日乳汁减少，胸胁乳房胀痛，邀余诊疗。查：精神忧郁，热泪盈眶，乳房膨胀，皮色如常，质软，挤压尚有乳汁滴沥。察其舌质红，苔薄白，脉沉弦。证属肝郁气滞，乳脉不畅，治宜疏肝理气，通脉催乳。方选通气汤加味：柴胡10g、香附15g、川芎10g、炮穿山甲10g、漏芦10g、通草10g、黄芪30g、当归10g、天花粉15g、甘草5g，取药2剂。翌晨乳房胀痛消失，乳汁渐多，守方再进2剂，乳下如初。[郭运翠，王鸿根，迟学兰，等.加味通气汤在妇科杂证中的运用.中医药信息.2004，21（1）：31]

原按：肝为刚脏，性喜条达，职司疏泄。产后恼怒，气血运行不畅，脉络涩滞，乳汁难行。正如《儒门事亲》中所言，"……或因悲怒郁结，气溢闭塞，以致乳脉不行"。故选用通气汤开郁通气以治病本；因产后气血多虚，配入当归补血、天花粉补气养血生津，以资化源；又配穿山甲、漏芦、通草，通脉疏络催乳，药合病机，病去一旦。

五、头痛

以通气散加味（柴胡20g、香附25g、川芎40g、荸荠20g、葛根50g、川羌15g、白芷20g、蔓荆子25g、土鳖虫20g、全蝎10g），每日1剂，若病情重者，可加川芎至 50g。治疗头痛 150 例，痊愈 113 例，好转 33 例，总有效率 97.3%。其疗效最好者为血管性头痛，其次为三叉神经痛，再次为外伤性头痛。[于宝峰．通气散加味治疗头痛 150 例的疗效分析．内蒙古中医药．1988，（4）：6－7]

典型病例：刘某某，男，49 岁，工人，1985 年 2 月初诊。主诉头痛十年余。呈发作性，每次发作可持续数小时或数天不等，以右侧疼痛为著，并伴有头胀目眩，视物昏花，烦躁不安，失眠少寐。经屡用中西药不效，曾转北京某医院治疗，诊为血管性头痛，因其疗效仍不佳，而返当地治疗。脑血流图检查：双侧脑血管扩张，以右侧为著，（左侧 0.31 欧母，右侧 0.42 欧母）。遂予本方治疗。服 3 剂后头痛逐减，约服 20 余剂，头痛及伴随症状完全消失，查脑血流图恢复正常。随访至今尚未复发。

【临证提要】

通气散是王清任治疗"耳聋不闻雷声"的自制方，配合通窍活血汤可治疗"年久耳聋"之证。从其药物组成来看，本方主要用于实证耳聋的治疗。

现代临床研究显示，本方不仅可以用于耳窍诸疾的治疗，还可以用于癔症、更年期综合征、梅尼埃病、头痛、不孕等由气滞所引起的诸证的治疗。兼有血瘀者，加桃仁、红花、赤芍；兼痰聚者，加半夏、厚朴、杏仁；兼见肝郁者，加牡丹皮、栀子、龙胆草、泽泻；兼见脾虚者，加陈皮、白术、茯苓、党参。

补阳还五汤

【来源】《医林改错·下卷·瘫痿论》

【组成】 黄芪生，四两（120g）　　当归尾二钱（6g）　　赤芍一钱半（4.5g）
地龙一钱（3g）　　川芎一钱（3g）　　红花一钱（3g）　　桃仁一钱（3g）

【用法】 水煎服。

【功用】 补气活血通络。

【主治】 中风。半身不遂，口眼歪斜，语言謇涩，口角流涎，大便干燥，小便频数，遗尿不禁。

加减法：初得半身不遂，依本方加防风一钱，服四五剂后去之。如患者先有入耳之言，畏惧黄芪，只得迁就人情，用一二两，以后渐加至四两，至微效时，日服两剂，岂不是八两，两剂服五六日，每日仍服1剂。如已病二三个月，前医遵古方用寒凉药过多，加附子四五钱。如用散风药过多，加党参四五钱，若未服，则不必加。若服此方愈后，药不可断，或隔三五日吃一付，或七八日吃1付，不吃恐将来得气厥之症。

【方解】

君：生黄芪——大补脾胃之元气。

臣：当归尾——活血化瘀而不伤血。

佐：川芎、赤芍、桃仁、红花——助当归尾活血祛瘀。

地龙——通经活络。

全方重用生黄芪，以大量补气药与少量活血药相配伍，标本兼顾，使气旺血行以治本，瘀祛络通以治标；且补气而不壅滞，活血而不伤正。全方共凑补气活血通络之功，则诸症可愈。

【方论】

方以黄芪为君，当归为臣，若例以古法当归补血汤，黄芪五倍于当归，则二钱之归宜君以一两之芪，若四两之芪即当臣以八钱之归。今则芪且二十倍于归矣，大约欲以还五成之亏，有必需乎四两之多者。(清·陆懋修《世补斋医书》)

至清中叶王勋臣出，对于此证专以气虚立论，谓人之元气，全体原十分，有时损去五分，所余五分，虽不能充体，犹可支持全身。而气虚者，经络必虚，有时气从经络虚处透过，并于一边，彼无气之边，即成偏枯。爰立补阳还五汤，方中重用黄芪四两，以峻补气分，此即东垣主气之说也。然王氏书中，未言脉象何如，若遇脉之虚而无力者，用其方原可见效。若其脉象实而有力，其人脑中多患充血，而复用黄芪之温而升补者，以助其血愈上行，必至凶危立见，此固不可不慎也。(清·张锡纯《医学衷中参西录》)

补阳还五汤是王氏以补气活血立论治病的代表方剂，方中选药精，配伍当，动静得宜，主次分明。主药黄芪用以培补已损失之五成元气，药量达四至八两，助药归、芍、芎、桃、红、地龙辅黄芪流通血脉，化瘀行滞，每味仅在一至二钱之间，其总量为七钱半，是主药的五至十分之一。适用于中风右半身不遂，神志清醒，右脉大于左脉，重取无力，舌苔右半边尤白，舌质淡，动转困难，属于气虚不运者。此方对左手不用者疗效较差，黄芪用量不足一两无效，而且原方服后还能有发热反应，使用时应予注意。(岳美中《岳美中医话集》)

本方所治半身不遂证候，系由气虚血瘀所致。半身不遂亦称中风。肝主风又主藏血，喜畅达而行疏泄，邪之所凑，其气必虚，气为血之帅。本证中风半身不遂，一属中气不足则邪气中之，二属肝血瘀滞经络不畅，气虚血瘀发为半身不遂。治宜补气活血为法。气虚属脾，故方用黄芪120g补中益气为主；血瘀属肝，除风先活血，故配伍当归尾、川芎、桃仁、赤芍、红花入肝，行瘀活血，疏肝祛风，加入地龙活血而通经络。共成补气活血通络之剂。（高体三《汤头歌诀新义》）

【临床应用】

一、脑血管疾病

（一）中风

1. 缺血性脑血管病 缺血性脑血管病属祖国医学"中风"范畴，主要病机为痰浊与瘀血互结，内阻脉络，气不能行、血不能荣，气血瘀滞、经络痹阻、脑窍失养而致肢体废不能用。因此，治疗应以补气活血通络、化痰开窍为主。以补阳还五汤加减：黄芪30~120g（从30g开始，逐渐加大剂量，最大用120g），归尾10g，赤芍10g，地龙10g，川芎6g，红花6g，桃仁6g。1剂/日。大便干结加火麻仁10g；肢体偏瘫加水蛭、蜈蚣2~5条（于发病1周后开始加药）；头痛剧烈者加天麻、钩藤、白芷各12g；嗜睡昏迷等神志障碍者加用安宫牛黄丸，1丸/日，至神志清醒为止。以7日为1疗程，连续治疗2个疗程后观察发现，基本痊愈7例，显著进步13例，进步11例，无变化2例，恶化1例，总有效率91.1%。[柳志兰.补阳还五汤加减治疗急性缺血性脑血管病34例临床观察.中医药导报.2010，16（10）：25-27]

典型病例：古某，50岁，广东人。2007年8月初因突然跌仆，意识障碍，半身不遂，在某西医医院诊为脑梗死，治疗1周，疗效不显，遂建议手术治疗。因费用高等原因，转中医治疗。症见半身不遂，肢体瘫软无力、麻木，语言謇涩，口眼歪斜，二便不通1周。舌黯，苔稍白腻，脉弦滑无力。辨为气虚血瘀，风痰阻络。治宜补气活血，祛风化痰。方用补阳还五汤合牵正散加减：黄芪40g，当归10g，地龙10g，川芎10g，桃仁12g，红花10g，归尾10g，全蝎6g，白附子6g，僵蚕6g，牛膝10g，葛根15g，水蛭5g，白芍30g。3剂。二诊：患者服2剂，二便畅通，3剂服完症状有明显好转。守方将黄芪量增加20g，服至第5剂。身体稍能移动，口眼歪斜改善。服至第10剂，诸症基本消失，能下床行走，然不任重活，脚稍酸软。原方去全蝎、白

97

王清任传世名方

附子、僵蚕。守方续服 10 剂而生活起居正常。[张少聪，林素财. 补阳还五汤化裁临证举隅. 中医药导报. 2008, 14（8）: 74 - 76]

原按: 脑梗死是由于脑供血障碍引起脑组织缺血、缺氧而发生坏死、软化，形成梗死灶的脑血管疾病，是最常见之脑血管病之一，属于中医"中风"范畴。本案患者表现之症状类似中风之中脏腑，证属气虚血瘀、风痰阻络。正气亏虚，不能行血。以致脉络瘀阻，筋脉肌肉失养，故见半身不遂，口眼歪斜; 正气亏虚，卫外失司，风痰阻于头面，经隧不利，筋肉失养，可致口眼歪斜。究其根本，乃正气亏虚为本，血瘀痰阻为标。正如《灵枢·刺节真邪》所云: "虚邪偏容于身半，其入深，内居荣卫，荣卫稍衰则真气去，邪气独留，发为偏枯。"故选用补阳还五汤补气活血，合牵正散祛风化痰。方中重用黄芪益气，补其亏损; 复加白芍、葛根解痉疏经; 牛膝、水蛭活血化瘀。诸药合力，庶可建功。

2. 脑出血 经诊断明确后予吸氧，降低颅压控制脑水肿，控制血压及维持水、电解质酸碱平衡。如有上消化道出血、感染等并发症均予对症处理。同时加服补阳还五汤（黄芪 30 ~ 120g，当归 9g，赤芍 12g，地龙 10g，桃仁 9g，红花 6g，川芎 15 ~ 30g）治疗早期脑出血，心悸、睡眠不安者加远志、酸枣仁各 15g; 偏瘫、口眼歪斜者加蝉蜕 10g、全蝎 10g。每日 1 剂，如为昏迷病人于发病 3 天后鼻饲。发病前 1 周，黄芪、川芎宜较小剂量，后渐增量。以 30 天为一疗程。结果 36 例病人中基本痊愈 11 例，显效 11 例，有效 9 例，总有效率 86.1%。[李学新. 补阳还五汤加减治疗早期脑出血 36 例. 河南中医. 2007, 27（7）: 64 - 65]

典型病例: 曾某，男，56 岁，1996 年 3 月 10 日初诊。素有高血压病史 2 个月，此因大怒后，头部剧烈疼痛，旋即昏倒于地，经抢救苏醒，遗留左侧肢体偏瘫，语言困难。CT 提示: 脑出血。住院约一个月，肢体活动有所改善，但仍不能下床行走，手不能持握。就诊时患者自觉头晕气短，心慌乏力，血压 160/100mmHg，舌淡紫，苔薄白，脉弦数。辨证为气虚血瘀，兼肝阳上亢。治以补阳还五汤化裁: 黄芪 120g，丹参、生牡蛎、代赭石各 30g，赤芍、川芎、地龙、怀牛膝各 15g，水蛭 6g（研末分冲）、甘草 10g。10 剂后可扶杖行走，头晕、心慌消失，气短乏力明显改善，仍有言语障碍，腹部轻度胀满，血压 150/90mmHg。上方去水蛭，加菖蒲、厚朴各 15g，远志 10g，服 14 剂后，可弃杖而行，步态平稳，语言清晰。[杨书宝，将校芹，周彬，等. 补阳还五汤在心脑血管疾病中的应用. 湖北中医杂志. 2007, 29（6）: 42 - 43]

原按：本例由于患者气虚无力推动血行，而血瘀络痹所致，治以益气活血，化瘀通络。方用补阳还五汤加减。方中重用黄芪益气血通络，水蛭、地龙等搜剔络中瘀滞；牛膝引血下行；代赭石、牡蛎平肝潜阳以制约黄芪升补太过，甘草调节诸药。后加菖蒲、远志化瘀开窍，厚朴理气宽中除满，以成全功。

3. 偏瘫 赵春华将100例脑卒中偏瘫患者随机分成观察组和对照组各50例，两组均予常规的内科药物及康复治疗。观察组同时予补阳还五汤加减治疗，其主方：北芪40g，川芎25g，当归尾15g，桃仁15g，红花15g，赤芍15g，地龙15g，气虚重加党参30g，太子参10g，以益气通络；肢体麻木加木瓜、伸筋草、防己以舒筋活络；肢体软瘫无力者加桂枝、川断、桑寄生、杜仲以强筋壮骨。每天1剂，水煎服，14日为1疗程，共服2个疗程。结果治疗后两组患者的步行能力均有明显改善，观察组指标优于对照组，补阳还五汤加减对脑卒中偏瘫患者步行能力的恢复有较好的促进作用。[赵春华. 补阳还五汤加减对脑卒中偏瘫患者步行能力的影响. 辽宁中医杂志. 2007, 34 (2)：191－192]

（二）颅脑损伤后遗症

以补阳还五汤加减（黄芪60g，当归尾12g，赤芍10g，红花6g，桃仁12g，广地龙、川芎、木通各10g），初期以益气利水，补髓安神为主，佐以活血祛瘀。如头痛较剧加大川芎量20～30g；气虚明显加大黄芪量60～120g；眩晕较剧加甘菊花10g；肝肾亏虚加熟地、枸杞子、桑椹子、龟板；失眠重加酸枣仁、龙骨。每日1剂，30天为1疗程。结果经过15天～6个月治疗，头痛、眩晕、瘫痪、半身不遂等临床症状消失。无后遗症70例；临床症状明显改善22例；临床症状无明显改变6例，总有效率93.9%。[方德利. 补阳还五汤加味治疗颅脑损伤后遗症98例疗效分析. 现代康复. 2001, 5 (4)：124－125]

典型病例：黄某，男，78岁，退休工人，1995年8月6日初诊。入院前2小时因上房顶检修不慎跌落，当即不省人事，口鼻耳多处出血，经某医院CT检查，诊断为颅底部骨折、脑挫裂伤。通过输液、止血等抢救，神志渐苏，出血渐止，自动出院后来我处诊治。诊见头痛以右侧为甚，痛处固定不移，神志欠佳，反应迟顿，面色苍白，少气懒言，头颈部活动不利，熟睡时龂齿，以夜间尤甚，口角流涎，饮食欠佳，大便稀溏，小便短少而黄，四肢欠温，舌质紫暗，苔薄白，脉弦细。血压90/60mmHg。患者年事已高，肾气虚衰，复因颅脑外伤所致，证属元气大伤，脉络瘀阻。治宜温阳益气，活血化瘀通络。投补阳还五汤合五味异功散加桂枝、干姜、柴胡、细辛，2剂后诸症锐减。四肢渐温。随症加减，又连进 15 剂，以善其后。半年后随访生活如常。[杨其仁．补阳还五汤的临床应用．湖南中医杂志．2010，26（1）：64－67]

原按：患者年近八旬，肾气衰，复因颅脑外伤，再大伤其元气，气虚血瘀，颅内脉络阻滞，血溢脉外，故见口鼻耳出血及头痛等症。投以补阳还五汤益气活血，化瘀通络；异功散健脾益气，以资化源。党参助黄芪以益气，取其气旺则血行，正如吴鞠通所云："善治血者，不求于有形之血，而求于无形之气"；干姜、桂枝温通血脉；柴胡、细辛升散，可引诸药直达病所，药切病机，诸恙悉平。

（三）脑萎缩

李某，男，69 岁，退休干部。2001 年 5 月 10 日初诊：头晕沉，记忆力减退明显，反应迟钝，怕冷近 1 年，经 CT 检查诊断为"脑萎缩"，服用中西药治疗效果不明显。检查：表情呆滞，双目少神，舌质暗，苔白腻，舌下青筋怒胀，脉沉细。中医诊断为呆证、健忘，证属气虚血瘀，痰浊阻窍。治宜益气活血，化痰通络开窍。方用补阳还五汤加减，黄芪 30g，白术、赤芍、桃仁、红花、川芎、远志、菖蒲、僵蚕、地龙各 10g，茯苓 15g，当归 12g。水煎服，每日 1 剂，服 14 剂后诸症有所减轻，苔腻已消。上方再加益智仁 15g，淫羊藿、补骨脂、制首乌各 10g，每日 1 剂，1 个月为 1 疗程。间歇 1 周。3 个疗程后，患者记忆力、反应等明显增强。再以上方做蜜丸，以善其后。[孙庆平．补阳还五汤临床新用．陕西中医．2007，28（8）：1080－1081]

原按：脑萎缩是临床疑难病症。肾虚、痰瘀互结、神明失用是本病发生发展的基础。此例病人虽有肾虚，但更主要表现为气虚血瘀窍闭之特点。故初诊时用黄芪、白术、茯苓益气健脾利水，当归、川芎活血通络；僵蚕、地龙走窜通络，远志、菖蒲化痰开窍。二诊诸症有所减轻，痰湿减退，故加淫羊藿、益智仁、补骨脂、制首乌补肾益精养血填髓。"脑为髓海"，"脑为元神之腑"，需赖肾中精气充养；加用上药使精血旺而脑髓充，以促进脑功能的恢复。

（四）摇头病

患者甲，2005 年 7 月 2 日初诊：患者 1 年前不明原因不自主摇头，开始摇头次数少未引起家长注意，以后次数渐渐增加，多时 1 分钟 8～10 次，时有头晕、头麻，记忆力明显减退，已严重影响学习。曾几次到上级医院做CT、核磁共振头部检查，均未见异常，经服中西药效果不佳，前来就诊。检查：神志清楚，发育良好，营养中等，面色较晦暗，时有头晕头麻，胸闷，头部不自主摇头每分钟 8 次，饮食正常，大便溏，舌质淡暗，舌苔白稍腻，舌下脉络增粗，有多个瘀点，脉沉细涩。再详细追问既往史，患者在 9 岁时，跌伤致头部撕裂伤，经治愈后头部无不适。经综合分析辨证为头部久伤，瘀阻脑脉，因瘀致虚。治以益气通络，化瘀降浊。用补阳还五汤合半夏天麻白术汤加减，处方：生北芪 30g，红花 10g，川芎 10g，川牛膝 15g，地龙干 15g，水蛭 6g，炒山甲 15g，半夏 12g，天麻 10g，白术 15g，石菖蒲 15g，陈皮 10g，白芍 10g。5 剂，每天 1 剂水煎服。二诊，服药后摇头次数减少至每分钟 4 次，其他症状也明显好转，效不更方，再进 5 剂。三诊，服药后摇头基本痊愈，面色有华，头晕头麻，胸闷大减，舌质淡红，瘀点变小。上方减去水蛭，加丹参 15g，茯苓 15g，再服 25 剂，以上症状消失，至今未复发。[肖兆威. 补阳还五汤的临床新用. 中医临床研究. 2010, 2 (5)：98-100]

原按：点头病临床少见，"怪病多瘀多痰"，患者有头部久伤病史，因伤致瘀，瘀阻脑脉，故见摇头、头晕头麻，经久不愈；因瘀阻碍气血运行，久致气虚，气虚则运化失常，痰浊内生，形成虚、瘀、痰虚实并见，治以益气通络，化瘀降浊。方中北芪、白术、茯苓补气健脾，红花、川芎、丹参、川牛膝、地龙、水蛭、炒山甲活血化瘀通络，半夏、石菖蒲、陈皮化痰降浊，天麻、白芍熄风止眩。全方药投病机，虚实并治，故此"怪病"也收到效如槌鼓的疗效。

（五）头痛

1. 偏头痛 以补阳还五汤加减（北芪 10～50g，川芎 15～30g，归尾、桃仁、红花、赤芍、地龙各 10g）治疗偏头痛 108 例，若兼肝郁气滞加柴胡、郁金各 10g；肝阳上亢加钩藤 30g，菊花 10g，凡痰上扰加半夏、天麻、白术各 10g，气血阴虚加党参 10g，生地 15g，首乌 10g，枸杞子 15g。14 天为 1 个疗程，共治疗 2 个疗程，总有效率为 97.22%，且不良反应少，复发率低。[张铭熙. 补阳还五汤加减治疗偏头痛临床观察. 中医药学刊. 2006, 24 (7)：1352-1354]

典型病例：刘某，男，56 岁，2005 年 6 月 18 日就诊。数月前因过度劳累发生头痛，近日多次复发。每次发作均有规律性，先是头顶部偏右处固定抽痛，后波及全头痛。痛时以手用力按压抽动处，疼痛稍减。伴头晕乏力，站起走动欲倒。一般疼痛 3～5 天后，疼痛向右耳后颈部至右肩部转移，然后痛止如常人。某医院作脑电图、CT 等检查，未发现脑部有器质性病变，诊断为血管神经性头痛。多次服用正天丸、镇脑宁、谷维素、维生素 B_1 和止痛药等，疗效均欠佳,因再次发病来我院诊治。主诉症状同前,体检:BP 130/ 70mmHg,神清体瘦,痛苦面容。右颞顶部头皮触痛,局部有搏动感。颈软无抵抗,心肺听诊无异常,四肢感觉运动正常,未见病理反射。舌质暗红,边有瘀斑,苔薄白,脉沉弱而涩。诊为瘀血头痛,证属气虚血瘀、脉络受阻。治以补气活血、通络止痛。方拟补阳还五汤加减:黄芪150g,赤芍10g,当归15g,川芎12g,地龙10g,鸡血藤20g,丹参18g,水蛭6g,蔓荆子15g。每日2剂,水煎服。6月21日复诊:诉药后痛减。效不更方,以原方加全蝎12g,又进3剂。连服3天后再诊,头痛症状消失。随访半年,未再发生类似头痛。[刘汉平.补阳还五汤加减治疗瘀血性头痛.湖北中医杂志.2006,28(10):49-50]

原按:头为诸阳之会,精明之府,五脏六腑之气血皆上注于此。《内经》曰:"经脉者,所以行气血而营阴阳。"本例因过劳耗损气血,气虚帅血无力,使气滞血瘀,脑部脉络受阻,不通则痛。故采用补气活血、化瘀通络止痛之法治之。方中重用黄芪为主药,意在气旺帅血,气行则血行;辅以当归、川芎、赤芍、丹参活血化瘀;佐以鸡血藤、地龙、水蛭、蔓荆子化瘀通络止痛。

2. 瘀血头痛(外伤后头痛) 张某,女,53岁,2001年6月3日初诊。主诉:头痛半年。患者半年前因受外伤而头痛如锥刺,固定不移,动则加剧,经服中药后好转,继服原方则无效。现仍感头痛隐隐,夜间尤重,伴气短乏力,上肢麻木,舌暗红,舌下脉络迂曲青紫,脉细涩。诊为头痛,证属气虚血瘀,治当益气活血,祛瘀醒脑,投以补阳还五汤加减:黄芪30g,当归10g,川芎10g,赤芍10g,地龙10g,细辛3g,白芷10g,磁石30g(先煎),菊花15g,天麻10g。水煎服5剂而愈。[张梅奎.张学文教授运用补阳还五汤的经验.北京中医药大学学报(中医临床版).2003,10(3):40]

原按:头痛病属瘀血者甚多,然瘀血程度不同,头痛之性质、轻重迥异。观此患者先期病历,初期独用大剂量活血化瘀之药以祛因外伤而致之有形瘀血,实为急则治其标,有形之瘀血已去故头痛渐缓,而隐隐头痛当责之无形之瘀血,此无形之瘀血实因患者年事已高,气虚无以助血畅行,西医多责之动脉粥样硬化,血液黏稠度增高等。此时若守原方独用活血祛瘀之品,恐有伤正之嫌,对医治头痛似无裨益。治之上法应是补气使气旺以助血行,佐祛瘀通络则头痛自去。现代研究亦证实补阳还五汤能扩张脑血管,增加脑的血流量,改善脑的血液循环,药证相符,故效若桴鼓。

(六)帕金森病

任某,男,55岁,邵东县人。门诊病例。初诊(2008年3月12日):双手足不时颤抖 1 年余。患者诉 1 年前开始有双手抖动，逐渐延及前臂和下肢。在外院诊断为"帕金森病"。一直口服左旋多巴治疗，但震颤不见缓解。经人介绍前来求诊。就诊时症见：手足不时颤抖，以左边为甚，伴有四肢肌肉僵硬，手足欠温，时发麻木，肘膝关节屈伸转侧不利，但尚能站立行走，口唇发紫，大便干，2~3 日 1 行。舌质边紫，苔薄白，脉细。辨证：气虚瘀阻，兼肝肾亏虚，风阳内扰。治法：补气活血通络，滋肾平肝熄风。主方：补阳还五汤合加味金刚丸。处方：黄芪 40g，桃仁 10g，红花 5g，地龙 10g，赤芍 10g，川芎 10g，当归 10g，萆薢 10g，木瓜 20g，牛膝 15g，菟丝子 20g，杜仲 15g，肉苁蓉 20g，熟地黄 15g，野天麻 15g，全蝎 6g，僵蚕 15g，炒鹿筋 15g，巴戟天 15g，小海龙 10g。20 剂，水煎服。二诊（2008 年 4 月 3 日）：四肢肌肉僵硬缓解，手足仍颤抖，双手时发麻木，大便干结难行，口唇紫，四肢皮肤略紫，舌质红紫，苔薄白，脉细。续以补阳还五汤加减治疗。处方：黄芪 50g，桃仁 10g，红花 4g，地龙 10g，赤芍 10g，川芎 10g，当归 10g，僵蚕 10g，全蝎 5g，蜈蚣 1 条（去头足），鸡血藤 20g，海风藤 15g，木瓜 15g，甘草 6g，肉苁蓉 10g，小海龙 15g。20 剂，水煎服。三诊（2008 年 4 月 22 日）：手足颤抖明显缓解，四肢活动较前灵活，但觉双下肢乏力，手麻，舌边紫，苔薄白，脉细。仍以补阳还五汤加减，前后服用 30 余剂，诸症平息。[周兴，李点. 熊继柏教授运用补阳还五汤治疗疑难病证举隅. 湖南中医药大学学报. 2010，30（9）：132-134]

原按：帕金森病属于中医学"颤震"范畴。《素问·至真要大论》"诸风掉眩，皆属于肝"，指出病变在肝。《素问·脉要精微论》"骨者，髓之府，不能久立，行则振掉，骨将惫矣"，明确了病变与"骨"有关。然本证不仅手足颤抖，且四肢肌肉僵硬，口唇及皮肤发紫，舌亦紫，其瘀阻之象明显，故予补阳还五汤大补元气，活血化瘀；再以加味金刚丸补益肝肾，强筋壮骨生髓；如此则瘀去络通，肝风平熄，髓海充盈，诸症缓解。

二、心血管系统疾病

（一）胸痹（冠心病心绞痛）

以补阳还五汤加减（黄芪 60g、党参 30g、丹参 30g、川芎、当归、赤芍、地龙、桃红各 10g、甘草 6g）治疗冠心病心绞痛 52 例，显效 19 例，有效 29 例，无效 5 例，总有效率 90.3%。[曹鲁豫. 补阳还五汤加减治疗冠心病心绞痛 52 例. 天津中医学院学报. 2000，19（2）：16-17]

典型病例：段某，男，65岁，2001年3月5日初诊。主诉：胸闷、心慌两年余，加重半年。曾在当地医院诊断为"冠心病心绞痛"。近半年来有时心前区疼痛，发作不定时，疼痛时心慌出汗，不能动，自感疲乏无力，纳少，消瘦，舌质淡而暗，苔薄白，脉细弱而涩。综合脉症，诊为胸痹，证属心脉痹阻，气虚血弱，治当益气除痹，畅通血行，方拟补阳还五汤加减：黄芪30g，当归12g，川芎18g，赤芍15g，桃仁6g，红花6g，地龙10g，栝楼15g，薤白10g，炒枣仁15g，生山楂15g。6剂水煎服。2001年4月5日二诊，患者述上方服6剂后感到有明显疗效，胸闷胸痛减轻，四肢有力，纳食增加。因路途较远，交通不便，当地医生建议不必更方，继续服上方约30剂。二诊时，诸症大减，胸闷偶发，胸痛已未发作，再求巩固之方，鉴于患者年岁偏大，按气虚血瘀治疗已获良效，故仍以上方为主加补肾药杜仲、寄生，作成散剂，每次冲服6g，以防再发。[张梅奎．张学文教授运用补阳还五汤的经验．北京中医药大学学报（中医临床版）．2003，10（3）：40]

原按：冠心病心绞痛临床有瘀血阻滞、痰湿痹阻、气阴两虚、胸阳不振等型，分型施治多有效验。然此例患者除心脉痹阻外，还有其他两种情况在治疗时应予以注意。第一，气虚症状甚为明显，气虚无力鼓动心脉，可造成心脉痹阻；第二，心气不足，饮食减少日久，心血亦虚，血不养心，则可出现心慌、心悸、脉细等症。故治以补阳还五汤补气活血为主，加栝楼、薤白以宽胸行气通痹，炒枣仁配当归以补养心血，生山楂既能活血化瘀又可以消食健胃。故用后效果十分显著。因此，只要抓住气弱乏力、纳差、脉弱、自汗等气虚之症，再加瘀血症状，即可放心使用。

（二）病毒性心肌炎

李某，男，14岁，3月前因感冒出现胸闷、心悸、叹气症状。心电图检查：频发室性早搏，ST段下压，诊为"病毒性心肌炎"。予营养心肌等治疗1月后仍觉胸闷、心悸，经常叹气，刻诊舌质暗红、少苔、脉细涩。证属：久病气虚，脉络瘀阻。治以益气养心，活血化瘀。方选补阳还五汤加减：生黄芪30g，赤芍6g，地龙3g，川芎6g，桃仁6g，红花6g，柏子仁15g，陈皮3g，当归10g。日1剂，水煎服。服药2周后症状缓解，心电图正常。[蔡抗援．补阳还五汤儿科应用举隅．河南中医．2006，26（2）：64－66]

原按：此患儿系久病气虚，余邪流恋，瘀阻脉络，血行受阻，心失所养，故适用补阳还五汤补气活血化瘀，标本同治。方中生黄芪改善心肌营养、利尿、减轻心脏负荷，川芎、红花、当归、赤芍均有扩血管、增加冠脉血流量与改善心肌缺血的作用。

(三) 扩张型心肌病

运用补阳还五汤加减（炙黄芪 30g，归尾 12g，赤芍、川芎各 9g，地龙、桃仁、红花各 10g）治疗扩张型心肌病 36 例，每日 1 剂，水煎早晚分服，15～30 天为一个疗程。西药治疗根据病情予以强心、利尿、β 受体阻滞剂、扩血管等治疗。结果显效 22 例，有效 12 例，无效 2 例，总有效率 94%。[尤琼敏. 补阳还五汤加减治疗扩张型心肌病 36 例. 四川中医. 2007, 25 (3)：66－67]

典型病例：李某，男，55 岁，农民。2004 年 3 月 2 日就诊。患者原有"扩张型心肌病"史 4 年，反复出现胸闷、气促而住院治疗。患者入院时胸闷、气促，不能平卧，心悸，双下肢凹陷性浮肿，舌质淡紫、苔薄白，脉细涩。查体：口唇轻度紫绀、颈静脉怒张、肝颈静脉反流征（＋），两肺底细湿啰音，心界向左下扩大，HR 118 次/分，律齐，心尖区可闻Ⅱ级 SM，腹平软，肝肋下 3cm、质软、轻压痛，腹水征（－），两下肢凹陷性浮肿。心电图示：窦性心动过速、室内传导阻滞。超声心动图示：符合扩张型心肌病改变。西医诊断：扩张型心肌病、心功能Ⅳ级。中医诊断：喘证；证属心气亏虚，瘀血阻滞，水气凌心。治拟益气化瘀，利水平喘。药用：炙黄芪、潞党参各 25g，归尾 12g，赤芍、丹参、地龙、桃仁各 12g，制附子（先煎）、川桂枝、茯苓、泽泻各 15g，炙甘草 3g。每日 1 剂，水煎早晚分服。西药予以双氢克尿噻 25mg，3 次/日，安体舒通 20mg，3 次/日，消心痛 5mg，3 次/日。经治疗 3 天，症状明显改善，胸闷气促减轻，夜能平卧入睡，水肿渐消。1 周后，诸症缓解。

原按：扩张型心肌病的基本病理表现是气虚血瘀，本虚标实。故扩张型心肌病的中医治疗以益气化瘀、标本兼治、通补兼顾为宜。补阳还五汤，重用黄芪为君以补气，使气复而血行。配伍当归、川芎、赤芍、桃仁、红花以活血化瘀，地龙以通络而利血脉。

(四) 心衰

在西医常规治疗的基础上加用补阳还五汤（黄芪 50g，当归、川芎、赤芍各 15g，地龙、桃仁、红花各 10g）加减：阳虚者加制附子 15g；小便不利加大腹皮、茯苓皮各 15g；阴虚者加麦冬 30g，西洋参 12g；痰盛者加半夏、陈皮各 12g。每日一剂，15 剂为一个疗程。治疗充血性心力衰竭 50 例，显效 26 例，有效 20 例，无效 4 例，总有效率 92%。[李洁，纪爱娟，王莉莉. 补阳还五汤

治疗充血性心力衰竭临床观察. 中西医结合心脑血管病杂.2011, 9（3）: 291－293]

典型病例: 魏某, 女, 48 岁, 2000 年 9 月诊。患风心病 23 年, 近半年来病情加重, 常服西药地高辛, 因副反应较大而难以坚持。症见心慌气短、口唇紫绀、疲乏无力, 动则气喘加剧, 面部及双下肢浮肿, 不能平卧。查体: 颈静脉充盈, 双肺底可闻及细小湿性啰音, 心浊音界向左扩大, 心率 130 次/分钟, 心尖区可闻及Ⅲ级双期杂音, 肝脏位于右肋下 3cm 处, 质中, 触痛。舌质紫暗, 苔白厚, 脉沉细结。心电图示: 快速性心房纤颤。心脏彩超: 风湿性心脏病（二尖瓣关闭不全）。辨证为气虚血瘀, 水饮凌心。方予补阳还五汤加减: 黄芪 30g, 当归 15g, 川芎 10g, 桃仁 10g, 红花 10g, 赤芍 10g, 桂枝 12g, 车前子 12g（包煎）, 泽泻 12g, 柏子仁 20g, 茯神 20g, 炙甘草 10g。水煎服, 每日 1 剂。5 剂后, 气短乏力, 双下肢浮肿明显减轻, 但稍一活动即感心慌, 续上方加炒酸枣仁 30g, 龙齿 20g, 甘草 20g, 以养血安神复脉。10 剂后, 心慌明显减轻, 心电图示: 右室肥大, 继续服药调理月余, 好转出院。

[杨书宝, 江晓芹, 周彬. 补阳还五汤在心脑血管疾病中的应用. 湖北中医杂志.2007, 29（6）: 42]

原按: 本例病程较长, 以气虚为本, 瘀血水饮上犯凌心为标, 治以益气活血、温阳利水、养血复脉。方用补阳还五汤益气化瘀; 桂枝温阳化气; 泽泻、车前子、茯苓温化水饮、利水消肿。临床使用利水、消瘀之剂应中病即止, 因利水过快易伤阴, 去瘀过分易耗血, 故临证时必须注意。

（五）病窦综合征

何某, 女, 57 岁, 2002 年 3 月诊。胸闷心慌、胸前区隐痛不适 3 个月, 伴头晕畏寒、肢冷乏力。曾服用阿托品及中药收效不显。舌质淡暗、舌体肥大、苔白, 脉沉迟。查: 心率 45 次/分钟, 律不整, 心音低钝。心电图示: 窦性心律不齐, 心动过缓, Q－T 间期延长, 窦房传导阻滞。阿托品试验阳性。诊断为病窦综合征, 冠心病。辨证为心阳不振, 气虚血瘀。予黄芪 30g, 当归 15g, 川芎 10g, 赤芍 10g, 桃仁 10g, 红花 10g, 地龙 10g, 桂枝 15g, 淫羊藿 10g, 五味子 10g, 水煎, 每日 1 剂。三剂后, 心率 52 次/分, 脉律规整, 胸闷心慌、头痛乏力明显减轻。继服上方加减 20 余剂, 心律 60 次/分, 仅在劳动后出现胸闷, 复查心电图: 窦性心动过缓, 心率 58 次/分, 出院后坚持日常工作, 嘱其继续服上方治疗, 以巩固疗效。

原按: 本例为气虚血瘀、心阳不振之证, 且伴有脾肾阳虚证, 故以补阳还五汤益气活血、化瘀通络, 加桂枝、淫羊藿温补脾肾, 五味子收敛心阴,临床收效满意。[杨书宝，江晓芹，周彬. 补阳还五汤在心脑血管疾病中的应用. 湖北中医杂志. 2007, 29（6）：42]

（六）低血压

以补阳还五汤加减（黄芪90g，太子参20g，黄精15g。当归9g，红花6g，桃仁10g，川芎6g，升麻3g，桂枝3g，炙甘草10g）治疗低血压160例。水煎服，日1剂，15天为1个疗程，一般治疗2～4个疗程。收缩压低而升压缓慢者加用制附子、肉桂，伴舒张压偏高者加用生地黄、白芍、五味子、麦冬，脉压差小者加用炒白术、茯苓。气虚偏重者加人参，血虚偏重者加熟地黄、阿胶，失眠重者加用炒酸枣仁、夜交藤，头痛眩晕者加菊花、钩藤，心悸重者加用珍珠母、柏子仁，精神萎靡者加用远志、石菖蒲，心火上炎者加黄连、栀子。结果治愈62例，显效50例，好转40例，无效8例，总有效率95%。
[王鸿君. 补阳还五汤加减治疗低血压160例. 山东中医杂志. 2001, 20（9）：532－533]

典型病例：女，34岁，体型瘦高，1999年3月11日就诊。自诉时常胸闷，胸前区有重压感，体倦乏力，精神不振，时常头晕，注意力不能集中，健忘失眠，傍晚时常出现瞬时遗忘症状3年，症状时轻时重，测血压78/50mmHg，心率90次/分，面色萎黄，舌质淡，苔薄白，脉细弱无力。心电图检查正常，B超检查：肝、脾、肾正常，肝功能、血糖及T3、T4正常，无其他病史可查，隔日连续3次测血压在70～80/45～55mmHg之间。诊为低血压，处方：黄芪90g，黄精20g，太子参9g，当归12g，红花6g，桃仁6g，川芎3g，升麻3g，桂枝3g，炙甘草10g。水煎服，日1剂。治疗第二疗程时，血压恢复正常，血压110/65mmHg，临床症状基本消失。第三疗程巩固治疗，完全恢复正常，血压120/80 mmHg。随访1年，血压在100～120/70～80mnHg之间，没有再出现血压下降和临床症状。

原按：低血压属中医的气血两虚、心脾气虚、眩晕等症。低血压的发生与心脏功能、血管功能状态、血容量及植物神经功能紊乱、植物神经功能不全、内分泌功能紊乱有密切关系。方中重用黄芪、太子参、黄精、炙甘草补心脾气虚，当归补血充脉，红花、桃仁、川芎活血充脉，桂枝温通血脉，升麻升发脾阳、强化统摄。诸药共奏补益心脾、活血充脉、养血升压的作用。

（七）高脂血症

翟章锁等予补阳还五汤加减（生黄芪120g，当归20g，川芎15g，桃仁10g，红花10g，赤芍药10g，地龙10g）治疗高脂血症24例。伴头痛、头晕

107

者加三棱 10g、莪术 10g、水蛭 3g 以活血通窍；伴视物昏花者加石决明 20g、枸杞子 10g 以滋肾养肝明目；伴耳鸣者加天麻 10g、钩藤 10g 以平肝潜阳。日1 剂，水煎分早晚 2 次服。30 天为 1 个疗程。结果治疗组显效 18 例，有效 6 例，总有效率 100%。[翟章锁，韩新玲．补阳还五汤加减治疗高甘油三酯血症 24 例．河北中医．2007，29（9）：807 - 808]

三、外周神经血管性疾病

（一）血栓闭塞性脉管炎

患者张某某，男，38 岁。2004 年 3 月 5 日初诊。主因间歇性跛行 2 个月就诊。感双下肢乏力，行走困难，双下肢发凉、刺痛、麻木。体检双足趾颜色发黑，以左侧为甚，左足背动脉搏动减弱。舌质暗红，苔薄白，脉沉细而涩。西医诊断血栓闭塞性脉管炎 I 期。中医辨证气虚血瘀，治以补阳还五汤加减：黄芪 30g，当归 20g，赤芍 15g，川芎 10g，桃仁 10g，红花 10g，地龙 20g，穿山甲 10g，党参 20g，丹参 30g。每日 1 剂，水煎服。15 剂后行走如常，双下肢麻木刺痛等不适消失。足趾颜色正常，足背动脉搏动正常。[蔡少峰．补阳还五汤的临床应用．江西中医药．2006，37（1）：49 - 51]

原按： 血栓闭塞性脉管炎目前病因不明，是一种慢性、进行性、闭塞性炎症。中医多认为气虚血瘀，脉络不通所致。方中重用补虚之品黄芪来益气升阳，又运用大量的通脉活血之品，如当归、川芎、丹参、桃仁、红花等，此方体现了"气行则血行，血行则瘀消"的治疗原则。

（二）腓总神经损伤

韩某，男，42 岁，干部。因车祸，当时昏迷，右下肢活动障碍，急诊入我院创伤科，经抢救脱险。诊为：①右髋臼骨折、髋脱位。②右胫腓骨上段粉碎性骨折，③右腓总神经损伤，4、5、6 肋骨骨折。经骨牵引治疗（共住院 54 天），骨折基本愈合，伤口愈合良好。惟右下肢活动受限，于 1987 年 3 月 27 日住中医家庭病床，患者自受伤以来从未下床活动，现右下肢活动受限，在床上坐位时右下肢不能向上抬起，亦不能左右移动，小腿及踝关节肿胀，踝关节能屈曲活动但不能背伸活动，足大趾不能活动。一般情况好，食欲好，二便正常，舌质暗淡胖嫩、苔白，脉沉略弦。患者因受伤较重损伤气血，且有瘀血阻滞。证属：气血两虚，瘀血阻络。治宜：益气养血、化瘀通络消肿，处方：补阳还五汤加减：黄芪 30g，当归、赤芍、丹参、川芎、川牛膝、木瓜各 15g，防己 12g，红花、桃仁、地龙各 10g，泽兰 18g，水煎服，每日 1 剂，分早晚两次服用。服至 20 剂时，在床上坐位时右下肢可向上抬起，并能左右移动，肿胀减轻，踝关节仍不能背伸，足大趾不能活动。继上方加川断 15g，六路通 12g，泽兰 15g。水煎服，并嘱患者下床活动进行功能锻炼。每天持双拐行走后即肿甚，休息后肿胀即消。即以上方加减调治 2 个月，服药 60 剂。配合功能锻炼。右下肢功能完全恢复活动自如，重返工作岗位。[侯梅荣. 补阳还五汤的临床应用. 陕西中医. 2002，23（9）：845－847]

原按： 补阳还五汤为气虚血瘀而设，临床凡见气虚血瘀之证，灵活运用本方，剂量轻重调配合理即可获良效。原方重用四两黄芪，笔者认为临床可遵其法，不必拘泥其用量。而活血化瘀药用量均较原方为大，且加入丹参、鸡血藤等养血活血之品。外伤所致的神经损伤，仅用维生素 B_1，腺苷，维生素 B_{12}，往往效果不佳。而采用大队活血化瘀通络之品，配用黄芪，取其气旺以促血行，祛瘀而不伤正，确能起到使神经功能恢复的作用。

（三）药物所致的末稍神经炎

赵某，男，51 岁，农民。于 4 个月前因患肠炎，服用痢特灵、地霉素（压面），服至 2 周时感两手伸屈欠灵活，次日即觉两腿膝以下针刺样痛。故停药，两腿疼痛剧烈，呈阵发性，以两小腿内侧为重，夜间尤甚，痛不能寐（至多睡 1 小时），在当地服用维生素 B_1、腺苷，维生素 B_{12} 治疗疼痛不减轻，持续 2 个多月不愈。曾住院服中药治疗，未见明显效果。故来我院就诊，于 1986 年 10 月 31 日以末稍神经炎收住院。神经系统检查：神清语利，全身肌肉无萎缩，肌张力正常。无共济失调，浅感觉存在，深感觉无消失，双上肢远端感觉过敏，疼痛，双下肢（膝以下）感刺痛，无麻木，膝、跟腱反射无亢进，生理反射存在，病理反射未引出。肌电图示：神经元性异常肌电图。心电图示：V_5 高电压，血、尿、便常规及肝功能均正常。住院后经补液，服用维生素 B_1、腺苷，维生素 B_{12}、烟酸配合治疗，病情有所好转。但仍感两小腿内侧痛，故请中医会诊。1986 年 11 月 7 日初诊：两小腿内侧及足部仍感针刺样疼痛，呈阵发性，夜间痛重，影响睡眠，舌质淡红、苔薄白，脉沉细。证属：气虚血瘀。治宜：益气活血，化瘀通络。以补阳还五汤加减：黄芪 30g，当归、川牛膝各 15g，丹参、鸡血藤各 20g，赤芍 12g，桃仁、红花各 10g，地龙 9g，甘草 6g。3 剂，水煎服。11 月 13 日二诊：连服上方 6 剂，疼痛明显减轻，原方再进 3 剂。11 月 16 日三诊：药后两小腿内侧痛止，仅感两足痛（足跟、足趾、足心、足背），口苦，上方加枸杞子15g，乳香、没药各6g，黄芩9g，4剂，水煎服。11月21日四诊：药后足跟痛止，足心、足背、足趾痛亦减轻。走长路则痛重，口不苦，上方去黄芩，加路路通、丝瓜络、桂枝等，连服中药18剂，疼痛消失。余无其他不适，四肢感觉无异常，活动自如。复查肌电图正常，神经系统检查无异常，共住院42天，服药30余剂痊愈出院。[侯梅荣．补阳还五汤的临床应用．陕西中医．2002，23（9）：845－847]

原按：本案系服用痢特灵所致的末梢神经炎，临床较少见，且无好的治疗方法，依据患部刺痛，夜重，脉沉细。辨为气虚血瘀，因痛重加乳香，没药，以本方加减而愈。

（四）不安腿综合征

不安腿综合征是尿毒症患者常见的一种周围神经并发症。覃正壮采用补阳还五汤化裁（黄芪30g，赤芍15g，川芎10g，当归10g，桃仁10g，红花6g，桂枝5g，生姜10g，大枣15g，白芍20g，木瓜20g，葛根30g）治疗尿毒症不安腿综合征45例，每日2剂，连续2周。结果显效19例，有效20例，无效6例，总有效率86.7%。[覃正壮．补阳还五汤化裁治疗尿毒症不安腿综合征45例临床观察．江苏中医药，2010，42（5）：37－38]

（五）闭塞性动脉硬化症

闭塞性动脉硬化症是常见的周围血管疾病。侯玉芬等应用补阳还五汤加减（黄芪60g，当归15g，赤芍15g，地龙10g，川芎15g，桃仁10g，红花6g，苍术12g，党参15g，怀牛膝12g，鸡血藤15g）治疗Ⅰ、Ⅱ期闭塞性动脉硬化症86例，水煎服，每日1剂，连服2个月。同时药渣煎煮后待水温降至40℃以下，浸泡患足30~40分钟。配合活血通脉片每次10片，3次/日，饭后半小时口服。结果临床治愈35例，显效31例，进步13例，无效7例。总有效率为91.86%。主要症状及体征均有显著改善。[侯玉芬，张正广，程志新．补阳还五汤加减治疗闭塞性动脉硬化症86例．中国中西医结合外科杂志．2010，16（3）：385－387]

（六）带状疱疹后遗神经痛

带状疱疹属中医"缠腰火丹"、"蛇串疮"等范畴，一般认为多由肝经湿热所致，陆红在临床中经常碰到一些中老年患者，其皮损已经消退，但后遗的神经痛缠绵难愈，痛苦不堪。在"痛则不通、通则不痛"的基础理论指导下，他以活血化瘀、通络止痛为主，佐以扶正益气、清泄毒邪之法，以补阳还五汤（黄芪50g，桃仁15g，红花10g，赤芍15g，川芎15g，当归15g，地龙20g，鸡血藤30g）为基本方加减治疗。发于胁肋部加延胡索30g，川楝子15g，柴胡10g；发于腰骶部加桑寄生15g，炒牛膝15g；伴有大便秘结者加制大黄10g；口干欲饮者加玄参15g，生地15g，麦冬20g；神疲乏力者加太子参30g。每日1剂，15~30天为1个疗程。结果痊愈17例，好转4例，无效2例，痊愈率73.9%，总有效率91.3%。[陆红.补阳还五汤加鸡血藤治疗带状疱疹后遗神经痛23例.吉林中医药.2004，24（9）：17]

典型病例：黄某，男，73岁，因腰胁部刺痛1周就诊，在皮肤科诊为带状疱疹，口服抗病毒药及红外线照射治疗，半月后疱疹渐消，局部结痂，胁部疱疹结痂处色斑深紫，精神萎靡，面色灰暗，唇白少华，舌质淡胖边有瘀点，脉沉细而涩。证属年高气亏，毒邪余热壅遏经隧，日久络道壅阻，治以活血化瘀、通络止痛为主，佐以扶正益气、清泄毒邪之法。方药：黄芪50g，赤芍20g，桃仁15g，红花6g，地龙20g，鸡血藤30g，川楝子15g，柴胡6g，酸枣仁25g，合欢皮30g。每日1剂，水煎服。7剂后复诊，诉疼痛明显减轻。再服7剂后疼痛已完全消失，色斑消退，即在前方的基础上增减化裁，巩固疗效。

原按：老年人，多因正气亏损、血行失畅，以致血流迟缓凝滞，络隧瘀阻，经脉失养而成痛。补阳还五汤即为因虚致瘀而设，该方以补气为主，兼以活血通络止痛，清泄余热邪毒。方中重用黄芪大补元气，使气旺血行，配伍川芎、赤芍、桃仁、红花活血化瘀、通络止痛，当归、鸡血藤养血补血、活血祛瘀，地龙清热祛风、通络活络。诸药合用，祛瘀泄毒而不伤正，补阳扶正而不留邪，使气旺血行、瘀祛络通，经脉得养诸症自愈。

（七）面瘫

以补阳还五汤（黄芪30g、川芎12g、当归15g、桃仁12g、红花12g、赤芍15g、地龙12g）为主加减，气血虚者加党参、熟地，兼风热者加连翘、板蓝根、黄芩等。连服1周为1个疗程，休息1天，再用下一疗程。服药期间注意休息，避风寒。治疗面瘫20例，14例经1~2个疗程治愈，4例经4个疗程治愈；2例患者治疗后，仍未完全恢复，笑时口角仍略下斜，可视为有效；无1例无效。[韩诚，李启红.补阳还五汤治疗面瘫20例.中外医学研究.2010，8（18）：39-40]

典型病例：李某，男性，54岁，2004年7月28日就诊。主诉：口眼歪斜已70余日。5月19日因饮酒后于电扇下打牌，始感右侧面部麻木不适，耳后疼痛，刷牙漏水，遂到某医院诊为周围性面神经麻痹，经抗病毒、抗生素、激素、维生素等治疗1周未果。又求诊于某中医，采用左耳背静脉放血加小流量凉水冲洗耳根部1个半小时，回家后不见好转，反而加重；又至某医院行针灸治疗28次，并口服维生素B_1、维生素B_{12}、他巴唑、泼尼松，肌内注射、穴位注射弥可保、加兰他敏针，后自用黄鳝血外涂患侧面部等，仍无济于事。症见右侧面部向左歪斜，程度较重，右额纹消失，右眼闭合不全，流泪，语言吐字不清，右侧面肌萎缩、松弛，不能作皱额、鼓腮、吹口哨等动作，测血压100/60mmHg，面色萎黄，精神疲倦，饮食及睡眠尚可，舌淡苔薄白、中间微腻，脉弦细弱。此乃气血亏虚，风寒之邪滞留经络日久，面部筋肉失却濡养，纵缓不收。治宜益气养血，活血通络，滋补肝肾，祛风散寒，化痰搜络。补阳还五汤合川芎茶调散加减化裁：黄芪100g，鸡血藤、淫羊藿各30g，牛蒡子25g，地龙、川芎、豨莶草、白蒺藜、枸杞、玉竹各20g，当归、赤芍各15g，桂枝、白芷、天麻、桃仁、红花、制半夏、甘草各10g，蜈蚣3条，细辛、防风各6g。水煎服，每日1剂。另取患侧阳白透鱼腰、太阳透四白、地仓透颊车、丝竹空透率谷及颧髎、翳风、风池、迎香、睛明、百会、人中、承浆、双侧足三里、三阴交、曲池、合谷、太冲等穴。诸穴交替针刺，每次选6~8穴，加用G6805电针仪，予疏密波，通电40分钟，同时用TDP照射患侧面部。起针后用梅花针轻叩患侧面部至微出血，用闪火罐吸拔约2分钟。每日1次。至9月1日，以前方为主略作增损共服用12剂、针刺30次后，口眼歪斜已十去其六，但于大笑时仍歪斜较甚，两侧口角上下不对称。因久病正虚，宜缓图徐治，予黄芪300g，党参100g，枸杞、山茱萸肉、淫羊藿、地龙、熟地、当归、黄精各60g，川芎90g，白蒺藜70g，白附子、僵蚕各50g，桂枝、白芷、防风、柴胡、桃仁、红花、白芥子、茯苓、枳壳、黄芩、天麻、甘草各30g，细辛18g，炒白术、赤芍各45g，蜈蚣（大）30条。共研细末，每次10g，日服3次，温开水送服。9月22日复诊，告知药散已服用三分之一，面瘫已基本痊愈，嘱继续将剩余药散服完，巩固以收全功。后经随访，已完全恢复，无任何后遗症。[胡德金. 补阳还五汤加味治验两则. 中国中医急症. 2006, 15 (4): 434-436]

原按： 本例患病之初，因酒后汗出而腠理开，复电扇风吹，藩篱失守，风寒之邪入侵，客于面部经络，致使面瘫发生。治当发散风寒。医以"耳背放血加凉水冲洗"，致使寒者更寒，病情加重。再诊时，接诊医生虽针刺治疗，又在寒凉空调室内施针，从而导致面瘫缠绵难愈。病势日久，经筋失养，面肌已明显萎缩，缓不胜收。故治疗采用补气活血、祛风散寒通络、滋补肝肾之法。用黄芪至100g，量大力专，益气固表，祛邪外出；鸡血藤、当归补血养血和营，濡养筋脉；桂枝、白芷、细辛、防风辛温发散风寒，开泄腠理，使风寒之邪随汗而解；牛蒡子甘润辛凉，因病发于夏季，风热之邪常夹杂致病，故用之疏散风热；地龙、蜈蚣、川芎、赤芍、桃仁、红花活血化瘀通络，搜剔络道，与"病久入络"相吻合；玉竹甘润生津，以制发散风寒药辛温香燥之性；患者年过半百，天癸已竭，肝肾虚亏，故用枸杞、山茱萸肉、熟地、淫羊藿滋补肝肾，益髓填精，温运脾阳化生气血；肾水匮乏，水不涵木，肝阳必然偏亢，故用天麻、白蒺藜、豨莶草平肝潜阳，熄风止痉；半夏辛散，燥湿化痰，兼克制滋阴药助湿生痰之弊；甘草调和诸药，兼解白附子、蜈蚣之毒。诸药配伍，标本兼顾，相得益彰，经针、药并用，守方治疗，顽固陈旧性面瘫终获彻底根除。

（八）脑外伤后下肢深静脉血栓形成

患者，男，46岁。2003年8月12日诊。患者20余天前因车祸致脑外伤，经脑部手术后，患者生命体征稳定，神志基本清楚，但双下肢重度水肿一直未消，请中医会诊。诊时患者神志清，双下肢肿胀至腹股沟，皮肤苍白带黯紫，余无不适。血压120/76mmHg。舌淡，苔薄，脉沉细。彩色多普勒超声检查提示双下肢深静脉血栓形成。西医诊断：脑外伤后下肢深静脉血栓形成。中医诊断：浮肿，气虚血瘀型。治拟益气活血，祛瘀通络。方用补阳还五汤加减：生黄芪90g，益母草、大腹皮、茯苓皮各30g，桃仁、当归、川芎、赤芍、红花、干地龙、地鳖虫各10g，全蝎、水蛭各6g。水煎服。7剂后浮肿退到膝部，效不更方，共服药28剂，双下肢浮肿消退。[方宏图，沈德莲，乔丽杭.补阳还五汤临床治验3则.浙江中医杂志.2006，41（7）：415]

原按： 脑外伤再加手术，气血亏损，血瘀内成。气虚血行不畅，加重瘀血，血瘀阻滞下肢，经脉运行不畅，致双下肢浮肿，皮肤苍白黯紫。方用大剂生黄芪补气生血，促进血行；桃仁、红花、当归、赤芍、川芎活血祛瘀；干地龙、全蝎、地鳖虫、水蛭溶栓通络；益母草、大腹皮、茯苓皮利水活血消肿。全方配伍得当，切中病机，故获佳效。

（九）坐骨神经痛

以补阳还五汤（黄芪30~60g、桃仁、红花、当归、赤芍、地龙各12g、川芎6g）为基础方，随症加减：腰痛较甚者，选加巴戟天、淫羊藿各15g，杜仲、续断各 12g；下肢痛为重者，加牛膝 15g，桂枝 9g；疼痛较剧者，选加三七（研末冲服）3g，穿山甲（先煎）15g，白花蛇 12g；气虚症状较明显者加党参 30g，白术 12g。治疗坐骨神经痛 38 例，治愈 26 例，好转 10 例，无效 2 例，有效率 94.7%。[刘才金，袁柳仙，何晓凤.补阳还五汤加味治疗坐骨神经痛 38 例疗效观察.中外医学研究.2011，9（7）：36]

典型病例：患者，男，50 岁，农民，1997 年 6 月 15 日初诊。右臀、大腿后侧、小腿后外侧疼痛，活动受限 6 个月，加重 3 天。开始时能坚持下田插秧，服过芬必得、消炎痛等药及行针灸，但症状未缓解。近 3 天来，右臀、下肢疼痛剧烈，行走困难，由家人送来笔者所在医院门诊就诊。检查：痛苦病容，右侧跛行，沿右侧坐骨神经走向有压痛，舌淡暗、苔薄白，脉细弦。摄腰椎片示：第 3~4 腰椎骨质增生。西医诊断为右侧坐骨神经痛。中医诊断为痹证，气虚血瘀型。治拟补气养血，活血通络，用补阳还五汤加味。处方：黄芪 60g，桃仁、红花、当归、赤芍各 12g，牛膝、穿山甲（先煎）各 15g，白花蛇 12g，三七（研末冲服）3g，川芎 6g。1 日 1 剂，水煎内服，每次服药 100ml，1 日 3~4 次。服 3 剂后，疼痛明显减轻。再守方服 5 剂，症状基本缓解，行走如常。按上方去三七、白花蛇，加党参 30g，白术 12g，再服 5 剂，症状消失。随访 1 年未复发。

原按：坐骨神经痛属中医学痹证范畴。痹证的发生主要是由于正气不足，感受风、寒、湿、热之邪所致。素体虚弱，正气不足，腠理不密，卫外不固，是引起痹证的内在因素。正如《灵枢·五变》篇说"粗理而肉不坚者，善病痹"。《济生方·痹》亦说"皆因体虚，腠理空疏，受风寒湿气而成痹也"。不论风寒湿热邪或是气血虚弱、意外损伤，都是导致气血留滞，经脉受阻，凝滞不通而发生疼痛。补阳还五汤中重用黄芪以补气，正气存内邪不可干，正气充足则邪自除。气为血之母，气行则血行，血行瘀自散。桃仁、红花、赤芍、当归、川芎养血活血化瘀，舒筋通络，消瘀散结。地龙专入经络，活血化瘀通络。故补阳还五汤不但具有补气养血之功，而且尚有良好的宣通散结止痛之效。此方治痹证，切中本病气血不足、气血凝滞这一病因病机，实为标本兼治，相得益彰，疗效满意。

四、脊髓病变

（一）脊髓空洞症

脊髓空洞症是一种缓慢进行性的脊髓变性疾病。汤群珍等采用补阳还五汤加减（生黄芪 120g，当归尾 15g，赤芍 15g，地龙 8g，川芎 10g，红花 8g，桃仁 10g）治疗脊髓空洞症 56 例。肢体麻木、屈伸不利，加桑枝、生黄柏、川牛膝、木瓜、络石藤、白僵蚕；下肢无力甚者，加牛膝、续断、桑寄生；痰瘀痹阻，加穿山甲、全蝎、僵蚕；若兼肝肾亏虚，加杜仲、川断、枸杞子等；痛在上肢者，加羌活、桑枝；痛在下肢者，加独活、威灵仙。下肢皮肤已有感觉，但不能移动，加葛根、鹿衔草、北枸杞、鹿角胶、制水蛭；血压偏高者，加天麻、钩藤、夏枯草、菊花；气虚甚者，加党参、白术、黄精；血虚者，加白芍、首乌、阿胶、熟地黄。每日 1 剂，15 天为 1 个疗程。结果显效 16 例，有效 29 例，无效 11 例，总有效率 80.36%。[汤群珍，邹来勇.补阳还五汤加减治疗脊髓空洞症 56 例.时珍国医国药.2009, 20 (2): 487 - 488]

（二）脊髓震荡伤

脊髓震荡伤也称脊髓休克，是脊髓损伤较轻的一种。颈部制动，采用补阳还五汤加减（黄芪 40g，当归 15g，川芎 10g，桃仁 6g，赤芍 10g，红花 6g，地龙 10g）治疗脊髓震荡伤 35 例。瘀血症明显者加丹参 30g，三七粉 3g 冲服，泽兰 15g，炙地鳖虫 10g，延胡索 15g，路路通 6g；麻木、刺痛或灼痛重用地龙 15g，炮山甲 15g，蕲蛇 10g，露蜂房 10g；颈部板滞不利加葛根 30g，威灵仙 15g，乌药 10g，荔枝核 15g，豆蔻粉 3g；腹胀、大便干燥或秘结加制大黄 20g，火麻仁 15g，肉苁蓉 12g；肢端肿胀加生薏苡仁 30g，茯苓 15g；发热加银花 15g，荆芥 10g，连翘 15g。中后期加服补中益气汤。每日 1 剂，半个月为 1 个疗程。2 个疗程后，治愈 19 例，好转 12 例，未愈 4 例。总有效率 88.6%。[何利群，乐建辉.补阳还五汤加减治疗脊髓震荡伤 52 例.浙江中医学院学报.2002, 26 (4): 20 - 21]

（三）急性脊髓炎

以补阳还五汤辨证加减（黄芪 30g、当归 10g、川芎 15g、桃仁 10g、赤芍 15g、红花 10g、地龙 10g、全蝎 10g、僵蚕 10g）治疗难治性急性脊髓炎 7 例，其中黄芪起始剂量为 30g，在症状改善后，每 1～2 周增加 10g，无特殊不适则逐渐加大剂量，一般至 60g 维持该剂量长期服用，最大可加至 80g。气虚甚者加党参（或太子参）或合用四君子汤加减；湿热明显者合四妙散（黄柏、苍术、牛膝、薏苡仁）加减；痰湿阻络者可合二陈汤或菖蒲郁金汤加减；肝阳上亢者加钩藤、生石决明；血瘀明显者加丹参、三七粉；肝肾不足者加牛膝、杜仲；遗尿者加益智仁、覆盆子、桑螵蛸；肌张力明显增高者加白芍、甘草。

水煎服，开始每日 1 剂，治疗 2 个月症状有所好转后，改为每周 1～2 剂，坚持服用半年。患者住院期间，配合神经营养药及活血化瘀中成药治疗。出院后及门诊患者仅口服中药治疗。结果痊愈 3 例，显效 2 例，好转 2 例。

典型病例：男，38 岁，2001 年 1 月 31 日入院。患者于 2000 年 12 月 14 日晨起后开始出现双侧臀部及双下肢麻木，以左侧明显，此后麻木逐渐加重并出现双下肢无力，逐渐发展成双下肢完全不能活动，伴大小便失禁。曾到广州某三甲医院住院，予大剂量激素冲击、抗感染、神经营养等治疗，症状未见明显改善，到我院求诊并收入院。入院时见：双下肢瘫痪，自觉腰以下麻木，二便失禁，舌暗红苔黄腻，脉弦。神经系统检查：神清，颅神经正常，双下肢肌张力降低，肌力 0 级，腱反射消失，双侧 Babinski 征（－），双侧双划征（－），T_{10} 平面以下所有感觉丧失，$T_7 \sim T_{10}$ 水平痛温觉减退，二便失禁，余无异常。发病前无呼吸道及消化道感染史，无其他特殊病史。脑脊液：压力 160 mmH$_2$O，为无色透明澄清脑脊液，常规及生化各项指标均在正常值范围。胸椎 MRI 示：$T_7 \sim L_1$ 椎体平面脊髓 T_1 低信号、T_2 高信号改变，考虑脊髓急性脊髓炎。入院后即以清热化湿、益气活血通络为治则，以补阳还五汤合四妙散加减：黄芪 30g、当归 10g、川芎 15g、桃仁 10g、赤芍 15g、红花 6g、地龙 10g、全蝎 10g、僵蚕 10g、黄柏 15g、苍术 10g、牛膝 15g、薏苡仁 20g。水煎服，每日 1 剂。此后根据患者舌脉及伴随症状的变化，在补阳还五汤基础上辨证加减。住院期间配合神经营养及活血化瘀中成药治疗。2001 年 3 月 2 日出院时症见：双下肢肌力 2 级，肌张力较前增高，双下肢膝部以下感觉障碍，仍有二便失禁。出院后仅以补阳还五汤为基本方辨证加减口服，每周服 2 剂，坚持服用半年。半年后随访，患者双下肢肌力 5 级，可自行行走，双下肢无明显感觉减退，大小便功能恢复，生活可基本自理。[何玉琴，吴宣富. 补阳还五汤加减治疗难治性急性脊髓炎. 山东中医杂志. 2007，26（8）：531－534]

原按：急性脊髓炎属中医痿证范畴，患者肢体痿废不用，气血瘀阻，经络阻塞，气血循行不得流畅，则机体组织失去濡养，以致机体功能发生异常，而产生其他一系列的症状。用补阳还五汤，以益气药配合活血祛瘀药治疗，可使气行血活，从而达到治疗目的。

五、泌尿系统疾病

（一）肾炎蛋白尿

吴某，女，30 岁。有慢性肾病史，水肿、蛋白尿反复难愈。诊时见下肢浮肿，眩晕，神倦，气短乏力，口淡，身酸，小便少而浊，舌淡边微紫苔薄，脉细数，尿常规检查见蛋白（＋＋＋），管型细胞（＋＋），证属气虚精衰，运化失职，治当补气活血，益精利水，拟补阳还五汤加减。黄芪30g、当归6g、地龙10g、红花5g、桃仁5g、川芎6g、女贞子15g、苡米20g、猪苓15g、茯苓10g、泽泻10g、丹参15g，水煎服，日1剂。上药加减进服1个月，水肿尽消，尿检蛋白、管型已正常。终以金匮肾气丸固本，随访1年未复发。[张泽扬.补阳还五汤的临床运用.内蒙古中医药.2002，（5）：44－46]

原按：慢性肾炎是由于久病入络，肾气衰微，瘀血阻滞，导致肾小球滤过率下降，因而患者长期蛋白难以消退，以微循环障碍理论为指导，运用补阳还五汤一面大量补气，增强细胞免疫和增强抗体形成，一面活血化瘀改变血流黏滞度，疏通肾毛细血管，抑制肾炎发展，因而蛋白尿就能控制。

（二）慢性肾衰竭

慢性肾衰竭属于中医学"水肿、关格、肾风、癃闭、溺毒"范畴。本病基础病机为气虚血瘀，病位主要在肺脾肾。蒋红霞在西药治疗的基础上，采用补阳还五汤化裁：黄芪60g，当归、川芎各15g，桃仁、红花、地龙、芍药各10g，泽兰、丹参各30g，莪术、仙灵脾、菟丝子、肉苁蓉各15g，酒大黄6g。治疗慢性肾衰竭氮质血症42例，每日1剂，治疗3个月后显效23例，有效16例，无效3例，总有效率93%。[蒋红霞，车玲艳，杨洁红，等.补阳还五汤化裁治疗慢性肾衰竭42例.浙江中医药大学学报.2010，34（2）：190－192]

（三）老年性前列腺增生症

周某，男，65岁，1994年1月8日初诊。排尿不畅、尿频、尿痛、小便淋沥不尽1年多。曾在本市某医院检查，诊断为"前列腺增生"。直肠指检发现前列腺肿大如鸡卵。现觉神疲乏力，小腹部坠胀，舌质紫暗有瘀斑，脉细涩无力。此乃气虚血瘀，膀胱气化无权，证属本虚标实，治当补气活血，祛瘀散结。即投以补阳还五汤加琥珀、王不留行、皂角刺、夏枯草、牡蛎、川牛膝。随症加减，连用20余剂，诸症消失，前列腺正常，迄今未再发。[杨其仁.补阳还五汤的临床应用.湖南中医杂志.2010，26（1）：64－67]

原按：本病多因年老体衰，肾气亏虚，气虚推动无力，血行瘀滞，膀胱气化无权，瘀浊凝结于前列腺所致。方中补阳还五汤可大补元气，活血化瘀；加王不留行、皂角刺等活血化瘀，软坚散结；牛膝引药下行，兼能活血；琥珀通窍祛瘀利水。合而为剂，可使气旺血行，瘀去络通，诸症自可渐愈。

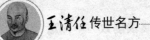

（四）糖尿病肾病

在糖尿病教育、饮食控制及口服格列喹酮片或胰岛素降糖治疗的基础上，给予补阳还五汤加减（生黄芪40g，当归、赤芍、川芎、地龙各10g，红花、桃仁、制大黄各6g，积雪草30g）治疗早期糖尿病肾病58例，1日1剂。2个月为1个疗程，共2个疗程。其尿白蛋白排泄率明显下降。[刘小菊，叶玉珠．补阳还五汤加减治疗早期糖尿病肾病58例．浙江中医药大学学报．2009，33（1）：75－77]

（五）肾病综合征

以补阳还五汤（生黄芪50g，当归尾、地龙、桃仁、红花各10g，赤芍药、川芎各15g）为基本方加减：气虚明显者加怀山药30g，肾虚明显者加生地黄10g、肉桂10g、制附子6g，水肿明显者加泽泻、猪苓各10g。每日1剂，15天为1疗程。治疗肾病综合征52例，痊愈15例，有效31例，无效6例。[贺庆华．补阳还五汤治疗肾病综合征52例．上海中医药杂志．2000，34（1）：28]

（六）IgA 肾病

患者，男，31岁，2003年6月17日初诊。自诉发作性肉眼血尿2年。曾作肾活检诊断为IgA肾病。口服泼尼松治疗，减量后病情又反复。查血压130/80mmHg，全身不肿，尿常规蛋白（＋＋），红细胞（＋＋），肾功能正常。症见：神疲倦怠，腰酸乏力，夜尿偏多，舌质暗红，苔薄白，脉沉细。中医诊断为尿血，气虚不固夹瘀证。治宜补肾益气，化瘀止血。予以补阳还五汤加味：生黄芪30g，当归10g，赤芍12g，地龙10g，川芎30g，红花9g，桃仁10g，鸡血藤20g，蛇舌草30g，藕节炭20g，炒蒲黄30g，炒川断15g，炒杜仲15g，芡实10g。同时给以激素常规量之一半治疗。服药21剂后，乏力腰酸减轻，夜尿减少，尿常规蛋白（－），红细胞（＋），再以原方化裁加以巩固，治疗1个月余，腰酸乏力缓解，夜尿正常，尿常规蛋白（－），红细胞（－）。随访半年，激素减至隔日10mg口服，尿常规蛋白（－），红细胞（－）。[涂小刚，王礼凤．补阳还五汤治验．河南中医．2007，27（2）：63]

原按：患者久病，正气亏虚，久病入络，络脉损伤而致尿血。正虚邪实为此病主要病机，故治宜标本兼顾，以补阳还五汤加味，方中重用黄芪以补气虚，加用藕节炭、炒蒲黄化瘀止血，川断、杜仲、芡实补肾固涩，收效颇佳。

六、内分泌系统疾病

(一) 糖尿病

唐某某，女，58 岁，退休工人，1996 年 2 月 28 日初诊。诉口渴多饮，消谷善饥半年。半年前患者始觉口渴多饮，头晕痛，心烦少寐，食后善饥，大便秘结，小便频数，以夜间尤甚。曾在雅安市某医院经化验检查：BS 11.2mol/L，BUN5.2mol/L，CRl40.6μmol/L，诊断为 2 型糖尿病。现觉神疲乏力，双下肢麻木，脚掌前部痛如针刺，两目干涩，视物模糊。口臭，背部发痒，舌质紫暗，少苔，脉细涩。此属阴虚燥热，瘀血阻络。治宜滋阴润燥，化瘀通络。选用补阳还五汤加丹参、全蝎、蜈蚣、川牛膝、生地、玄参、西洋参（另煎）、花粉。4 剂后，脚前掌刺痛消失，脉象转缓。前方随症加减又继进20 余剂，舌转淡红，诸症告愈。[杨其仁.补阳还五汤的临床应用.湖南中医杂志.2010，26（1）：64－67]

原按：糖尿病的病机关键为燥热阴虚。然临床所见多有瘀血阻络之象，本例为阴虚内热，耗津灼液而成瘀血。现代药理研究表明，黄芪有强心、扩张血管、改善血液循环的作用；川芎扩张周围血管及改善脏器缺血状况；蜈蚣、全蝎、地龙则有消除血栓作用。以上药物配合使用可降低糖尿病患者血液黏度、扩张血管，从而改善血液高凝状态，缓解脏器缺血。

(二) 痛风

宋某，男，46 岁。2006 年 10 月 21 日初诊。右足跖部疼痛 2 年，时发时止。发作时口服秋水仙碱而疼痛缓解，半个月前右足跖部又疼痛肿胀，口服秋水仙碱疼痛稍缓解，行走受限。查：右足跖部肿胀，触之疼痛，舌质暗红有瘀点，脉弦。实验室检查血尿酸 529mmol/L，诊断为痛风。证属瘀血阻络，治拟活血化瘀，消肿止痛。处方：黄芪 30g，当归 10g，赤芍 10g，川芎 10g，地龙 10g，桃仁 10g，红花 10g，川牛膝 15g，海风藤 30g，车前子 15g，白茅根 30g，萆薢 15g，甘草 6g。5 剂，每日 1 剂水煎服。2006 年 10 月 26 日复诊，足跖部肿痛减轻。可行走，行走后肿胀，在原方基础上加鸡血藤 30g、秦艽 10g，7 剂。2006 年 11 月 3 日复诊，足跖部肿痛基本消失，可行走，行走后轻微肿胀，嘱原方再服 7 剂以巩固疗效，并注意饮食。以低嘌呤食物为佳，忌辛辣刺激之品。1 年后随访未再复发。[何春红.补阳还五汤治验 3 则.江苏中医药.2009，41（7）：53]

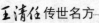

按：痛风属中医"痹证"范畴，多由平素过食膏粱厚味，以致湿热内蕴。兼外感风邪，侵袭经络，气血不能畅通而成，反复发作遂使瘀血凝滞、络道阻塞，急则治其标，缓则治其本。本症因病程迁延，故治宜活血化瘀、通络止痛、利湿消肿。方选补阳还五汤，加以川牛膝引药下行而偏利关节又祛瘀活血。鸡血藤、海风藤活血化瘀、祛风通络。配以车前子、草薢、白茅根利水渗湿，消肿止痛。

七、免疫系统疾病

（一）类风湿关节炎

患者姚某某，女，55岁，2005年1月8日初诊。反复关节疼痛伴晨僵10余年，以双手指、双腕关节、双踝关节疼痛尤甚，双手指关节肿胀变形，伸屈困难，并消瘦，乏力，纳差，活动后心慌气短。体检面色萎黄少华，心肺腹未查及异常。患者反复在内科门诊及住院诊治，经类风湿因子及X片等检查诊断为类风湿关节炎，服用中西药物，病情反复发作，终致关节功能障碍。求治于余，考虑痹证反复不愈，导致气血亏虚，痰瘀阻络。治疗以补阳还五汤加减：黄芪40g，当归15g，桂枝10g，赤白芍各10g，桃仁10g，红花10g，全蝎10g，地龙10g，桑枝10g。每日1剂，水煎两服。15剂后疼痛消失，活动较前好转。原方继服10剂后，关节活动明显好转，肿胀消失，体力及食欲均好转。后随访半年关节疼痛未发作。[蔡少峰.补阳还五汤的临床应用.江西中医药.2006，37（1）：49-51]

原按：类风湿关节炎属中医学顽痹范畴。本病以气血亏虚为内因，风寒湿热等邪为外因，终致痰凝血瘀，痹阻脉络。治疗以黄芪补气，当归、白芍、桃仁、红花养血活血，桂枝、桑枝温阳，全蝎、地龙活血通络。共同达到补气活血、通络止痛之疗效。

（二）过敏性紫癜

韩某，女，6岁，1年前感冒发热后双下肢散在瘀点瘀斑，对称分布，反复发作1年。刻诊两下肢散在紫癜、色紫黑、面色少华、舌质淡紫、少苔，脉细涩。证候符合气虚血瘀、脉络阻塞。治以凉血化瘀兼补气活血。方用补阳还五汤加减：炙黄芪12g，当归6g，川芎5g，赤白芍各12g，地龙5g，生地黄6g，紫草15g，甘草5g。日1剂，水煎服。服药2周，紫癜消失，随访1年未反复。[蔡抗援.补阳还五汤儿科应用举隅.河南中医.2006，26（2）：64-66]

原按：此患儿久病气虚血瘀，血溢脉外，反复发作加重气虚，气虚既是紫癜的原因，又是紫癜的后果。补阳还五汤的活血化瘀之功可促进瘀血消散，气行则血行，补气药的推动作用有助血行脉络及瘀血的吸收。方中地龙有抗组胺、减少毛细血管狭窄的作用；赤芍有扩张血管、改善微循环作用。

（三）眩晕（特异性血小板增多症）

赵某，男，45 岁，2001 年 3 月 12 日初诊。1 年前在西藏工作时，时觉头晕，但血压不高，只作高原反应对待，未加重视。以后发现颜面浮肿、口周及舌发麻，检查血、尿、便常规均未发现异常，但上述症状逐日加重。随即定时查血，发现单项血小板增多，一般在 $4 \times 10^{11}/L \sim 9 \times 10^{11}/L$。在当地治疗无效，后转上海某医院住院诊治，确诊为"特异性血小板增多症"。采用西药和"丹参片"以及血小板分离等方法治疗，效果仍不理想，在此期间，血小板曾高达 $14 \times 10^{11}/L$ 之多，以后多波动于 $6 \times 10^{11}/L \sim 7 \times 10^{11}/L$ 之间。出院后欲以中医治疗。刻下症：观其肤色晦滞，面颊虚浮，舌质黯淡，舌下有瘀点。精神萎靡，自觉口舌麻木，时感两胁不舒，饮食尚可，二便正常，脉象沉细，血小板 $6 \times 10^{11}/L \sim 7 \times 10^{11}/L$。诊为血证，辨证属气虚血亏，瘀血内阻，治当益气养血，活血化瘀，方用补阳还五汤加减：黄芪 30g，当归 10g，川芎 10g，赤芍 12g，桃仁 10g，红花 10g，丹参 30g，郁金 12g，云苓 15g，川牛膝 30g，益母草 15g，鸡血藤 30g。7 剂水煎服。丹参注射液 2ml 肌内注射，每日 2 次。上方连服 7 剂，自觉浮肿及口舌麻木均有好转，按久病初效、效不更方的原则，继进 7 剂；诸症继续好转，血小板降至 $4 \times 10^{11}/L \sim 5 \times 10^{11}/L$，再用上方 7 剂；血小板降至 $4 \times 10^{11}/L$，后以本方为基础，稍事加减，共服 35 剂，注射丹参注射液 60 支，症状基本消失。后因患急性黄疸性肝炎，中断此病治疗。经询问，黄疸愈后，血小板仍在 $3 \times 10^{11}/L$ 左右。［张梅奎．张学文教授运用补阳还五汤的经验．北京中医药大学学报（中医临床版）．2003，10（3）：41］

原按：血小板增多症比较少见，而且确属难治之病，依据患者所表现的证候，辨为气虚血瘀，施益气活血法告愈。因气为血帅，气虚运行无力，则血滞瘀生，瘀阻气机不畅，可致肝失疏泄，脾失运化，使上述诸症加重。补阳还五汤调整气机，疏利血行，据此益气补血，活血化瘀，补中有活，活中寓补，则疗效显著。

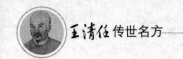

八、呼吸系统疾病

(一) 哮喘

以补阳还五汤（黄芪30g，人参10g，地龙15g，赤芍15g，酒当归尾20g，酒川芎10g，桃仁10g，红花10g，酒丹参30g）为主治疗喘证后期辨证为气虚血瘀、血脉瘀阻患者42例，如痰多色白者加陈皮、半夏、茯苓；痰多色黄者加黄芩、生桑白皮、制胆南星、全瓜蒌；咳嗽重者加杏仁、桔梗、川贝母；喘甚者加苏子、白芥子、肉桂、沉香，用苏子、白芥子捣成糊状外敷背部（以肺俞穴为中心）；阳虚饮停，上凌心肺或水邪泛滥而见咳嗽心悸，肢体浮肿，尿少者加黑附子、桂枝、防己、茯苓、生姜；肢体浮肿甚者加大腹皮、猪苓、冬瓜皮、车前子、生姜皮、茯苓皮；年高肾虚，肾不纳气者，同时用参蛤散冲服金匮肾气丸。必要时给予吸氧，配合应用抗生素及强心利尿的西药。结果显效19例，占45.2%；好转21例，占50.0%；无效2例，占4.8%。有效率为95.2%。[孙健. 补阳还五汤为主治疗喘证42例临床疗效观察. 河南中医学院学报. 2004，19（6）：53]

典型病例：方某，男，69岁，患肺心病20年，1990年11月因咳嗽吐白色泡沫样痰，呼吸困难，张口抬肩，在某医院治疗10天，疗效不佳。于11月18日邀余诊治。刻诊：呼吸气喘，动则喘甚，张口抬肩，不能平卧，呼多吸少，气不得续，汗出心悸，喉中痰鸣，口唇及肢端紫黯，双下肢浮肿，按之凹陷，久不能复，语声低弱，畏寒，四肢不温，舌质紫黯，苔白厚，脉沉细数而无力，时有结脉。辨证为肺肾两虚，心血瘀阻，水气凌心射肺。治以益气活血，温阳利水，补肺纳肾，祛痰平喘。方药：补阳还五汤加味。炙黄芪30g，人参10g，地龙15g，赤芍15g，酒当归尾20g，酒丹参30g，酒川芎10g，桃仁10g，红花10g，苏子10g，姜半夏10g，制附子10g，桂枝10g，茯苓皮30g，沉香6g，川贝母10g，五味子15g。每日1剂，水煎服，两次煎500ml，混合，分早晚两次服。服2剂时则自觉闷喘减轻，体力稍增。服5剂时，口唇、肢端紫黯明显好转，下肢浮肿已消大半。加减变化服38剂，临床症状基本消失。

原按：喘证后期，阳虚饮停，进而导致心阳不足，鼓动无力，血脉瘀阻出现的本虚标实之证。用补阳还五汤取其益气活血、祛瘀通脉之功，配合温阳行水、利气祛痰之品，使气复则血活瘀祛脉通，脉通则三焦通调，诸经之气恢复至"循环无端"而诸证自瘥。方中人参、炙黄芪甘温大补元气，益肺补脾，扶正以固本；桃仁、红花、赤芍活血祛瘀，通利血脉；酒川芎辛温入血，活血行气，以增强活血散瘀通脉之力；地龙通脉、利水、平喘；酒当归尾、酒丹参活血祛瘀、养血生新，使血活而不伤正；附子、桂枝温通心肾之阳；沉香引气归元。

（二）老年慢性支气管炎

邓小琴等运用补阳还五汤化裁为主（炙黄芪、葶苈子各15g，归尾、丹参、赤芍、陈皮各12g，地龙、白术、桃仁、半夏、茯苓各9g，肉桂、炙甘草各6g）治疗老慢支符合肺脾气虚、痰瘀交阻之证者71例，伴寒喘者加麻黄10g；伴热喘者加桑白皮15g、黄芩10g。每日1剂。同时服用雷公藤多苷片20mg，每日3次。服药20天后显效19例，好转44例，无效8例，总有效率88.73%。[邓小琴，李玄.补阳还五汤化裁为主治疗老年慢性支气管炎109例临床观察.中国老年学杂志.2006，26（4）：554－556]

（三）慢性肺脓疡

张某，男，65岁，2006年4月初诊。咳嗽、气短、脓痰、低热1年余。先后用菌必治、左氧氟沙星、替硝唑等治疗，病情时轻时重。患者拒绝手术治疗，导致疾病缠绵不愈，因病情再次加重前来诊治。诊见：形体消瘦，营养不良，咳嗽无力，吐稀脓痰，黄白相兼，神疲无力，气短懒言，纳谷不馨，舌暗红、苔黄稍腻，脉沉细数。查体：T 37.6℃，P 87次/分，R 22次/分。胸廓对称呈桶状胸。右肺呼吸音粗。血常规检查示：WBC 16.2×10^9/L。RBC 4.8×10^{12}/L，ERS20mm/h。摄胸X线片示：右肺中叶片状浓密阴影。边沿模糊，脓腔液平面模糊。西医诊为慢性肺脓疡，中医诊为肺痈，证属气虚血亏、血瘀毒壅。治以益气补血，活血解毒排脓，方用补阳还五汤加减。处方：黄芪60g，当归、芦根、败酱草各30g，赤芍、皂角刺、川芎各15g，川贝母、地龙各12g，桃仁、红花各10g。每天1剂，水煎服。二诊：服7剂热退，食欲明显好转，咳嗽、吐脓痰明显减轻。原方继服7剂。咳嗽、脓痰尽除，精神好转。仍守原方加减调理，配合口服补中益气丸，2周后复查胸X线片示：病灶基本消失。继以补中益气丸调理2月而愈。随访1年未复发。[杨怀书.补阳还五汤在感染性疾病中的应用举隅.新中医.2008，40（4）：91]

原按： 慢性肺脓疡属中医学肺痈范畴。病机为热毒瘀壅肺，血败肉腐。患者病情缠绵年余，宗气受损，难以灌心脉以行气血，终致气血俱伤。气虚血运不畅则脉络瘀阻，如《灵枢·刺节真邪》所言："宗气不下，脉中之血，凝而留止。"若兼毒邪不去。阻遏气机。致血瘀益甚，正气日衰，正虚邪恋。用补阳还五汤重用黄芪大补元气，气旺则血生，气足则血行。扶正祛瘀，切中病机；当归养血活血。二药相配伍具有气血双补、祛瘀生新之功；桃仁、红花、川芎、赤芍活血化瘀而不伤正；地龙活血通络；加芦根、败酱草、皂角刺、川贝母清热化痰。解毒排脓。诸药合用，扶正生新、祛瘀通络，配合补中益气丸培土生金，调理善后而收功。

九、消化系统疾病

（一）脂肪肝

采用补阳还五汤加减（黄芪 30g，地龙 15g，红花 15g，赤芍 10g，川芎 10g，桃仁 15g，当归 10g，大黄 15g，五味子 10g）治疗脂肪肝 59 例，1 日 1 剂，90 天为一个疗程。结果总有效率 96.4%，其透明质酸、球蛋白、谷丙转氨酶均有显著下降。[王昌明，史永奋，王丹华. 补阳还五汤加减治疗脂肪肝 59 例临床疗效观察. 中国中西医结合消化杂志. 2003，11（2）：88－90]

（二）肝纤维化

以补阳还五汤（黄芪 50g，当归 10g，川芎 6g，赤芍 12g，桃仁 10g，红花 6g，地龙 6g）同时给予维生素 E，21－金维他内服，及 ATP400mg、辅酶 A100U、10% 氯化钾注射液 10ml 静脉滴注，每日 1 次，治疗肝纤维化 52 例。2 个月为 1 个疗程。治疗后乏力、肝区不适，腹胀，黄疸，厌食及恶心均有显著缓解，且无不良反应。[朱莹，袁伟建，姚红艳. 补阳还五汤抗肝纤维化 52 例临床研究. 中医杂志. 2003，44（2）：117－119]

（三）慢性活动性乙型肝炎

陈某，男，30 岁，因反复右胁隐痛，乏力，尿黄 3 年，于 2001 年 4 月 20 日来诊。患者发现 HBsAg 阳性已 7 年，服过多方中药未能转阴，自 1994 年夏天以来，时常右胁隐痛，神疲乏力，纳少乏味，尿黄，多次检查肝功能示 GOT、GPT、γ－GT 升高，但无皮肤巩膜黄染，在当地卫生院按慢性活动性乙型肝炎服肌苷片、齐墩果酸片及龙胆泻肝汤等，肌内注射过干扰素，病情无好转。胁痛以劳累时显著，纳少乏味，神疲乏力，面色晦黄，舌淡红、有瘀点，苔薄黄，脉弦细，查体巩膜不黄，肝肋下 1.5cm，质中，轻压痛，边锐，脾未触及。肝功能 GOT 142U/L，GPT 210U/L，γ－GT 160U/L，TBIL

18.7μmmol/L，DBIL 6.8μmmol/L，A/G：40/38；两对半示：HBsAg、HBeAg、HBcAb 阳性，余（－），B 超示：肝内光点稍粗密，未见占位，脾稍大。中医辨证为气虚血瘀胁痛。予补阳还五汤加味：生黄芪 50g，丹参 30g，赤芍、桃仁、白术、紫草各 15g，地龙 12g，归尾、红花、五味子各 10g，川芎 6g，每日 1 剂，水煎服，连服 7 剂，胁痛明显减轻，守原方再进 15 剂后，胁痛基本消失，纳食知味，精神好转，上方重用黄芪 80g，继服 2 个月，胁痛全无，肝肋下未触及，复查肝功能各项已正常。[梁东勇. 补阳还五汤临床活用 3 则. 陕西中医. 2002, 23（2）: 170－171]

原按： 慢性活动性乙型肝炎系由感染乙型肝炎病毒后，由于得不到有效的治疗，反复肝功能损害发展而来。目前尚无特效抗乙肝病毒的药物，多数医生基于对肝炎属湿热为病的认识，一味清热利湿解毒，或有不效者，徒伤正气。本例病人久病攻伐，正气已虚；气虚血行不畅，久病入络，瘀血内结，肝胁下可及。辨属气虚血瘀证，大剂黄芪补气，桃仁、红花、丹参、归尾等活血祛瘀，紫草、五味子养阴柔肝，与补阳还五汤甚为合拍。

（四）戊型肝炎

岳某，女，63 岁，2004 年 5 月初诊。患者有高血压病史 15 年。3 年前中风偏瘫，基本治愈。1 月前无明显诱因出现黄疸。检查肝功能：抗－HEV 阳性，谷丙转氨酶（ALT）635U/L，谷草转氨酶（AST）342U/L，总胆红素（TBIL）106.5μmol/L，γ－谷氨酰转肽酶（GGT）160U/L，碱性磷酸酶（ALP）180U/L。B 超检查示：弥漫性肝损害。诊断为戊型肝炎。予以护肝、降酶、退黄等治疗 1 个月，黄疸仍不消退而转中医诊治。诊见：面色灰暗，神疲懒言，乏力纳差，全身皮肤暗黄、伴瘙痒，入夜尤甚，小便如浓茶，大便时灰白，舌淡暗、苔白腻，脉弦涩。复查肝功能：ALT 62U/L，AST58U/L，TBIL 179.2μmol/L。证属气虚血瘀，邪毒未清，瘀滞发黄。治以益气活血、化瘀退黄，兼清余邪。处方：黄芪、地肤子、赤芍各 30g，鸡内金、苦参、当归各 15g，川芎、地龙、桃仁、红花各 10g，柴胡、郁金各 12g。每天 1 剂，水煎服。二诊：服 7 剂，症状好转，皮肤瘙痒明显减轻，小便色浅。复查肝功能：TBIL 98.6μmol/L。效不更方，续进 7 剂，诸症消失。复查 TBIL 52.3μmol/L。患者出院门诊调理 2 周而愈。随访半年无复发。[杨怀书. 补阳还五汤在感染性疾病中的应用举隅. 新中医. 2008, 40（4）: 91]

原按： 患者素体气虚血瘀。复感外邪，邪毒壅滞于肝，肝失条达，气机不畅；胆汁赖肝之余气而化生，肝失疏泄则胆汁不循常道，故胆失疏泄而郁积，气虚无力而血行迟，气虚血瘀，气滞邪留。郁（瘀）而发黄；正虚无力抗邪外出而致病情缠绵。补阳还五汤切中病机，予轻量黄芪补正而不留邪；加苦参清解余毒；柴胡疏肝理气；郁金、鸡内金解郁导滞。全方标本兼治，充分体现了辨证辨病结合的灵活性。

（五）糖尿病胃轻瘫

在控制血糖等指标的基础上，给予补阳还五汤（黄芪、太子参各 15g，赤芍、川芎、当归、地龙、红花、白术、半夏、茯苓、枳实、陈皮各 10g）加减：正虚明显者可重用黄芪达 120g，必要时加山药；阴虚者加生地、玄参、麦门冬；血瘀明显者合丹参饮；便秘加肉苁蓉、郁李仁、何首乌；胃脘痛者加制乳香、制没药、前胡；纳呆加鸡内金、谷芽、麦芽；呕吐明显加旋覆花（包煎）、代赭石。每日 1 剂，2 周为 1 个疗程，共用 2 个疗程。治疗糖尿病胃轻瘫 30 例，显效 16 例，有效 10 例，无效 4 例，总有效率 86.7%。[路杰云.补阳还五汤治疗糖尿病胃轻瘫 30 例.中国民间疗法.2005，13（5）：38-39]

（六）萎缩性胃炎

患者，男，59 岁，2003 年 5 月 7 日初诊。自诉食后胃胀 1 年余。胃镜检查提示：萎缩性胃炎伴轻度肠化生。症见：胃脘部痞胀不适，食后尤甚，有时伴隐痛，嗳气，偶尔有泛酸，食欲减退，大便略溏，日一行。望诊见面色萎黄，神疲倦怠。舌淡暗，有瘀斑，苔薄白，脉细弦。中医诊断：痞满；证属脾胃虚弱夹瘀证。投以补阳还五汤加味：炙黄芪 40g，当归 10g，川芎 10g，赤芍 12g，桃仁 9g，红花 6g，地龙 10g，白芥子 12g，苍术 15g，鸡内金 20g，炒蒲黄 30g，丹参 20g。服药 15 剂后，胃胀减轻，食欲好转，大便正常。上方去白芥子、丹参，加云苓 15g，炙甘草 12g，焦白术 12g，继服 30 剂，诸症缓解，随访 3 个月未复发。[涂小刚，王礼凤.补阳还五汤治验.河南中医.2007，27（2）：63]

原按：饮食不节，损伤脾胃，日久致脾胃气虚，无力行血而致血瘀，气虚推动无力，故气滞而胀。治以补气行滞，活血化瘀为法，以补阳还五汤加苍术、白芥子、鸡内金健脾助运，炒蒲黄、丹参活血祛瘀而收效。

（七）老年性便秘

患者，男，70 岁。诉反复便秘 10 余年，四五日一行，每次如厕近 1 小时，方能解少量软便，不成形，甚至腹部坠胀闭塞难忍。西医检查大肠无器质性病变，诊断为低张力性便秘，长期使用开塞露、麻子仁丸、番泻叶、肉苁蓉等药物治疗，均不能长效。刻诊：4 天未排便，神疲乏力，腰膝酸软，舌质淡紫，苔薄白，脉沉细。证属气血两虚，腑气瘀滞。治宜益气养血，行瘀导滞。补阳还五汤加味：生黄芪 60g，当归 15g，川芎 12g，桃仁 10g，红花 10g，白术 30g，枳实 10g，丹参 15g，槟榔 15g，地龙 10g，甘草 6g。2 剂后大便通畅，继以原方加减再进 20 剂，患者大便通畅，精神转佳，随访 2 个月未复发。[鲍新民，赵立欣. 加味补阳还五汤临床治验举隅. 中国民间疗法. 2011，19（8）：43]

原按：便秘是老年常见病，中医论治有虚实之分。老年性便秘主要属于脾肺气虚便秘。肺主一身之气，司肃降，与大肠相表里，肺气不降则大肠蠕动无力，大便难行；脾主运化，为生化之源，脾虚则运化无力，生化不足，精微少而失布，大肠迟缓，气虚易滞，老年人每多血瘀，气虚血滞互为因果，从而形成恶性循环。治以补气健脾、活血化瘀通络，用补阳还五汤加味。方中黄芪大补元气；白术健脾助孕；当归、川芎、桃仁、红花、丹参、地龙活血化瘀，润肠通便；槟榔行气导滞；甘草调和诸药。

十、妇科疾病

（一）宫外孕

蒋某，27 岁。2003 年 6 月 22 日初诊。患者停经 50 余天，近来，自感左下腹隐痛，阴道渗血，量不多，色暗，神疲乏力，左下腹压痛及反跳痛明显，尿妊娠试验（＋），B 超检查：子宫形态正常，宫内未见明显孕卵，左侧附件可见 41mm×27mm 大小不规则低回声团。诊断：宫外孕，收住妇产科。患者拒绝手术，要求保守治疗。口服米非司酮片，终止妊娠。同时邀笔者诊治。察其面色萎黄，舌淡稍暗、苔白偏厚，脉弦细数，四诊合参，证属瘀血阻滞，血不循经，气血两虚。治拟：益气活血，化瘀止血。方用补阳还五汤加味。处方：黄芪 30g，归尾、桃仁、地龙各 10g，红花 6g，赤芍 20g，川牛膝、阿胶（烊化）、棕榈炭各 15g。5 剂，每日 1 剂，水煎服。

二诊：阴道渗血止，腹痛减轻，精神好转，守上方去棕榈炭，加莪术 10g，水蛭 6g，继服 7 剂，诸症消失，复查 B 超：包块缩小至 14mm×11mm 大小，一般情况好，上方加益母草 20g 巩固治疗，半月后来院复查 B 超：包块消失。[罗远萍，陈罗庚. 补阳还五汤妇科治验举隅. 陕西中医. 2006，27（6）：744－745]

原按：本例患者，先后两次人工流产，导致气虚血瘀之体，本次受孕之

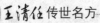

前未进行适当体质调理，继而发生宫外孕，用西药终止妊娠，请求中医治疗，早期益气活血，化瘀止血为主，继之益气活血，辅以软坚散结，使之包块消失而治愈。

（二）继发子宫性闭经

以补阳还五汤加减（黄芪80g，当归尾、赤芍药、桃仁、红花各10g，地龙12g）治疗继发子宫性闭经。大便秘结加生大黄10g（后下）；神疲肢倦、体型较胖加苍术9g、茯苓30g；带下色黄，少腹灼热加牡丹皮15g、栀子9g；如停经超过10个月加三棱、莪术各9g。日1剂，以治疗30天为1个疗程。结果治愈17例，好转34例，未愈8例，总有效率86.44%。[宁秀艳. 补阳还五汤辨证加减治疗继发子宫性闭经疗效观察. 河北中医，2011，33（7）：1018 - 1020]

（三）慢性盆腔炎

刘某，女，34岁，已婚，2006年2月初诊。下腹部疼痛半年，持续性隐痛、胀痛。每遇经期或房事后则加重，月经量偏多、色暗、有血块，带下量多、黄白相兼、无臭味。B超检查示：盆腔炎症包块，约2.4mm×2.6mm大小。予左氧氟沙星、替硝唑、三金片等治疗无效，转中医诊治。诊见：面色萎黄，神疲乏力，舌暗、苔薄白微腻，脉弦细。患者2年内流产3次。西医诊断：慢性盆腔炎。中医诊断：癥瘕，证属气虚血瘀，湿热下注。治以益气活血，通络消癥，祛湿止带，方用补阳还五汤加减。处方：黄芪60g，当归、土茯苓各30g，桃仁、红花、三棱、莪术、地龙各10g，赤芍、川牛膝、蒲公英各15g。7剂，每天1剂，水煎服。二诊：药后疼痛减轻，守方继服7剂。三诊：疼痛大减，白带量少，守方去三棱、莪术，加益母草30g，薏苡仁20g，再服10剂，巩固治疗。药后疼痛消失，B超复查示：炎性包块消失。后以乌鸡白凤丸口服1个月善后。随访半年无复发。[杨怀书. 补阳还五汤在感染性疾病中的应用举隅. 新中医. 2008，40（4）：92]

原按：患者由于频繁人工流产致气血亏虚，元气大伤。正值中年，失于调理，致湿热毒邪乘虚而入，热壅毒瘀，痹阻经络，瘀血内阻，形成癥瘕；正虚邪恋，久羁不去致病情缠绵，补阳还五汤为因虚致瘀证所设，故用补阳还五汤益气活血；三棱、莪术破瘀消癥；土茯苓、蒲公英化湿解毒止带；益母草活血止血以调经；乌鸡白凤丸补元气、调月经。诸药合用，切中病机。终获良效。

（四）不孕症

以补阳还五汤（黄芪30～60g，全当归12g，赤芍、地龙、粉川芎、巴戟肉、鹿角霜、制香附各10g,桃仁、红花各6g,紫石英15~30g,蛇床子15g)治疗不孕症63例,每日1剂。结果痊愈(已怀孕)31例,显效(病灶消失,输卵管畅通,BBT双相)29例,无效(病情无明显变化)3例。[陈旦平,董桂红,曹萍芳. 补阳还五汤为主治疗不孕症63例. 四川中医. 2000,18(1):36-37]

十一、骨关节疾病

(一)肩周炎

以补阳还五汤(黄芪30g,当归、赤芍药、地龙、川芎、桃仁、红花各10g)加减:头重痛加羌活、石菖蒲;遇冷痛甚加制附子、桂枝;颈项痛加葛根;纳差加白术、砂仁;上肢麻木加威灵仙、制苍耳子;痛剧加延胡索。日1剂。疼痛缓解后即配合功能锻炼,如摇肩、抬肩、伸臂、晨操等,以促进肩关节功能恢复,治疗肩周炎56例,痊愈43例,显效8例,好转3例,无效2例,总有效率96.4%。[杨孟林,华刚,管爱芬. 补阳还五汤治疗肩关节周围炎56例. 河北中医. 2006,28(4):278-279]

典型病例:李某,女,46岁,惠州人,广东发展银行惠州分行职员。2007年5月1日初诊。主诉:颈椎疼痛4年,肩部疼痛半年,在某医院诊为肩周炎。经推拿按摩及服中西药等多方治疗无效。曾患梅尼埃病,现已控制。问诊知:肩部疼痛甚于颈项,睡醒后身上出冷汗。患肩及上肢畏风寒,手指胀麻,遇寒痛增,得温稍减,肩关节僵直,手臂上举、外旋、后伸等活动受限;每月经行均小腹疼痛;身疲体倦,情志不舒。舌质黯淡,边有齿痕;脉弦迟无力。辨为痛痹,病机为阳虚寒凝,气滞血瘀。治宜温阳通络,益气养血,活血化瘀。方用补阳还五汤合芍药甘草汤加减:黄芪40g,川芎10g,当归10g,桃仁10g,红花5g,桑枝12g,鸡血藤30g,葛根30g,白芍60g,炙甘草20g,制附子10g(先煮半小时)。2剂。二诊:服1剂而睡醒后未再出冷汗,服2剂疼痛稍缓解。原方去桑枝,加桂枝15g,姜黄12g,桑寄生12g,嘱服3剂。三诊:服完感觉精神状态很好,疼痛改善很多,守方略事加减续服10剂。四诊:服完10剂,疼痛基本消失。原方稍作调整:黄芪40g,川芎10g,当归10g,菟丝子15g,木瓜12g,桂枝12g,鸡血藤20g,葛根30g,白芍30g,威灵仙12g,川断10g,姜黄10g。续服5剂,随访半年,肩周炎基本痊愈,临床症状消失。[张少聪,林素财. 补阳还五汤化裁临证举隅. 中医药导报. 2008,14(8):74-76]

原按:肩周炎又称肩关节周围炎,是指由肩关节囊软组织损伤,退行性改变等原因引起的以肩部疼痛及功能受限为特点的慢性无菌性炎症。中医称之为"肩痹"、"肩凝"、"漏肩风"、"冻结肩"等，是中老年常见、多发病，属于痹证范畴。《素问·痹论》云："风、寒、湿三气杂至，合而为痹也……寒气胜者为痛痹"。本病发病之内因为气血不足，营卫虚弱，肝肾不足，筋骨衰颓；外因是风、寒、湿邪乘虚侵袭上肢肩部；或劳累闪挫，或习惯偏侧而卧，筋脉受到长期压迫，遂致气血瘀滞，筋脉痹阻，出现肩部疼痛、屈伸外旋活动不利等症。治宜温阳通络、益气养血、活血化瘀，兼以补肝肾、强筋骨，方用补阳还五汤合芍药甘草汤加减，并重用白芍缓急止痛。诸药相合，攻补兼施，庶可收功。

（二）颈椎病

以补阳还五汤加减（生黄芪120g，当归6g，地龙3g，川芎3g，赤芍6g，桃仁3g，红花3g，丹参15g，姜黄10g，肉苁蓉20g，葛根30g）治疗椎动脉型颈椎病69例，每日1剂，2周为1疗程。结果痊愈20例，显效38例，好转8例，总有效率95.65%。[肖达生.补阳还五汤加减治疗椎动脉型颈椎病69例.实用中医内科杂志.2004, 18（2）: 137－138]

典型病例：王某某，男，68岁，2005年8月6日初诊。眩晕反复发作3月余。眩晕发作时伴头晕脑胀、恶心呕吐，但视物较清，查血压正常。经口服眩晕停、脑复康、西比灵等药，症状缓解，患者并未在意。近1周来，因劳累致眩晕加重，伴神疲乏力，失眠多梦，易汗出，颈部活动不利，时有耳鸣，恶心呕吐，手指麻木，舌质黯淡、苔薄白，脉细涩。入院做彩超、头颅CT检查结果示：椎－基底动脉供血不足。经用西药改善微循环，扩张血管等治疗，症状并未改善，仍感头晕纳差，时发眩晕，察其形体肥胖，舌质黯、有瘀点。诊断为气虚血瘀型眩晕，治宜益气升清，活血化瘀。予补阳还五汤加减。药用：生黄芪60g，葛根30g，当归尾15g，赤芍12g，桃红各8g，地龙6g，川芎、半夏各10g。7剂，每日1剂，水煎服。

8月13日二诊：服药后，患者感头晕目眩较前好转，但手指麻木，呕恶症状未除，脉涩，故于原方将黄芪改为80g，加丹参12g。每日1剂，水煎服。连服6剂，诸症皆消，为巩固疗效，上方再进5剂。随访半年，未复发。[支宗变.补阳还五汤临床应用2例.山西中医.2008, 24（5）: 26－27]

原按：《灵枢经·卫气》篇中有"上虚则眩"之论。《景岳全书·眩晕》篇指出："眩晕一证，虚者居其八九，兼火、兼痰者不过十中一二耳"，强调了"无虚不作眩"。本例患者年老体衰，正气亏虚，气虚则推动无力，血液循行不利，血流缓慢，致使瘀血内停，清阳不升，脑失所养，发为眩晕，故用补阳还五汤益气升清，活血化瘀而取效。

（三）腰椎间盘突出症

李某，男，42岁，工人。2009年1月10日诊。主诉：反复腰腿痛5年，加重20天。20天前因大便用力，突感腰部剧烈酸痛，难以忍受，伴左下肢麻木放电感，夜间尤甚。CT显示：L_5－S_1椎间盘突出左侧型。于外院予以内服独活寄生汤加味配合牵引等治疗20天未见明显好转，遂来本院进一步诊治。诊见：腰痛伴左下肢麻木，夜间及活动后痛甚，睡眠欠佳，大小便未见异常，舌质紫暗，苔薄白，脉弱。查体：腰椎活动受限，脊柱腰段向右侧弯，腰部两侧肌肉紧张；L_5、S_1椎间隙及左侧旁开2cm处压痛，并向臀部及左下肢放射；左侧直腿抬高试验40度（＋）及加强试验（＋），屈颈试验（＋），挺腹试验（＋）。诊断：腰椎间盘突出症；中医辨证为气虚血瘀，脉络瘀阻；治拟益气活血，通络止痛，佐以利水；处方：生黄芪90g，川芎15g，赤芍15g，当归尾15g，地龙15g，红花10g，桃仁12g，独活15g，川牛膝25g，制乳香6g，制没药6g，全蝎6g，土鳖虫15g，泽泻30g，茯苓30g，甘草6g。每日1剂，水煎，早晚分2次服用。6剂后腰腿痛见缓。继服1月，并配合卧床休息及功能锻炼，病愈。[李林，詹红生，陈博，等.补阳还五汤在骨伤科中的应用验案举隅.江苏中医药.2010，42（4）：45]

原按：腰椎间盘突出症是因椎间盘变性，纤维环破裂，髓核突出刺激或压迫神经根、马尾神经所表现的一种综合征。本病属中医学"腰腿痛"范畴，多由于气血、肝肾不足，风、寒、湿邪入侵及外伤而引发。本案腰腿痛日久，瘀血留滞，经脉气血运行不畅，筋脉失养。故以补阳还五汤补气活血；配以乳香、没药、全蝎、土鳖虫活血止痛，通经活络；血不利为水，血瘀必产生水肿，而现代医学认为消除神经根的炎症水肿是治疗腰椎间盘突出症的关键，故加茯苓、泽泻渗湿利水；独活、牛膝补益肝肾，引药下行；甘草调和药性。诸药合用，共奏益气活血、通络止痛、利水止痛之功，再配合功能锻炼，结果效如桴鼓。

（四）骨折后肿胀

以补阳还五汤（黄芪60g，当归15g，川芎10g，白芍10g，牛膝15g，地龙10g，桃仁6g，红花6g，泽兰10g，泽泻10g，茯苓10g，生甘草3g）为基本方加减：气虚较甚者加重黄芪至120g；纳差者加党参15g，白术10g；肿胀顽固不退，骨折愈合延迟者加补肝益肾之剂，如骨碎补、补骨脂等；含有风湿者加羌活10g，独活10g，桑寄生15g；寒湿者加细辛3g。服药最多15剂，最少5剂，服药期间配合手法按摩理筋。治疗骨折后肿胀520例，显效319例，有效135例，无效66例，总有效率87.3%。[张龙君，王水桥，陈建良.补阳还五汤治疗骨折后肿胀.浙江中医学院学报.2003，27（2）：39－40]

（五）腰椎退行性关节炎

以补阳还五汤（生黄芪40g，当归尾12g，赤芍药12g，地龙10g，川芎6g，桃仁、红花各9g）为主加减：湿重加滑石12g、薏苡仁30g；热重加桑枝30g、连翘15g、忍冬藤30g；寒重加附子10g、干姜10g；肢体麻木加蜈蚣2条。每日1剂，2周为1个疗程，一般用3个疗程。治疗腰椎退行性关节炎30例，治愈23例，好转6例，未愈1例，总有效率96.67%。[李文强.补阳还五汤治疗老年性腰椎骨关节病30例.上海中医药杂志.2003，37（9）：31－33]

（六）足跟痛

李某，男，50岁。2005年12月6日初诊。患者诉一周前无明显诱因出现右足跟疼痛，触地尤甚。曾行针灸理疗，效果不显著。后来我院求治，症见：右足跟痛，触地尤甚，略感腰痛。饮食尚可，二便正常。舌质暗红、苔薄，脉细涩。行右足X线检查，提示：右足骨质增生。既往无糖尿病等病史。西医诊断：足跟痛。中医诊断：痹证。证属气虚血瘀。拟补阳还五汤加味：黄芪40g，当归、地龙各30g，赤芍、怀牛膝、伸筋草、桑寄生各15g，川芎、红花、桃仁各10g、甘草6g。共3剂，水煎服。每日1剂。并嘱不负重，少行走。3天后，患者诉症状明显减轻。效不更方，遂再予5剂。疼痛消失，行走自如。[许友慧，陈明达.补阳还五汤治验.中医药通报.2007，6（4）：57－59]

原按：足跟痛好发于老年人，与退行性病变有一定关系，其实质是由跖腱膜的急、慢性炎症引起。祖国医学认为属于"痹症"范畴，由于气血不足，瘀血阻滞，以致经脉失养而发本病。方中重用黄芪、当归大补脾胃之气，以生气血。同时配以赤芍、川芎、红花、桃仁活血化瘀。地龙性善走窜，以增强活血之功效。伸筋草祛风除湿，桑寄生补肝肾，除湿。怀牛膝引药下行，直达病所，兼补肝肾。诸药合用，使气旺血行，瘀祛络通，诸症则可渐愈。

（七）腰椎侧隐窝狭窄症

调脊手法结合补阳还五汤（生黄芪60g、当归尾12g、川芎6g、桃仁10g、红花6g、地龙12g、赤芍12g）加减内服，偏于风寒者加桂枝10g、独活10g；

风湿盛者加苍术 12g、白术 12g；疼痛偏重者加制川乌 6g、徐长卿 15g；麻木偏重者加僵蚕 10g、蜈蚣 2 条。每日 1 剂，14 天为 1 个疗程。治疗 64 例腰椎侧隐窝狭窄症，痊愈 26 例，有效 24 例，好转 11 例，总有效率95.3%。[胡思进，应有荣，朱让腾，等．调脊手法结合补阳还五汤治疗腰椎侧隐窝狭窄症．中国骨伤．2009，22（10）：753 - 755]

十二、皮肤病

（一）局限性硬皮病

刘某，女，16 岁，学生，1997 年 3 月初诊。患者前额出现钱币大小红斑疹，时感瘙痒，并逐渐向下扩大至鼻部、左侧面部、耳前和下颌部。斑疹中心略凹陷，患者鼻部变尖，左鼻翼变薄，皮肤色素加深呈灰暗色，弹性差，皮纹消失，呈腊样光亮，相继左头顶部至枕部皮肤萎缩，色素沉积。实验室检查：ANA（+）1：80，Scl - 70KD（+），ESR 27mm/h。舌质淡暗，苔薄白，脉沉缓。西医诊断为局限性硬皮病。中医诊断为皮痹。辨证：气虚血瘀，寒湿阻遏。治法：益气化瘀，温经散寒，除湿化痰，通络启痹，补阳还五汤加减。方药：生黄芪 30g，当归 15g，桃仁 10g，红花 10g，川芎 10g，赤芍 15g，地龙 10g，生地 30g，桂枝 10g，白芥子 10g，炒槐花 15g，鬼箭羽 30g，僵蚕 10g，云苓 10g。30 剂。另服金龙胶囊，0.5g，3 次/日。复方红花酊外擦，2 次/日。药后皮损肤色转淡红，变软。上方加女贞子、山萸肉，继服 1 个月，皮损皮肤触及柔软，能捏起，已有皮纹出现。查抗核抗体（-），Scl-70KD（-），ESR 12mm/h。加减继服至半年，皮损肤色接近正常肤色，随访至今未见复发。[时水治．补阳还五汤加味治疗疑难皮肤病举隅．北京中医杂志．2002，21（1）：63 - 65]

原按：硬皮病是一种自身免疫性疾病，好发于女性，以皮肤肿胀，硬化，萎缩，小血管痉挛狭窄为特征。中医认为属"痹证"范畴。《医学传心录》曰："痹者，犹闭也。风寒湿气侵入肌肤，流注经络，则津液为之不清或变痰饮，或成瘀血，闭塞不通，故作痛走注或麻木不仁"。本病的发病机制是本虚标实。阳气不足，卫外不固，腠理不密；风寒湿之邪伤于血分，致荣卫行涩，经络时疏，造成经络阻遏，气血瘀滞而发病。本方具有补气益元复阳，熄风祛瘀、化浊通络之功效。黄芪大补元气，以助养血活血；当归、桃红、川芎、赤芍、地龙可调节免疫功能，降低全血黏度，改善微循环，增强新陈代谢，降低病灶血流阻力，缓解肢端小动脉痉挛；川芎还能引药上行直达病所；白芥子、僵蚕、桂枝温经散寒，除湿化痰，软坚止痛；生地与黄芪配伍，一阴一阳相辅相成。槐花、鬼箭羽清热解毒，活血化瘀，通经活络；云苓健脾利水。诸药配合，益气养血，活血化瘀，温经散寒，除湿化痰，通络启痹。

（二）瘀积性皮炎

赵某某，男，64岁。双下肢静脉曲张30余年。近几年反复下肢轻度浮肿，晨轻午后重，双下肢坠胀疼痛、瘙痒，抓痕破溃不易收口，外周红肿，近半年来胫内侧皮肤紫暗破溃、渗出、结痂，周边色素沉着，以右下肢为重。脉细涩，舌暗，苔白腻。辨证：气虚血瘀，经络阻遏，毒热下注。治法：益气活血，祛瘀通络，清热解毒，除湿化痰。补阳还五汤加减。方药：生黄芪45g，赤芍15g，白鲜皮15g，川芎10g，当归10g，桃仁10g，红花10g，牛膝10g，地龙10g，公英30g，白茅根30g，车前草15g。外擦紫草膏（紫草、黄柏、苦参等）。服药14剂后，双腿肿消，坠胀疼痛减轻，加生苡仁30g，丹参30g，继服30剂，渗出明显减少，溃疡灶变浅缩小，加减服8周后疮面愈合，皮色逐渐变淡，嘱其夜间将小腿垫高，晨起用高弹力绷带缠裹下肢，并加强运动锻炼，促进下肢血液回流，防止复发。[时水治.补阳还五汤加味治疗疑难皮肤病举隅.北京中医杂志.2002，21（1）：63－65]

原按： 本病与中医记载的"臁疮"相似。此病常与下肢静脉曲胀有关，位于胫前内侧缘者为"内臁疮"：位于胫外侧缘者为"外臁疮"。《医宗金鉴·外科心法要决》曰"此证生在两胫内外廉骨。外廉属足三阳经，有湿，兼血分虚热而成，更兼廉骨皮肉浅薄，难得见效，极其缠绵。初发先痒后痛，红肿成片，破津紫水……日久疮色紫黑……又年顽臁，疮皮乌黑下陷……"。本病多属风寒湿热毒相聚或久站、久行、劳伤，致使经络阻滞。气血不通，日久溃烂，诱发成疮。方中生黄芪为君，补气升阳，气为血帅，气行则血行；赤芍、当归、地龙、川芎、桃仁、红花、牛膝凉血活血化瘀，消肿止痛；牛膝引药下行，直达病所。白鲜皮、公英、白茅根、车前草清热解毒，祛风除湿，利水消肿。

（三）扁平疣

刘某，女性，42岁，2004年9月21日就诊。患病已6年余，皮疹面积较大，主要表现在面颊部、颈前、前胸及双上肢前臂、手背布满绿豆、米粒及芝麻大小的扁平丘疹，黄褐色，微痒。6年来求医无数，曾肌内注射聚肌胞、病毒唑、板蓝根注射液，外涂阿昔洛韦软膏，口服中西药物等，收效甚微。

症见形体肥胖，面色晦暗，神疲乏力，舌质紫黯有瘀点，苔薄白，脉弦细涩。从事肉鸡屠宰生意，时常接触污血秽浊之物。证属体虚热毒外侵，搏结滞络。治拟益气固表，解毒活血。补阳还五汤加减：黄芪60g，当归、桃仁、红花、赤芍、香附、枳壳各10g，川芎、败酱草、紫草、大青叶各15g，薏苡仁、白蒺藜各30g，柴胡5g，丹参20g，莪术、甘草各6g。3剂，水煎服。另以蝉蜕30g，地肤子、明矾、白鲜皮各20g，红花、苍耳子各10g浸泡于75%酒精500ml中，3天后涂搽扁平疣患处。9月30日复诊，扁平丘疹瘙痒减轻，皮损无明显变化，亦无新发。药已中的、守方再投3剂。10月11日三诊，面部及大部分疣体开始干涸萎缩，皮肤光洁、清亮；下肢微有浮肿，按之凹陷，舌脉如前。宗"诸湿肿满，皆属于脾"之旨，用前方与参苓白术散揉合出入，予赤芍、泽泻、莪术、炒白术、山楂、鸡内金各10g，黄芪60g，茯苓、当归各15g，猪苓12g，山药、丹参、淫羊藿、益母草、葛根、薏苡仁各20g，甘草6g。再投3剂。药尽疣体全部脱落，皮肤光滑洁净，未留任何痕迹，下肢浮肿亦随之消失。随访至今未发。[胡德金.补阳还五汤加味治验两则.中国中医急症.2006，15（4）：434-436]

原按： 扁平疣，中医学称之为"扁瘊"。多由气血失和，腠理不密，风湿热毒乘虚而入，阻滞经络，搏于肌肤而成。本例患者发病6年有余，屡用他药罔效，且丘疹色黄褐，面色晦暗，舌质紫黯有瘀点，脉弦细涩等，皆为瘀血阻滞经络之象。故选补阳还五汤加味治之。根据"邪之所凑，其气必虚"的原理，加大黄芪用量，以益气固表，托毒生肌，切中《灵枢·经脉篇》"虚则生疣"之论；当归、赤芍、桃仁、红花、莪术、川芎、丹参等群药合力活血化瘀，软坚散结，使风湿热毒之邪无所依附，亦寓"治风先治血，血行风自灭"之意；紫草、大青叶、败酱草清热解毒，凉血消斑，符合《内经》"诸痛痒疮，皆属于心"之理，因心主热，由火化之；继遵《薛己医案》"疣属肝胆少阳经，风热血燥，或怒动肝火，或肝客淫气所致"之论述，加柴胡、香附、枳壳、白蒺藜疏肝理气解郁，平肝熄风；薏苡仁健脾清热利湿，导邪下出，更防清热解毒药寒凉生湿败胃之弊；甘草调和诸药；加之药酒外搽皮疹，使药力直达病所。共奏清热除湿，收敛止痒，清除污垢之功。但因口服方中祛瘀药、寒凉药较多，易伤正气，故应中病即止，续以健脾固本之药善后。

（四）慢性荨麻疹

患者，男，38岁，2001年3月13日初诊。患者3年前无明显诱因出现全身散发大小不等风团,以四肢和躯干为多,反复发作,受风受凉易诱发,夜间尤甚,愈抓愈痒,苦不堪言。服抗过敏西药后能暂时缓解,停药则复发。刻诊:四肢躯干少许散在风团,有抓痕及散在陈旧性出血点、斑点,苔白,舌偏黯红,脉细。处方:黄芪20g,当归12g,生地黄12g,川芎12g,地龙12g,丹参12g,鸡血藤20g,白蒺藜12g。每日1剂,水煎服。并嘱服药期间忌鱼腥海味、辛辣,且注意防风保暖。连服10剂后,患者风团明显减少,瘙痒减轻。守方继服10剂巩固,上述症状完全消失,随访半年无复发。[郎立和. 补阳还五汤临证举隅. 中国中医信息杂志. 2010,17(7):88,110]

原按:慢性荨麻诊属中医"风疹块"、"隐疹"等范畴。中医认为,血在风证的发生、发展及转归中起着至关重要的作用,病因有血虚、血寒、血热、血燥等,而血虚、血寒、血热又可导致血瘀。笔者认为,气血亏虚是本病的基本病理,且因病程日久不愈,则"久病生瘀",故治疗宜益气活血、祛风止痒,即所谓"治风先治血,血行风自灭"、"气为血帅、气行则血行"也。方用黄芪、生地黄、当归、川芎、丹参益气养血活血;地龙祛风活血通络:鸡血藤滋阴养血;防风、白蒺藜祛风止痒。全方共奏益气活血、祛风止痒之功效。

(五)黄褐斑

李某,女,36岁,2007年4月8日初诊。主诉:面颊鼻翼部黄褐斑半年。症见:面颊鼻翼部淡褐色斑、唇周色暗,伴见月经延后,色淡量少有块,神倦乏力,纳差少寐,舌质淡边尖有瘀点,苔薄白,脉细涩。诊为黄褐斑。证属气血不足,脉络瘀阻,肌肤失养。治宜补气益血,活血通络,养颜靓肤。方药:黄芪45g,当归15g,川芎15g,赤芍15g,桃仁10g,红花10g,鸡血藤20g,玉竹30g,冬瓜仁30g,白芷15g,僵蚕15g,甘草6g,每日1剂,水煎服。连服10剂,诸症减轻,色斑渐淡。每于月经前1周服药3剂,半年后黄褐斑消失,月经正常。[刘利红. 补阳还五汤治疗皮肤病举隅. 光明中医. 2008,23(12):1997-1998]

原按:黄褐斑是一种发生于颜面的色素增生性皮肤病,好发于中青年女性,现代医学认为内分泌功能紊乱,尤其是性激素水平的异常是导致本病的重要因素,中医认为形成黄褐斑的病理基础与脏腑气血失调密切相关,多为肝郁脾虚,肝肾阴虚或气滞血瘀,使面部气血失和而发病。本案为气虚血瘀,肌肤失养所致,故用补阳还五汤加减甚为切题而效佳。

（六）斑秃

张某，男，45 岁，2007 年 6 月 12 日初诊。主诉：头发呈斑片状脱落 3 月。症见：头皮见五分钱币大小圆形、椭圆形脱发斑约 6 处，散在分布，伴头晕头痛，神疲乏力，失眠多梦，舌质淡苔薄白，舌底脉络迂曲粗大，脉沉细。诊为斑秃。证属气虚血瘀，经脉瘀阻。治宜益气活血，祛风通络。方药：黄芪45g，当归15g，川芎15g，赤芍15g，桃仁10g，红花10g，天麻15g，荷顶 3 个，制首乌30g，制黄精30g，水蛭10g，甘草6g，每日 1 剂，水煎服。20 天后二诊，原脱发斑处有部分毛发生长，无新增脱发斑，守方服药 2 个月，毛发全部长出，诸症痊愈。随访半年未复发。[刘利红 . 补阳还五汤治疗皮肤病举隅 . 光明中医 . 2008, 23（12）：1997 - 1998]

原按： 斑秃是一种毛发突然成片脱落而皮肤正常的慢性皮肤病。现代医学对斑秃的发病机制尚未完全清楚，多认为与自身免疫或遗传有关，精神因素亦是诱发或加重本病的原因。祖国医学称之为"油风"，《外科正宗》说："油风乃血虚不能随气荣养肌肤，故毛发根空，脱落成片，皮肤光亮。"本案病程较长，久病多责之"虚"、"瘀"，气虚无力推动血行，血瘀毛窍，经气不宣，新血难以灌注于发根而失其濡养，而出现大面积脱落。用补阳还五汤加减治疗本病，切中病机，疗效甚佳。

（七）老年性皮肤瘙痒症

刘某，女，65 岁。2006 年 1 月 5 日初诊。患者诉反复发作性皮肤瘙痒 5 年，以双下肢为重，入冬尤甚。曾行西医治疗，病情时好时缓。遂来我院求治于中医。症见：皮肤瘙痒，以双下肢为重，可见抓痕和血痂，以及少许脱屑。舌质淡、苔薄白，脉沉细。既往无糖尿病、高血压等特殊病史。西医诊断：老年性皮肤瘙痒症。中医诊断：风瘙痒。证属气血亏虚。予补阳还五汤化裁：黄芪40g，当归30g，赤芍、制首乌、白蒺藜、白鲜皮各15g，川芎、红花、桃仁各10g，炙甘草6g。共 5 剂，水煎服。每日 1 剂。6 天后复诊，诉症状明显缓解，遂加防风10g，白术15g。再进 5 剂痊愈。后随访半年，未诉复发。[许友慧，陈明达 . 补阳还五汤治验 . 中医药通报 . 2007, 6（4）：57 - 59]

原按： 老年性皮肤瘙痒症乃老年人常见病，一直是医学界一大顽疾。西医治疗病情容易反复，病人痛苦。中医认为该病多与血虚，血热有关。结合本例，乃气血亏虚，因虚致瘀，肌肤失养，故发本病。方中重用黄芪运大气，同时主"大风"（大风乃一切皮肤顽症的总称）。当归与黄芪相伍，补血活血。赤芍、红花、桃仁、川芎活血祛瘀生血。制首乌、白蒺藜为对药（定风丹），补肝肾，益精血。白鲜皮祛风解毒。故本方共奏补元气，益精血，生津液，扶正托邪于外之功。复诊时肌肤微感瘙痒，乃表气未通，加防风、白术以增强益气固表之作用。

十三、耳鼻喉科疾病

（一）声带结节

林某，女，25 岁。从事声乐工作，每当歌唱频繁时即声音嘶哑，经多方治疗未见显效。声音嘶哑时轻时重，咽干口燥，伴眩晕，身酸，偶有生痰，月事不调，舌淡少苔，脉弦细。经检查确诊为声带结节，为气虚血瘀，脉络不利，上结咽喉，治宜益气活血，化瘀利咽。补阳还五汤加减。处方：黄芪30g、当归6g、赤芍10g、丹参15g、地龙10g、桃仁6g、红花5g、麦冬10g、千张纸10g、桔梗10g、僵蚕10g、甘草5g，日 1 剂，水煎服，治疗半个月，声音正常，并能登台演唱。[张泽扬．补阳还五汤的临床运用．内蒙古中医药．2002，（5）：44–46]

原按：素体虚弱，长期高歌，暗耗气血，血液运行不利，脉络血瘀，通络散结，余悟补阳还五汤可治中风之失语，故也可用于结节性声嘶，果获效。

（二）耳鸣

患者，男，55 岁，退休工人，2009 年 3 月 12 日初诊。患者半年前退休后，终日心情郁闷，落落寡欢，常唉声叹气，2 个月前出现耳鸣，呈阵发性，于安静环境下较明显，曾自行服用牛黄清心丸 2 盒，耳鸣未减，反而夜间更加明显，影响睡眠。1 周前因与家人生气，耳鸣更为严重，影响正常生活，遂来我科就诊。刻诊：双侧耳鸣，呈持续性，音调时高时低，有时为蝉鸣声，有时嗡嗡作响，夜间为重，影响睡眠，自觉双耳听力尚正常，常感头晕，头重，昏沉不适，情绪低落，心情郁闷，食欲不振，大便不成形、每日 2～3 次，舌质黯淡、舌体胖边缘有齿痕及瘀斑，苔白腻，脉弦。专科检查：双侧外耳道无异常，双耳鼓膜完整无充血及穿孔。纯音测听检查示：双耳 8kHz，听力对称性下降至 40 分贝，余均在正常范围。声导抗测听示：双耳鼓室曲线均呈"A"型，声反射均正常。诊断：双耳感音神经性耳聋（轻度）、耳鸣。辨证：气虚血瘀，耳窍不利。治以补气活血，通络开窍。方以补阳还五汤加减：生黄芪60g，当归尾10g，赤芍10g，地龙6g，川芎10g，桃仁10g，茯苓20g，陈皮10g，柴胡10g，白术

10g、合欢花 10、夜交藤 15g。水煎服，每日 1 剂。服药 7 剂后，耳鸣、头晕、头沉等明显减轻，睡眠好转。守方继服 7 剂，耳鸣仅在安静环境下才能感觉到，但不影响睡眠，食欲大增，情绪好转。[张亚力. 补阳还五汤在耳鼻喉科疾病治疗中的应用. 中国中医药信息杂志. 2010, 17 (1): 80]

编者按：患者双侧持续性耳鸣，夜间为重，影响睡眠，伴见头晕，头重，昏沉不适，情绪低落，心情郁闷，食欲不振，大便不成形，舌质黯淡、舌体胖边缘有齿痕及瘀斑，苔白腻，脉弦。证属气虚血瘀，耳窍不通。治宜益气活血，通络开窍。故重用黄芪大补脾胃之气，使气旺以促血行，祛瘀而不伤正；当归尾活血祛瘀而不伤血；川芎、赤芍、桃仁、红花助当归尾活血祛瘀；地龙通经活络，加茯苓、陈皮以加强健脾化湿之力；柴胡、炙香附行气通窍。

（三）突发性耳聋

以补阳还五汤（黄芪、当归、赤芍、地龙、川芎、红花、桃仁）治疗突发性耳聋 51 例，每日 1 剂，1 日 3 次，10 天为 1 个疗程，同时肌内注射 ATP、CO - A 等药。显效 18 例，好转 20 例，总有效率 75%。[冯爱成，黄易，毛丽华. 补阳还五汤治疗突发性耳聋疗效观察. 辽宁中医杂志. 2006, 33 (12): 1579 - 1580]

十四、眼科疾病

（一）单纯型糖尿病视网膜病变

唐爱华等以饮食控制及口服降糖药或胰岛素控制血糖，同时加用具有补气活血、化瘀通络的补阳还五汤化裁为主治疗单纯型糖尿病视网膜病变 30 例，进行治疗。药物组成：生黄芪 50g、当归尾 12g、赤芍 15g、地龙 10g、川芎 15g、桃仁 15g、蒲黄 10g、田七 5g、牛膝 15g、甘草 6g。采用由江阴天江药业有限公司生产的单味中药浓缩颗粒剂，每日 1 剂。温开水冲服。4 周为 1 个疗程，连续观察 2 个疗程。结果显效 6 只眼，有效 40 只眼，无效 10 只眼，总有效率 82.14%。[唐爱华，李凌云，李双蕾，等. 补阳还五汤化裁为主治疗单纯型糖尿病视网膜病变 30 例临床观察. 江苏中医药. 2008, 40 (2): 32 - 35]

典型病例：王某，女，59 岁，2003 年 12 月 3 日初诊。左眼突然视物昏蒙 7 天。患者有糖尿病 6 年，平素服达美康、阿莫利、消渴丸等降糖，不规则注射胰岛素。在省某医院眼科检查，诊断为糖尿病视网膜病变（双），予复方血栓通胶囊口服等，并嘱常规用胰岛素治疗。1 周前晨运动时，左眼突然视物昏蒙不清，视力恢复不明显而转中医诊治。诊见：头晕乏力，消瘦口渴，指趾麻木感明显，并有刺痛感，舌暗淡、苔薄而略干，左脉缓涩，右脉细而无力。检查：双眼外观端好，左眼视力 4.4，右眼 4.6，双眼视网膜散在点片状出血，后极部可见片状出血、硬性渗出及微血管瘤，中心凹反光点弥散。血生化检查：空腹血糖 9.6mmol/L，餐后血糖 13.2mmol/L，糖化血红蛋白 7.4%。证属气虚血瘀，目络溢血，治宜益气通络，活血止血。方用补阳还五汤加味。处方：黄芪 40g，吉林参、香附、桃仁、炒蒲黄各 10g，川芎、当归尾各 12g，红花、赤芍、白芍、生龙骨、茜草根各 15g，地龙干 6g，三七粉（冲）3g。5 剂，每天 1 剂，水煎，早晚分服。同时坚持常规注射胰岛素。二诊：服药后自觉左眼视物较前清楚，头晕乏力，指趾麻木感减轻，大便稀。检查：视力左眼 4.5，右眼 4.6。眼底见视网膜后极部片状出血少量吸收，无新鲜出血。守方加炒白术 12g，茯苓 10g，续服 5 剂。三诊：精神好转，自觉双眼视力提高，肢麻、疼痛明显减轻，大、小便正常。检查：视力左眼 4.7，右眼 4.8，双眼视网膜后极部出血部分吸收。为巩固疗效，上方去炒蒲黄、三七粉、茜草根，加枸杞子、楮实子各 15g，再进 10 剂。随访 3 年眼底血症未再复发。[张萍. 补阳还五汤在眼科急症中的运用. 新中医. 2008，40（7）：95]

原按：糖尿病视网膜病变属中医学暴盲范畴。早期视网膜后极部多有圆点状出血或火焰状出血。患者在眼底出血期的治疗并未一味止血，以辨证论治为思路，拟黄芪、人参相须为用，旨在补元气，振脾阳，帅血以运行；地龙、川芎、当归尾、桃仁、红花活血祛瘀，畅通血脉，使血行有道而不溢络外；炒蒲黄、三七粉、茜草根化瘀止血，止血而不留瘀。全方益气通络，活血止血，法随证立，药随法出，药证相符而收功。

（二）前部缺血性视神经病变

宋某，女，58 岁，2004 年 6 月 12 日初诊。患者突然右眼视力下降 1 天来诊。诊见：右眼视物不清但外观端好，无痛无肿，眩晕耳鸣，易疲倦，头重，语言含糊不清，舌暗红，苔黄腻，左脉涩缓，右脉细。检查：视力右眼 4.1，左眼 5.0。BP 130/95mmHg。颈颅超声多谱勒检查示：脑动脉硬化。眼底检查：右眼视盘轻度水肿，边界不清，视盘周围可见线状出血。视野缺损为生理盲点相连的扇形暗点，左眼底未见明显病变。证属气虚血瘀，痰蒙清窍，治宜益气活血，化痰开窍。方用补阳还五汤加味。处方：黄芪 40g，丹参 20g，当归尾、远志、胆南星、石菖蒲、桃仁各 10g，郁金、地龙各 12g，赤芍、红花、鸡血藤各 15g，麝香 0.3g。6 剂，每天 1 剂，水煎服。配合球后注射地塞米松等。二诊：右眼视物较前清晰，头重、头晕、耳鸣减轻，言语表达清楚。检查：视力右4.4，左5.0；眼底视盘水肿减轻，盘周线状部分吸收。惟四肢痿软无力，少气懒言。嘱停球后注射地塞米松，守前方黄芪用60g，地龙增至15g，续服20余剂而愈。［张萍．补阳还五汤在眼科急症中的运用．新中医．2008，40（7）：95］

原按： 前部视神经缺血性病变属中医学暴盲范畴，多累及双眼。本例突发视物不清、肢软乏力、眩晕、耳鸣、右脉细弱，乃气血虚弱，清阳不升所致；头重、语言不清属痰浊上泛，蒙蔽清窍；舌暗淡有瘀斑、左脉涩缓又为血瘀脉络。患者气虚、痰、血瘀滞并存，气机升降失常，病机仍以气虚为本。故重用黄芪40～60g大补元气，益气升清；取地龙善行走窜，通经活络功效；并用当归尾、赤芍、桃仁、红花、丹参、鸡血藤力专善走，合黄芪益气推动血行，畅达络脉隧道，使清阳精明之气上濡目窍；加胆南星、石菖蒲、远志化痰开窍，降浊安神；麝香气味峻烈，走窜力强，为醒脑开窍之佳品。治疗后清升浊降，气机恢复，故目窍豁然。

（三）麻痹性斜视

李某，男，56岁，2002年7月19日初诊。患者突然出现复视1月余求诊。患糖尿病5年，40天前出现左眼珠向内偏斜、复视，伴眩晕、恶心。曾在市某医院诊断为左眼外展神经麻痹，予肌苷、维生素B、维脑路通等治疗1月无改善。诊见：双眼结膜无充血，角膜透明，右眼球运动正常，左眼球外展受限，复视，常用左手遮盖病眼，视力左眼5.0，右眼5.0，伴眩晕乏力，头重耳鸣，肢困倦怠，恶心欲呕，舌暗淡而胖，苔白腻，脉沉涩。CT检查排除颅内占位病变。诊断：左眼外展神经麻痹。证属气虚血瘀，风痰阻络，治宜益气活血，化痰通络。方用补阳还五汤加味。处方：黄芪40g，丹参30g，全蝎、僵蚕、白附子、法半夏、当归尾、地龙、大枣、桃仁各10g，赤芍12g，红花、石菖蒲各15g，木香、砂仁（后下）各6g，生姜5片。5剂，每天1剂，水煎，早晚分服。二诊：服药后头晕乏力，恶心欲呕等明显减轻，以本方加减，共服40余剂，诸症悉除，左眼球外展运动恢复正常，复视消失。嘱服补中益气丸合复方丹参片半月巩固疗效。［张萍．补阳还五汤在眼科急症中的运用．新中医．2008，40（7）：95］

原按： 本例除左眼球外展受限、复视外，局部与全身表现多与清阳出上窍、清阳发腠理、清阳走五脏等生理相悖，辨证主要着眼局部症状与全身症状相结合，清阳之生理与病机结合。据此辨为气虚血瘀，风痰阻络。治以益

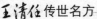

气活血为主，辅以化痰通络止痉，方用补阳还五汤合牵正散加减，守方加减治疗月余，使气机畅达，清升浊降，气血通利，眼疾痊愈。

十五、其他

（一）乌头碱中毒后遗症

刘某，男，33岁，驾驶员，1995年6月就诊。半年前，某日在广东省深圳市某酒家进食天麻炖鸡后不久，突然昏厥，不省人事，即送当地某医院抢救，检查发现菜肴中混有乌头，诊断为乌头碱中毒。立即输液、洗胃，采用心脏起搏器等抢救脱险。半月后患者发现左小腿内踝上约8~14寸处，胫骨内侧有一椭圆形的紫色斑块，局部麻木不仁，针刺无痛感，近踝处略见浮肿，皮肤温度正常。建议出院请中医诊治。就诊时除见上述症状外，患者面色晦暗，全身倦怠乏力，食欲欠佳，大便溏薄，小便黄，舌质紫暗，舌下静脉努张，舌根部苔黄腻，脉濡缓。证属气虚血瘀，气不化津，湿浊与瘀血相互搏结，郁而化热所致。投补阳还五汤合四君子汤加丹参、苏木、六一散、黄柏、苍术、川牛膝。连服10余剂，诸症消失。同时，局部用栀子研细，加适量保宁醋与白酒（1:2的比例）及少量面粉，调匀后外敷，2天1次，以患处皮肤出现奇痒难忍为度，等痒止后再敷。两周后局部皮肤脱皮，知觉渐复，皮色也始复正常。[杨其仁.补阳还五汤的临床应用.湖南中医杂志.2010, 26 (1): 64-67]

原按： 本例因误食毒物，致元气大伤，心脉瘀阻，气不化津，湿浊下注，遂成气虚血瘀，瘀浊化热之势，故以补阳还五汤加丹参、苏木、川牛膝益气活血；四君子汤健脾除湿；同时与黄芪相配，以增强益气之功；黄柏、苍术为二妙散，与六一散相配，以清热除湿；外用栀子粉与白酒、保宁醋相配，意在清热除湿、活血。全方共奏收、提、拔毒之功，故紫斑悉除。

（二）外伤腰痛

莫某，女，18岁，广东清远人，大学生。2006年12月18日初诊。患者1周前搭同学单车时不慎摔下，腰急性扭伤，当时剧痛难忍，难以站立。全身自感疲惫，腰伸直时疼痛如刺，偶有高声谈笑时亦感一阵疼痛，痛处拒按。在某中医院检查，腰椎无损伤，按之腰区肌肉疼痛。舌淡红、舌边稍有齿痕，脉弦涩。辨为外伤腰痛，气虚血瘀。治宜补气益肾，活血化瘀，方用补阳还五汤加减：黄芪20g，红花5g，地龙10g，桃仁10g，归尾10g，木瓜12g，乌梢蛇 15g，鸡血藤 30g，狗脊 10g，杜仲 10g，川断 10g，白芍 20g，甘草 5g。3剂。12 月 22 日复诊，言服 2 剂后，腰痛基本痊愈，嘱其服完剩下 1 剂巩固疗效。随访 11 个月。未见复发。[张少聪，林素财. 补阳还五汤化裁临证举隅. 中医药导报. 2008，14（8）：74-76]

原按：跌仆外伤，损伤经脉气血，气血运行不畅，瘀血阻滞腰部经脉，导致腰痛。治当活血化瘀为主，以消除病源。然活血之药，多有破血耗血之弊，过用则伤正。当配合益气养血、补肾强腰之品以扶植正气。正如《证治汇补•腰痛》所云："治惟补肾为主，而后随邪之所见者以施治，标急则治标，本急则治本，初痛宜疏邪滞，理经隧，久痛宜补真元，养血气。"故用补阳还五汤化裁补气化瘀；复配鸡血藤养血活血；杜仲、川断补肾强腰；白芍缓急止痛；木瓜、乌梢蛇舒经活络；狗脊补肝肾强腰膝；甘草益气补中。共奏益气养血、活血化瘀、补肾强腰之功，则腰痛愈矣。

（三）精液不液化症

张某某，男，28 岁，2005 年 3 月 4 日初诊。结婚 4 年，同居未育。性生活正常，女方曾作妇科检查正常。多家医院精液检查，24 小时不能液化。服用补阳、滋阴、利湿、化瘀中药及抗菌西药无效。诊见：面色晦暗，眼睑微肿，乏力自汗，小腹及会阴部拘急隐痛，舌紫暗，脉沉细。精液检查：总量 2ml，色灰白，24 小时仍如胶冻。证属气虚血瘀，精室瘀阻。以补阳还五汤为主加味：黄芪 50g，归尾 12g，赤芍 10g，川芎 10g，地龙 15g，桃仁 10g，红花 10g，橘核 10g，肉桂 10g。10 剂，每日 1 剂，水煎分 2 次口服。二诊乏力自汗，小腹、会阴部拘急隐痛明显好转，守方 20 剂。病情好转后改汤剂为粉末剂冲服，缓图奇功。三诊诸症消失，精液检查：总量 4ml，色灰白，20 分钟完全液化，活动率 85%，活动良好，精子计数 5500 万/ml。半年后其妻来院检查，已孕 2 个月。[吴宗山. 补阳还五汤临床新用举隅. 江西中医药. 2009，40（8）：53-54]

原按：精液不液化症为男科常见病，亦为男性不育原因之一，医者常以补阳、滋阴、利湿、化瘀治疗，每多取效。本例辨证为气虚血瘀，故用常法难以奏效。气虚无力行血而致血瘀，血瘀气机不畅而致精室瘀阻，气虚阳也虚，加之精室瘀阻，阳气不能通达，肾精失于温煦，致使精液不化。故以补阳还五汤益气助阳，活血化瘀，加橘核引药直达病所，并行气散结止痛，肉桂温通阳气。诸药合用，气旺血行，阳气通达，肾精得阳气温煦则化矣。

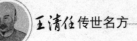

【实验研究】

1. 改善心肌缺血 补阳还五汤对垂体后叶素诱发大鼠实验性心肌缺血有一定保护作用，可显著抑制大鼠 T 波变化，提高大鼠血浆 SOD 活性、降低 MDA 含量，对血浆 LDH、CPK 的释放也有显著的抑制作用。含本方药物的血清可显著提高雄性大鼠离体 VEC 的增殖活力，并降低血清 LPO 水平和提高血清 SOD 含量而发挥抗脂质过氧化损伤作用，从而通过对血管内皮细胞的保护而起到保护心肌的作用。

2. 抗动脉粥样硬化与降血脂 补阳还五汤能明显降低高脂饮食兔血清总胆固醇和甘油三酯、血浆 FVⅡ促凝活性和一氧化氮；使主动脉、腹主动脉和冠状动脉粥样斑块面积显著减少。

3. 抗脑缺血及脑缺血再灌注损伤 补阳还五汤能拮抗脑缺血引起的红细胞 C3bRR 降低、红细胞 ICR 增高；能抑制脑缺血引起的红细胞 MDA 生成，拮抗脑缺血引起的红细胞 SOD 活性下降，并能抑制脑缺血后脑组织 MDA 生成，增强脑组织 LDH 活性，故补阳还五汤对脑缺血后红细胞免疫功能有调节作用，对脑缺血后脑组织损伤有保护作用。脑缺血再灌注可以诱导脑组织 ET-1 基因的异常表达，从而进一步加重脑损伤，补阳还五汤可在一定程度上下调脑缺血诱导的 ET-1 基因的表达，可有效地阻止大鼠脑缺血再灌注后血清及脑组织 NO 含量及脑组织 NOS 活力的升高，还可通过抑制神经细胞凋亡而减小脑梗死体积，从而起到保护脑组织的作用。

4. 改善血液流变学 补阳还五汤能改善模型大鼠的全血比黏度，降低血浆 TXB_2 水平，显著降低强迫游泳劳损法导致气虚血瘀证模型大鼠全血黏度、红细胞压积、血沉、纤维蛋白原。因此，补阳还五汤能够改善血液流变学的"黏"、"浓"、"凝"、"聚"状态。

5. 抗血栓作用 补阳还五汤能明显降低实验性动、静脉血栓模型血栓形成后血液中 PAF 含量，延长动脉血栓形成的潜伏期，降低静脉血栓形成百分率，减轻静脉血栓的干重和血栓-体重指数。

6. 对周围神经损伤的修复作用 补阳还五汤能提高周围神经损伤后脊髓前角运动神经元和脊神经节感觉神经元存活率，减轻神经元胞体萎缩程度，有利于周围神经损伤后神经功能的恢复。

【临证提要】

补阳还五汤是体现王清任所创气虚血瘀理论的代表剂，是其在深刻理解半身不遂病因、病机的基础上所拟订的一首具有通治性质的有效方。气虚血瘀是中风病的主要病机，随着对中风病认识的不断深入和临床经验诸方面的积累，益气活血法目前广泛应用于缺血性中风的急性期、恢复期，从而使补阳还五汤及其加减方在临床上占有很重要的地位。我们在临证中遇到不同症情的中风病证，基本上可用此方加减予以酌情论治。在辨证时须注意气虚血瘀的特点。气虚血瘀尚可衍生痰浊、湿遏之变，瘀浊日久，每易化热，气虚之甚亦易阳虚。故方中又常酌加除湿、祛痰、利尿、温阳、清热之药。但对气虚血瘀之出血性疾病，当慎用活血祛瘀药，以免增加出血。阳气不足者，取"少火生气"之义，温阳药亦不可过用。

补阳还五汤的现代研究应用范围特别广泛，除可以治疗心、脑血管疾病，神经系统、消化系统、呼吸系统、泌尿系统等内科疾病，还可以治疗妇科、皮科及骨伤科疾病，但其病机不外乎气虚血瘀所致。临证使用时应注意辨病与辨证相结合，只要辨证准确，恒守其方，勿轻易更换，即能获效。

关于本方药物用量的问题，目前认识不一。有人主张应重用黄芪至四两或四两以上，其他药物也应相应增加；有人主张方中黄芪量大，应适当减少，而其他药物用量则应适当增加。而从原方用量分析来看，王清任的本意是重用黄芪，而轻桃仁、红花和赤芍，全方是以补气为主，以活血化瘀为辅。临床应用时应根据病情与患者体质等情况决定各药主次和剂量，不必拘泥。《珍珠囊》载黄芪"益胃气、去肌热、止自汗、诸痛用之。"《医学衷中参西录》指出黄芪"善治肢体痿废。"黄芪用量一般为 30～60g，可在治疗中逐渐加大剂量至 120g。且愈后最好继续服一段时间，防止复发。

癫狂梦醒汤

【来源】《医林改错·下卷·痹证有瘀血说》

【组成】桃仁八钱（24g）　　柴胡三钱（9g）　　香附二钱（6g）　　木通三钱（9g）　　赤芍三钱（9g）　　半夏二钱（6g）　　腹皮三钱（9g）　　青皮二钱（6g）　　陈皮三钱（9g）　　桑白皮三钱（9g）　　苏子四钱，研（12g）　　甘草五钱（15g）

【用法】水煎服。

【功用】活血祛瘀，降气逐痰。

【主治】癫狂一症，哭笑不休，詈骂歌唱，不避亲疏，许多恶态，乃气血凝滞脑气，与脏腑气不接，如同作梦一样。

【方解】

君：桃仁——活血逐瘀，并引瘀血下行。

臣：赤芍——活血祛瘀。

半夏、苏子——祛痰化浊。

佐：木通——活血通脉。

大腹皮、陈皮、桑白皮——化痰泄浊，降气散结，使痰浊从下而出。

柴胡、香附、青皮——疏肝解郁，行气散结；柴胡与陈皮，一升一降，调理全身气机。

使：甘草——调和诸药。

【方论】

癫狂梦醒汤重用桃仁配赤芍活血化瘀；用香附、柴胡、青皮、陈皮疏肝理气解郁；苏子、半夏、桑皮、腹皮降气消痰；木通清热利湿，；一则清解气郁所化之火，二则利湿有助消痰，三则通窍；倍用甘草缓急调药。诸药相伍，活其血、理其气、消其痰。血活则气畅、气畅则郁解，郁解痰亦消，痰消窍则通。故治气血凝滞、痰气郁结，气、血、痰三者互结之癫狂症，颇相适宜。

（《医林改错评注》）

本方重用桃仁配赤芍活血化瘀；用香附、柴胡、青皮、陈皮疏肝理气解郁；苏子、半夏、桑皮、腹皮降气消痰；木通清热利湿，一则清解气郁所化之火，二则利湿有助消痰，三则利可通窍；倍用甘草缓急调药。诸药相伍，活其血，理其气，消其痰。血活则气畅，气畅则郁解，郁解痰亦消，痰消窍得通。故治气血凝滞，痰气郁结，气、血、痰三者互结之癫狂症，颇相适宜。

（陈士奎《活血化瘀名家王清任》）

【临床应用】

一、精神分裂症

患者，女，20岁，学生，1990年2月10日入院，病前性格内向，个性强，发病经过：于两月前不明原因，突然出现通宵不眠，情绪低沉，抑郁不乐，生活无兴趣，多疑善虑想自杀，有时烦躁不安，舌质紫暗有瘀斑，苔白、大便干燥，对话不协作，自认无病，生活不能自理。经省精神病院诊断为精神分裂症，予以氯丙嗪治疗无效，来我院住院，诊断为精神分裂症，气滞血瘀证。方药：癫狂梦醒汤加味（桃仁1g，制香附9g，青皮9g，柴胡12g，制半夏 12g，木通 6g，陈皮 12g，大腹皮 9g，赤芍 9g，桑白皮 9g，炒苏子 9g，甘草 9g），每日一剂，连服六剂，神志明显清醒，舌脉改善，原方再服七剂，神志完全恢复，患者自述头脑清爽，但心中有点发慌，该方加枣仁、夜交藤连服五剂，诸症消失而痊愈，经走访至今正常。[鲍家宁，鲍敏. 癫狂梦醒汤加味治疗精神分裂症 100 例. 天津中医. 1993, 10 (4)：19]

二、经断前后诸证

以癫狂梦醒汤（桃仁、香附、青皮、柴胡、半夏、木通、陈皮、大腹皮、赤芍、桑白皮、苏子、甘草）为基本方加减，偏肾阳虚者仙茅、仙灵脾，偏肾阴虚者加知母、黄柏、枸杞子，若阴阳俱虚者加仙茅、仙灵脾、黄柏、知母、麦冬、沙参。治疗经断前后诸证 108 例，显效 87 例，有效 21 例，有效率 100%。[张俐，刘红艳，李萍.《癫狂梦醒汤》加味治疗经断前后诸证 108 例疗效观察. 中国医药指南. 2005, 3 (5)：554 –556]

典型病例：吴某，女 49 岁，机关干部，已婚，于 1999 年 8 月 27 日初诊。述：月经周期基本正常，但量少，有血块，平素时常有心烦易怒，善哭，烘热汗出，五心烦热，失眠多梦，头晕耳鸣，腰膝酸软，记忆力明显减退。舌质红，苔薄黄，脉细略数。治宜理气活血，补肾益精。处方：桃仁 15g、香附 15g、赤芍 15g、桑白皮 15g、柴胡 15g、半夏 10g、木通 5g、陈皮 15g、大腹皮 15g、炒苏子 15g、甘草 10g、黄柏 15g、知母 15g，服药 10 剂，观察追访半年未见反复。

原按：妇女于 49 岁前后，肾气渐衰，天癸渐竭，冲任二脉也随之渐少，此时是妇女生理的转折时期，受内外环境的影响，平素机体阴阳平衡失调，性格抑郁，不愿与人交流，或是家庭、社会环境的改变，而导致肾阴、肾阳、气机、血脉失调而发病。方中桃仁、赤芍以化血瘀，用香附、青皮、陈皮、大腹皮理其气滞，半夏、苏子下其痰气，桑白皮清金制木，柴胡顺肝条达之性，使气血调和，阴阳得顺，用木通上能清心宣窍，神明得安，甘草调和诸药。诸药合用，共奏活血理气，清心化痰，清热疏肝，降逆和冲之功。

三、老年性痴呆

以癫狂梦醒汤（桃仁 10g，红花 10g，当归 10g，生地 10g，川芎 10g，赤芍 10g，柴胡 10g，枳壳 10g，甘草 3g，半夏 6g，苏子 12g，香附 6g，青皮 6g，菖蒲 6g，郁金 6g）加减，合并肾虚者加熟地、杜仲、巴戟天、西洋参等，合并心脾虚者加黄芪、太子参、白术。1 日 1 剂，15 天为 1 个疗程。治疗老年性痴呆 50 例，显效 48 例，有效 2 例，50 例患者的临床症状均明显改善，甚至有的患者临床症状消失。［孔令海，孙金华.癫狂梦醒汤加减治疗老年性痴呆 50 例.中国医药导报.2009，6（16）：131］

典型病例：患者，男，75 岁，于 2001 年 6 月 18 日初诊。病人平素性情急躁易怒，3 年前因老伴去世，所受打击较大，逐渐出现行为异常，经常呼号怒骂，打人毁物，事后方知，经常出现记忆认知障碍，将其女儿呼为"大姐"，独自出门后不能自行回家。CT 示：①脑萎缩；②腔隙性脑梗死。西医诊断：老年痴呆，脑萎缩，腔隙性脑梗死。静滴西药脑活素、胞二磷胆碱、脉栓通之类均无明显疗效，求治于中医。家属代述，每外出必迷失方向，思维经常无故中断，健忘，反应迟钝，常大声喊骂儿女，打破器具，自觉头重如蒙如裹，有梗死感，身倦喜卧，舌质淡紫，有瘀斑，苔白黄厚腻，脉沉滑数而有力。辨证为气滞血瘀，痰瘀交阻，蒙蔽清窍。治以行气活血，豁痰化瘀，开窍醒神。处方：桃仁 30g，柴胡 15g，香附 20g，木通 10g，赤芍 15g，半夏 15g，青皮 15g，大腹皮 15g，陈皮 15g，桑白皮 15g，苏子 20g，郁金 20g，石菖蒲 15g，远志 15g，丹参 20g，川芎 15g，青礞石（先煎）10g，胆南星 15g，大黄 3g，甘草 15g。水煎，1 剂/日，早晚温服。服药 14 剂，狂躁症状明显好转，骂人毁物现象明显减轻，头重如裹明显好转，服药后泄泻明显，5~6 次/日。于前方去青礞石、大黄，加入白术 20g、天麻 15g，又服 21 剂，神志清楚，家属述其对病中表现深感懊悔，原桃仁减为 20g，加地龙 20g、葛根 20g、水蛭 10g。又服药 30 剂，思维清楚，外出可自行回家，不再迷失方向，能正常进行其力所能及的家务活动，惟过劳后觉腰膝酸软无力，要求继续服药，以巩固疗效，延缓衰老。处方：黄芪 30g，党参 15g，熟地黄 20g，山药 15g，茯苓 15g，丹皮 15g，泽泻 15g，当归 15g，山茱萸 15g，白芍 20g，白术 20g，丹参 20g，葛根 20g，地龙 20g，何首乌 20g，水蛭 5g，鸡内金 15g，山楂 20g。水煎，2 日 1 剂，早晚温服。再服 60 剂，自觉精力旺盛，思维敏捷，遂停药，随访至今，状态稳定。［孙元莹，吴深涛，王暴魁.张琪教授治疗老年痴呆经验介绍.甘肃中医.2007，20（9）：16］

四、癫痫

以癫狂梦醒汤加减（桃仁 10g，赤芍 15g，柴胡 12g，香附 10g，法夏 10g，青皮 9g，苏子 10g，全蝎 3g，石菖蒲 15g，川芎 15g，当归 12g，瓜蒌 10g）治疗癫痫23例，每日1剂，1个月为1个疗程，3个疗程后复查，结果基本痊愈5例，显效7例，有效8例，无效3例，总有效率86.9%。[叶德梁. 加减癫狂梦醒汤治疗癫痫23例. 北京中医. 2001，(1)：24－25]

五、支气管哮喘

在西药常规治疗上加用癫狂梦醒汤加减（桃仁12g，柴胡10g，香附10g，木通10g，赤芍15g，法半夏10g，大腹皮10g，青皮6g，陈皮6g，桑白皮20g，苏子15g，甘草6g，麻黄10g），1日1剂，1个月为1疗程。治疗支气管哮喘48例，临床控制12例，显效24例，好转8例，无效4例，总有效率91.7%。[叶平胜，周薇莉. 癫狂梦醒汤加减治疗支气管哮喘48例. 实用中医内科杂志. 2004，18（4）：39－41]

典型病例：咳喘患者，女，48岁。咳嗽、气喘，每遇情志刺激而诱发，咳时面赤、咽干，喘时突然呼吸短促，但喉中痰声不著，气憋，胸闷胸痛，两胁胀痛，咳时引痛，咽中如滞，失眠，心悸，苔薄，脉弦。治宜解郁活血，降气平喘，拟癫狂梦醒汤加减。处方：桃仁18g、制香附12g、青皮6g、柴胡10g、制半夏10g、木通9g、陈皮9g、赤芍6g、厚朴12g、炒紫苏子12g、桑白皮9g、杏仁10g、炙甘草12g。[李怀民. 癫狂梦醒汤临证新用. 甘肃中医学院学报. 2006，23（2）：43]

原按：患者情怀不遂，忧思气结，肺气痹阻，气机不利，郁怒伤肝，肝气上逆于肺，肺气不得肃降，升多降少，气逆而咳喘。青皮、陈皮化痰顺气；紫苏子化痰降气；桑白皮泻肺止咳平喘；《食医心境》云："桃仁能治上气咳嗽，胸膈痞满气喘。"柴胡、香附疏肝解郁；半夏降逆祛痰、止咳平喘；厚朴、杏仁降气定喘，仿《伤寒论》"喘家作，……加厚朴、杏子佳"之意；赤芍清热凉血；木通降心火，清肺热。

六、中风后抑郁症

以癫狂梦醒汤（桃仁30g，赤芍15g，白芍15g，陈皮15g，青皮10g，柴胡25g，苏子10g，半夏15g，甘草10g）加减治疗中风后抑郁症30例，每日1剂，30天为一个疗程，结果痊愈5例，显效12例，有效8例，无效5例，总有效率为83.3%。[欧阳玉娟，王健. 癫狂梦醒汤加减治疗中风后抑郁症临床观察. 实用中医内科杂志. 2010，24（9）：65－67]

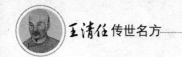

七、梅核气

张某，女，51 岁，平素经常头晕，寐少纳差。近觉吞咽不利，咽喉部有堵塞感，疑为食管癌，经钡餐透视检查，食管、胃肠无器质性病变。又疑为喉癌，去五官科检查，亦未发现异常，便服中药汤剂治疗，症状不减，乃就诊于余。患者感咽中不适，如有物梗阻，咯之不出，咽之不下，如噎如膈，胸中窒闷，胁痛，咳嗽咯痰，舌淡苔薄白，脉弦涩。治宜调气解郁，祛痰活血，拟癫狂梦醒汤加减。处方：桃仁 18g、制香附 12g、青皮 6g、柴胡 10g、制半夏 10g、木通 9g、陈皮 6g、白茯苓 12g、赤芍 10g、厚朴 12g、苏叶 6g、炙甘草 12g。服 3 剂而咽中舒适，食可下咽，又连服 5 剂而愈。[李怀民. 癫狂梦醒汤临证新用. 甘肃中医学院学报. 2006, 23 (2)：43]

原按：此患者病属郁证，病久痰瘀交阻而不得解。《素问·至真要大论》有"诸气膹郁，皆属于肺"的病机分析。纵观此方，主要由疏肝理气、活血化瘀、降气祛痰药组成，既能活血，又可祛痰，用治此证，切中病机。桃仁、赤芍活血化瘀；香附理气血；陈皮理气和胃，燥湿化痰；柴胡疏肝理气；苏叶辛香解郁；半夏降逆祛痰；厚朴解散结气；木通宣通气血；茯苓健脾宁心安神；炙甘草和中缓急。诸药相伍，郁散、气调、痰消、瘀化，则咽中凝结自除。

八、消渴

马某，女，40 岁，1989 年 12 月 4 日初诊。烦渴多饮月余。有精神刺激病史，每天饮水 5000～6000ml，小便量多，食欲一般，伴胸闷、眠差、梦多、烦躁不安，查血糖、尿液分析正常，西医诊断："精神性多饮多尿"。给谷维素、双氢克尿噻等口服，无显效。诊见：舌质淡、苔少、脉弦滑有力。诊断：消渴。辨证：气血瘀滞，痰气血郁结，肺失治节。予癫狂梦醒汤加减：桃仁 12g、柴胡 12g、香附 12g、木通 3g、赤芍 10g、清夏 10g、腹皮 10g、青皮 10g、苏子 15g、云苓 15g、白术 10g、桂枝 6g。每日 1 剂，水煎服。药进 3 剂，烦渴减轻，原方继服 6 剂，烦渴若失。半年后复发，再服上方 12 剂平复，随访 1 年未再复发。[刘桂玉. 癫狂梦醒汤的临床运用. 实用中医药杂志. 1995, 11 (5)：32]

九、眩晕

患者，女，42 岁。平素情绪易怒，时发眩晕。近来生气后头晕目眩，卧床闭目，恶心作呕，时吐痰涎，耳鸣，口苦，咽干轻咳，腹胀纳差，面色暗淡，睡眠不佳，肢体麻木，月经延期，舌暗红边见瘀点，苔薄腻，脉弦微数。治宜疏肝解郁，理气活血，和胃降逆祛痰，拟癫狂梦醒汤加减。处方：桃仁18g、制香附12g、青皮6g、柴胡10g、制半夏10g、陈皮9g、白茯苓12g、赤芍10g、炒紫苏子12g、大腹皮9g、桑白皮9g、天麻10g、白术12g、炙甘草12g。[李怀民. 癫狂梦醒汤临证新用. 甘肃中医学院学报. 2006，23（2）：43]

原按：《素问·至真要大论》有"诸风掉眩，皆属于肝"之论。杨仁斋《直指方》所谓"瘀滞不行，皆能眩晕"。肝主疏泄，主藏血，是气机和血液调整中心，故病变多为气血瘀滞之证。《丹溪心法·头眩》有"无痰则不作眩"的主张，提出"治痰为先"的方法。临床从肝、从瘀、从痰论治久病眩晕，疗效显著。柴胡、赤芍一升一降，利用升降之性以调理气机；香附疏肝理气；桃仁、赤芍活血祛瘀通络；青皮、陈皮理气和胃降逆；半夏燥湿化痰，降逆止呕；白术、茯苓健脾祛湿，以治生痰之源；天麻熄风止眩；桑白皮清肺泄热止咳；紫苏子、大腹皮降气化痰，健脾消胀。

十、半身麻市

王某，女，61岁，2000年3月20日初诊。2年前生气后突发左半身麻木，活动不利，经某西医院诊为腔隙性脑梗死，住院治疗1月余，麻木不减。后转中医治疗，服药数百剂，疗效不佳。诊见：左半身麻木，活动尚可，头晕脑胀，畏寒明显，时发烦躁，烦躁时胸咽憋胀，哭后可缓，纳食可，喜冷食，入睡困难且易惊醒，大便每天1次。自发病以来身体明显消瘦，舌暗红，苔薄腻略黄，脉沉细弱。证属气滞血瘀，络脉不畅，郁热于内，治宜活血调气，通络泻热。方用癫狂梦醒汤加味。处方：桃仁（捣）24g，香附、青皮、姜半夏各6g，木通、赤芍、柴胡、大腹皮、陈皮、桑白皮各9g，炒紫苏子12g，生甘草15g，桑枝20g。3剂，每天1剂，水煎服。二诊：头晕脑胀明显缓解，畏寒、烦躁、睡眠有所好转，上方继服3剂。三诊：头脑清利，畏寒不明显，烦躁近3天未发，左半身麻木明显缓解，纳食欠佳，渐不喜冷食。上方去木通加焦三仙、合欢花各9g。服9剂，左半身已无麻木感，畏寒、烦躁俱失，睡眠好，纳食可，二便调。患者不愿继服中药，以玫瑰花、代代花各适量泡水代茶饮，并嘱怡情悦性，以清淡富含营养之饮食调补善后。随访1年，未再发。[高建忠. 癫狂梦醒汤新用. 新中医. 2002，34（11）：68]

原按：本案主症为左半身麻木不利，西医诊断为腔隙性脑梗死，且患者

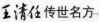

年届六旬，身体消瘦，有明显畏寒，脉沉细无力。前医多从气虚血瘀辨证，递进补阳还五汤不效。笔者辨证时抓住时发烦躁，喜冷食，且伴明显情志不畅之症，选用癫狂梦醒汤加味，使经络通，气血畅，郁热泻，阳气达，诸症缓解而痊愈。

十一、胸腹灼热

高某，女，65岁，2001年7月5日初诊。胸腹部灼热2年余，呈游走性，天热以及生气后明显加重。经西医多种检查皆未发现异常。中药予以血府逐瘀汤、柴胡加龙骨牡蛎汤、青蒿鳖甲汤、六味地黄丸、补中益气丸、肾气丸、五苓散等，皆未能收效。诊见：胸腹部游走性灼热，有时牵及背部，晨起稍轻、午后及夜晚较重，灼热难忍，心烦不眠，纳食可，二便调，患者平素性急躁，自发病以来心情郁闷，舌暗红，苔薄少，脉沉弦尚有力。证属气血滞络，郁而化热。治宜活血调气，通络泻热。方用癫狂梦醒汤加减。处方：桃仁（捣）24g，柴胡、木通、赤芍、大腹皮、陈皮、桑白皮各9g，香附、青皮、姜半复各6g，生甘草15g，炒紫苏子、白薇各12g。3剂，每天1剂，水煎服。二诊：胸腹灼热明显减轻，睡眠有好转。上方继服6剂。三诊：胸腹灼热已除，而呈欣喜之色。舌暗红、苔薄少，脉沉细。嘱早服补中益气丸，晚服六味地黄丸，每天各服1丸，连服10天以善后。患者半年后因他病来诊，诉胸腹灼热未再发。[高建忠．癫狂梦醒汤新用．新中医．2002，34（11）：68]

原按：由各种原因所致的内伤发热通常为全身性发热，而本例仅为局部发热，故用治疗内伤发热诸法诸方效不佳。本例发热以午后及夜晚为甚，结合久病入络之理论，易辨为血瘀发热。发热部位呈游走性，应与气滞有关，且生气后明显加重可资佐证。但前医使用血府逐瘀汤不效，导致其后的治疗未从血瘀发热辨证。患者高龄，气血津液运行布化力弱，病程日久，除气滞血瘀化热外，尚有津停成痰，痰瘀阻滞络脉，癫狂梦醒汤除活血行气外，化痰降泄通络力强，故收效较速。虑其攻邪伤正，结合患者体质，以补药善后。

十二、头痛

王某，男，38岁，个体业主。1998年7月，骑摩托车发生车祸，头部损伤。CT示蛛网膜下腔出血，右侧大脑轻微挫伤。患者神清，伴有呕吐，主诉头痛颇剧，每于下午、晚上尤甚，脑外科经用甘露醇、颅痛定等药物无效。余会诊，查体见患者头面青紫较明显，痛处固定，以头顶、右侧太阳穴为主，如锥刺状，舌质紫暗，苔白腻，脉细涩。综观该案，为外力损伤头部，血脉受损，瘀滞经脉，气机逆乱，痰湿丛生，交结阻于经络而发头痛。拟癫狂梦醒汤加减，药用桃仁24g、赤芍10g、参三七粉5g（分吞）、柴胡10g、制香附10g、苏子10g、木通10g、姜半夏10g、青陈皮各5g、大腹皮10g、桑白皮10g，1剂。翌日复诊，昨晚头痛未发，遂予血府逐瘀汤加苏子10g、姜半夏10g，5剂而竟全功。[俞钰贤．癫狂梦醒汤治疗脑挫伤验案四则．中医正骨．2003，15（2）：51-52]

原按：外伤头痛一般分早、晚两期，早期以实证为主，晚期多虚证、外感。本案即是头外伤早期头痛，瘀血伴痰湿交阻于经络使然，对早期之单纯瘀血头痛，投以血府逐瘀汤为主即可，但挟杂痰湿或肥胖之人疗效并不显著，因为瘀血和痰浊交结，经络气血运行不畅，只顾及化瘀而不考虑祛痰，治疗必是偏平，不够全面，达不到好的治疗效果，故化瘀、祛痰、行气三者同趋，才是正理。癫狂梦醒汤不仅具有这三者功效，而且药专力宏。

十三、呃逆

李某，男，43岁，农民。头部重物击伤7天，当时有短暂昏迷史，经入院治疗，目前头痛、头晕尚可耐受，惟呃逆频频，日夜不休，以至一俟进食，便引发剧烈呕吐，严重影响营养和休息。曾请针灸科会诊，在行针时呃逆可缓发，但结束行针，呃逆又频。检查见患者为中年壮汉，呃逆频发，语音不连，面泛油光，苔薄黄腻。治以调和升降，活血祛瘀，方用柴胡细辛汤合左金丸2剂。二诊问询，得知首次服药后呃逆现象有所好转，但翌日又依旧。改投癫狂梦醒汤加丁香、柿蒂2剂，患者呃逆顿止，能正常进食、休息。[俞钰贤．癫狂梦醒汤治疗脑挫伤验案四则．中医正骨．2003，15（2）：51-52]

原按：本案病理乃外力损伤头部，脑络受损，瘀血内停，血壅于上，气机不畅，升降失司，而发为呃逆。首次以柴胡细辛汤合左金丸治之，虽有短时转机而未化解病症。二诊考虑患者重伤后，必有瘀血留患。清·王清任《医林改错》中有呃逆为血府有瘀所致之说，投以癫狂梦醒汤加味，加大活血化瘀通络力量，药症相符，从而取得显效。

十四、失眠

吴某，女，45岁，工人。2年前下楼梯时跌仆，头部损伤。当时诊断为脑震荡，住院调理半月后出院。但头部症状一直未解，自感头晕、乏力，精神萎疲，更为痛苦的是失眠，常辗转反侧到天明。曾经中西医多方治疗未果。注射氯丙嗪针，也只能小睡 1~2 小时。该女体型较胖，伤前身体尚健康，但伤后因失眠，而愈至乏力、头晕以至不能胜任工作，长期病休在家。观其舌淡，苔白腻，脉细涩。此乃头部外伤而诱发失眠，先以八珍汤 3 剂，随后投以癫狂梦醒汤原方 2 剂，复诊夜寐已宁，头晕乏力亦减，但有时仍多梦，予归脾丸调养。[俞钰贤. 癫狂梦醒汤治疗脑挫伤验案四则. 中医正骨. 2003, 15（2）：51 -52]

原按： 头外伤后遗失眠、心烦、头晕乏力等症临床常见。一般处于伤后恢复期，为气血亏损，心脉失养所致，治疗以补血养心，益气安神，使用归脾汤甚为恰当。但对外伤后瘀血内停，经脉阻滞，血行不畅，心神失养，神无守舍的瘀扰神明之症，却不能用养血安神而建功。清·王清任言："夜不安者，将卧则起，坐未稳，又欲睡。一夜无守刻，重者满床乱滚，此血府血瘀"。故对此辨证，必用化瘀散血，通利血脉而取胜。但应看到的是，当前物质生活的提高，肥胖痰湿之人有所增加；另一方面，蓄瘀居久未除，必渗留痰湿，故在头部外伤之中，常可见到痰瘀交凝。在治疗上，除化瘀外还要重视化痰，痰浊得化，凝瘀才能祛除。癫狂梦醒汤组方正好完美地体现了这一思想，方药无一偏废。只要辨证正确，便可重拳出击，以收桴鼓之效。本例初诊时，考虑到该患长期患病，气血两虚，若先投以癫狂梦醒汤之峻剂，因气血不足，推动无力，不能达到立起沉疴之功。遂以八珍之剂，补其气血，以积蓄化解瘀痰凝结的力量，一剂而显效，再剂而卧安。

十五、鼓胀（肝硬化腹水）

刘某某，男，47 岁，1983 年 7 月 21 日诊。病员患"肝硬化腹水"半年多，曾用双氢克尿噻、呋塞米、肝太乐、肝必复、肝复宁等保肝利尿药，初期有效，久用则收效甚微。观其面色苍黄，精神萎靡，表情淡漠，自述手足心潮热，心烦难眠，夜梦纷纭，腹胀食少，大便干燥，双脚水肿半月未消，化验肝功谷丙转氨酶 400U/L，麝香草酚浊度试验 23U，硫酸锌浊度试验 24U，麝香草酚絮状试验（＋＋），黄疸指数 12，舌质红苔少，脉弦细数，诊断：鼓胀（肺肾阴虚，肝郁气滞，血瘀水阻），拟用癫狂梦醒汤去半夏，苏子加天冬、百合、生地、沙参、怀山药、五味子，处方如下：柴胡 10g，桃仁 10g，香附 10g，青皮 10g，陈皮 10g，木通 10g，腹皮 10g，赤芍 10g，桑白皮 15g，百合 15g，生地 15g，天冬 15g，沙参 15g，淮山药 30g，五味子 3g，连服 15

剂，诸症大减，腹胀及双下肢水肿均消退。但述有腹部隐痛，大便稀溏微黑，上方加黄芪30g、白术10g、玄胡10g、白及30g，又服10余剂诸症悉平。但显四肢干瘦，双侧腓肠肌痉挛疼痛、麻木，改用黄芪100g、白芍60g、炙甘草30g，煎汤服知柏地黄丸，又调治月余，肝功能基本正常，嘱其常服六味地黄丸，滋水涵木，保养肝脏。观察3年未复发。[周京述.癫狂梦醒汤治疗肝硬化腹水一得.成都中医学院学报.1989，12（4）：30-31]

【临证提要】

癫狂梦醒汤是王清任从痰、从瘀论治癫狂的代表方，是其创立的"气血凝滞说"的体现。本方不仅能治疗中风后抑郁、老年痴呆、癫痫等精神系统疾病，还能治疗哮喘、呃逆等呼吸系统、消化系统疾病，是一个集化瘀、行气、祛痰为一体的理想方剂。临床遇到情志不舒，病久痰瘀交阻而不得解，应用他方无效时，可考虑使用本方治疗，确有出奇制胜之妙。对于"精神分裂症"初期，舌苔薄腻，脉象弦滑者疗效尤为理想。

通经逐瘀汤

【来源】《医林改错·下卷·论七、八天痘疮作痒》

【组成】 桃仁八钱,研（24g）　红花四钱（12g）　赤芍三钱（9g）　山甲四钱,炒（12g）　皂刺六钱（18g）　连翘三钱,去心（9g）　地龙三钱,去心（9g）　柴胡一钱（3g）　麝香三厘,绢包（0.1g）

【用法】 水煎服。

【功用】 清热解毒，活血通经。

【主治】 痘疮逆证。痘形攒簇，蒙头覆釜，周身细碎成片，或夹疹夹瘢，浮衣水泡，其色或紫、或暗、或黑，其症或干呕、烦躁、昼夜不眠。

大便干燥，加大黄2钱，便利去之。五六日后，见清浆、白浆，将麝香去之，加黄芪五钱，将山甲、皂刺减半。至七八日后，桃仁、红花亦减半，黄芪可用八钱。此方指四五岁而言。若一二岁，分量可减半。若八九岁，分量可加一半。

【方解】

君：麝香——辛香走窜，通窍开闭，引诸药透达十二经。

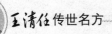

臣：桃仁、红花——活血通络，逐瘀散结，配合麝香透达全身之邪，得麝香之助又可驱散全身瘀血。

皂角——托毒排脓。

佐：柴胡、连翘——清热解毒，解郁散邪。

赤芍、山甲、地龙——活血祛瘀，通络散结。

诸药配伍，使经通血活，脓透毒解，对瘀毒相搏之痘疮有显著的疗效。

【方论】

方中桃仁、红花、赤芍活血逐瘀，连翘、柴胡疏肝，清热解毒，地龙、山甲、皂刺疏通经络，麝香理气活血。（翁维良《活血化瘀治疗疑难病》）

连翘、柴胡、麝香解毒清热，又以麝香、穿山甲、地龙、皂刺通经活络；赤芍、桃仁、红花活血逐瘀。诸药伍用，既不大寒大热，又不大攻大下，恰合王氏提出的治瘟毒痘疹必"解其毒，活其血"之旨。（陈士奎《活血化瘀名家王清任》）

【临床应用】

一、黄褐斑

某女，46 岁，1996 年 11 月 6 日初诊。患者 3 年前因子宫肌瘤及妇科多种炎症摘除子宫、卵巢及全部附件。初起斑块见于两颊，后蔓及前额及四周，并兼见腰膝酸软、午后潮热、性功能减退等症状，舌质淡、苔白、脉细涩。本案辨证为肾阴阳俱虚，瘀滞脉络，投以通经逐瘀汤加味。药用桃仁 6g、红花 10g、穿山甲 10g、皂角刺 15g、地龙 10g、白芷 15g、女贞子 15g、菟丝子 15g、淫羊藿 10g、杜仲 10g。同时，每日 2 次服六味地黄丸 9g（包）。10 剂后腰膝酸软症状减轻，继服 3 个月，随症加减，黄褐斑皮损消退 60%。再服 3 个月，皮损全部消退，嘱其服六味地黄丸巩固治疗。[杨桂芹．黄褐斑从瘀论治．山东中医杂志．1998, 17 (6)：280]

二、瘾疹

张悦礼之女蔡菁，诉风团入暮辄发，病延一月余，奇痒难以入寐，疹色暗红成片，多方医治少效。处方如下：桃仁泥 12g、红花 5g、酒炒赤芍 10g、皂角刺 18g、广地龙 12g，炙甲片 10g、柴胡 3g、炒黑荆芥 6g、净麻黄 1g、连翘壳 10g、凌霄花 10g、鬼箭羽 10g、白蒺藜 12g。此方服药一剂即效，二剂后风团悉隐。[沈经宇．瘾疹夜发，治在血络．上海中医药杂志．1996，(1)：36]

三、粘连性腹痛

以通经逐瘀汤加减（桃仁12g、红花12g、赤芍15g、炒山甲8g、皂刺5g、地龙10g、麝香0.1g、乳香5g、没药5g、当归12g、元胡10g、枳壳10g、大黄8g），治疗各类外科疾患所致的粘连性腹痛11例，6例痊愈，5例明显好转。[马兴田.加味通经逐瘀汤治疗粘连性腹痛.内蒙古中医药.1992，7（2）：18]

典型病例：张某某，男，55岁，干部。1975年7月因急性化脓性阑尾炎穿孔，并发腹膜炎行外科手术治疗。术后因腹腔组织粘连，造成腹痛，反复发作7年之久，先后采用抗炎、抗粘连、理疗、针灸及中西药等治疗，均未取效，1985年8月转诊笔者。症见：神疲乏力，形体瘦弱，腹痛以中下腹、右下腹部疼痛为主，每于活动时加剧，时有腹胀便秘，食欲不振，舌暗红苔薄少津，脉沉紧兼见涩象。拟用加味通经逐瘀汤，6剂煎服，药后排气排便，腹痛减轻。继以前方去大黄加黄芪20g、党参15g，服药14剂，腹痛基本消失，饮食增加，精神转佳。随访至今尚好。

四、头痛（隐球菌脑膜炎）

张某，女，48岁。病案号：930221。1994年1月初，因感冒后出现头顶、枕部阵发性疼痛，渐发展为持续性胀闷疼痛，难以忍受。伴意识丧失，昏迷1次。经当地医院行腰穿术及脑脊液培养多次，均为新型隐球菌。诊断为新型隐球菌脑膜炎。经静脉点滴两性霉素B治疗后再经脑脊液培养，已转阴性，但头痛仍未缓解。头颅MRI及病理诊断：新型隐球菌脑膜炎，脑积水。当地医院考虑头痛为脑蛛网膜粘连所致，建议手术治疗。1994年10月21日转入我院脑外科诊治。住院期间，头痛持续，呈胀痛。经予强痛定类药物及采取放脑脊液减压术，并配合20%甘露醇250ml静点等方法以降低颅内压，症状控制仍不明显，颅内压仍高达24.255mmHg。11月9日再次经头颅CT检查示：脑室扩张，脑积水。故于11月14日转入我科治疗。诊查：头顶、枕部胀痛剧烈，呈持续性。视物模糊，视力：右0.1、左0.12。舌质暗红、苔薄白，脉弦。中医辨证：肝经瘀阻。治法：活血化瘀，通络疏肝。方药：通经逐瘀汤加减：桃仁10g、红花10g、川芎10g、当归10g、熟地20g、三棱10g、莪术10g、乳香10g、没药10g、皂角刺10g、炮甲片15g、元胡30g、川楝子10g、白蒺藜15g、生大黄10g，每日1剂，水煎，早、晚分服。静点西力欣每次750mg，每日3次。同时采取降颅内压及止痛药物辅助治疗。经上法治疗 10 日，头痛明显减轻，故停用两药。因大便秘结，上方加芒硝 3g 分冲、玄参 15g、麦冬 15g，再进服 14 剂。药后头痛偶作，呈跳痛或针刺样痛。复查头颅 CT 示：与前比较脑室扩张缩小，脑积水减轻。投药已见功效，但考虑病久正气受损，恐单纯逐瘀难以使久瘀消散，故将治法改为益气养阴，活血软坚散结。方药：生黄芪 15g、皂角刺 15g、当归 30g、川牛膝 15g、生龙牡各 20g、生鸡内金 15g、海藻 15g、昆布 15g、山慈菇 12g、花粉 40g、肉丛蓉 20g、熟地 30g，此方共进服 30 剂，头痛症状基本消失，视力恢复至右 0.8、左 1.0，颅内压已降至 16.9mmHg。复查头颅 CT 示：与前次比较脑室扩张进一步缩小，脑积水基本消失。告愈出院。[吕晋萍，李海聪．中医药为主治愈隐球菌脑膜炎头痛 1 例．北京中医药大学学报．1996，19（3）：50]

五、鼻窒（慢性肥厚性鼻炎）

孙某某，男，27 岁。1983 年 11 月 2 日初诊。鼻塞八载久治不愈。诊时鼻塞不闻香臭，头晕，重听，语声低沉。检查见双侧鼻黏膜暗红，双下甲肿胀（Ⅲ度肥大），表面凸凹不平，滴麻黄素后收缩不显，舌质黯，脉沉涩。诊为鼻窒（慢性肥厚性鼻炎），证属邪毒滞留，鼻窍失宣，治以通瘀破滞，芳香透窍。拟通经逐瘀汤加减：桃仁 9g，红花 6g，当归 12g，川芎 9g，赤芍 9g，山甲 9g，石菖蒲 12g，白芷 9g，辛夷 9g，薄荷 6g，丝瓜络 12g，地龙 9g，水煎服。外用滴鼻灵（我院自制中药制剂）每日三次滴鼻。守方出入共进 24 剂，鼻腔通畅，嗅觉恢复，余症皆愈。检查双侧鼻黏膜淡红，双下甲稍肿大（Ⅰ度），表面光滑。宗前方配丸药继服一月，以资巩固。随访一年未复发。[王学让．王氏活血化瘀方在耳鼻喉科临床中的运用．河南中医．1986，（1）：29 - 30]

原按：通经逐瘀汤为王氏治痘之逆形逆证而设，用于瘀血凝阻，窍道不利，有通瘀破滞，解毒通窍之功。笔者取法"异病同治"，治疗因邪毒瘀阻鼻窍而患鼻窒之疾，用桃、红、归、芎活血化瘀，山甲、地龙、丝瓜络行血通络，辛夷、白芷、薄荷入肺通鼻，芳香透窍；川芎上行头面，行气散瘀，菖蒲通心气而宣鼻窍。是方以活血通络与芳香透窍之品相伍，收化瘀通窍，恢复嗅觉之效。

【临证提要】

通经逐瘀汤能疏通经隧，活血逐瘀，畅通肌表气血之流行，除用于瘾疹夜发外，对于顽固性瘾疹和经前瘾疹属血瘀阻滞型者亦每每有效。现代临床还用于黄褐斑、头痛、腹痛、肥厚性鼻炎等属于瘀毒相搏，结于皮肤、血管、官窍之证。凡瘀热相结，病势向外者，均可考虑用本方加减治疗。

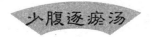

【来源】《医林改错·下卷·少腹逐瘀汤说》

【组成】小茴香七粒，炒（3g） 干姜二分，炒（0.6g） 元胡一钱（3g）
没药二钱，研（6g） 当归三钱（9g） 川芎二钱（6g） 官桂一钱（3g） 赤
芍二钱（6g） 蒲黄三钱，生（9g） 五灵脂二钱，炒（6g）

【用法】水煎服。

【功用】活血祛瘀，温经止痛。

【主治】少腹积块疼痛，或有积块不疼痛，或疼痛而无积块，或少腹胀
满，或经血见时，先腰酸少腹胀，或经血一月见三五次，接连不断，断而又
来，其色或紫、或黑、或块、或崩漏，兼少腹疼痛，或粉红兼白带。

【方解】

君：没药——破血散瘀。

臣：五灵脂、蒲黄——仿失笑散之法，活血祛瘀，散结止痛。

佐：干姜——辛散温通，散寒邪，通凝滞。

官桂——辛甘助阳，鼓舞气血。

当归、川芎、赤芍、元胡——活血祛瘀，行气止痛。

佐使：小茴香——温中散寒，兼引其他诸药下行少腹，驱除少腹之瘀血
寒邪。

诸药配伍，活血化瘀，温经散寒，理气止痛，主治一切下焦久瘀寒凝，
癥瘕冷积块之证。

【方论】

本方乃《金匮要略》温经汤合《和剂局方》失笑散化裁而成。方中以干
姜、肉桂、小茴香通达少腹，温经散寒，除寒凝气滞；蒲黄、灵脂（失笑散）
活血祛瘀止痛；当归、川芎、赤芍养血活血调经；配没药、元胡行瘀止痛。
共凑温经散寒治本，活血化瘀治标，标本同治，相得益彰，善治寒凝血瘀之
症。（陈士奎《活血化瘀名家王清任》）

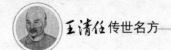

【临床应用】

一、消化系统疾病

(一) 虚寒腹痛

李某，女，40岁。初诊日期：2004年8月3日。因左下腹痛1年而就诊。该患1年前无明显诱因产生左下腹痛，曾多次进行妇科及外科检查，未见异常。现症：左下腹痛，连及肛周闷痛，喜暖喜按，舌淡红，苔薄白，脉沉弦而迟。诊断：虚寒腹痛。治法：散寒行气，化瘀止痛。方药：茴香15g，炮姜15g，延胡索15g，五灵脂15g，没药5g，当归15g，前胡15g，荔枝核15g，橘核15g，葫芦巴5g，片姜黄10g。水煎服。服药6剂而痊愈。[刘艳华，任喜洁. 任继学教授治疗痛证医案4则. 长春中医药大学学报. 2010, 26 (5)：678~679]

原按： 该患腹痛喜温喜按，故属虚寒腹痛，寒凝日久气滞血瘀，腑气不通，故左下腹连及肛周闷痛。处方以少腹逐瘀汤化裁，方中茴香、炮姜温经散寒，通达下焦；延胡索、五灵脂、当归、没药行气化瘀止痛。上六药气血兼顾，温通并行。因肺与大肠相表里，故以前胡宣肺通腑而行滞气；荔枝核、橘核理气止痛，祛寒散滞，治疗肛周闷痛；片姜黄"破血立通，下气最速"（《本草求真》），故可活血行气，通经止痛。全方温经理气，化瘀止痛，故而奏效。

(二) 泄泻 (溃疡性结肠炎)

王子坪等将97例溃疡性结肠炎患者随机分为治疗组和对照组。对照组按常规辨证施治。治疗组在采用辨证施治的基础上合以少腹逐瘀汤 (当归、川芎、白芍、蒲黄各10g，五灵脂6g，茴香、枳壳、柴胡各12g) 加减治疗。结果用辨证施治合少腹逐瘀汤的治疗组疗效明显优于对照组，两组治疗后有效率比较 $P < 0.05$。辨证施治合活血化瘀的少腹逐瘀汤治疗溃疡性结肠炎有较好的疗效，总有效率明显高于单一辨证施治治疗效果。[王子坪，许宏飞，梁健夫，等. 少腹逐瘀汤加减治疗溃疡性结肠炎49例. 实用中医内科杂志. 2010, 24 (11)：59~60]

(三) 腹痛 (慢性阑尾周围脓肿)

丁某，男，49岁，农民。1997年4月9日初诊。慢性阑尾周围脓肿3个月，曾多次静脉点滴青霉素、庆大霉素等药物效果不理想而来我院就诊。症见：右下腹坠胀疼痛，活动后疼痛明显加重，无发热，口干渴不欲饮，舌质紫黯有瘀斑，脉弦涩。触诊：右下腹部可触及鸡蛋大小的包块，边缘不清，有压痛。诊断为慢性阑尾周围脓肿。中医诊断：肠痈。辨证：脓毒未尽，气血瘀阻脉络。予少腹逐瘀汤加减连服 15 剂，肿块消失，继服 3 剂巩固疗效，随访 1 年未复发。[蒋国莲. 少腹逐瘀汤加减治疗慢性阑尾周围脓肿 20 例. 河北中医，2000，22（1）：59]

原按：根据现代医学纤维包裹理论和中医"久病入络"学说，慢性阑尾周围脓肿病机重在脉络壅阻，因此治疗慢性阑尾周围脓肿需重用活血化瘀药物，配合走窜滑利之品，才能取得满意疗效。少腹逐瘀汤方中当归、川芎、赤芍药养血活血祛瘀；蒲黄、五灵脂合用可祛诸脏腑之瘀滞；乳香、没药活血消肿止痛，穿山甲为动物药，"善窜，专能行散，通经络"（《本草丛新》），为疮科要药，配合王不留行、皂角刺、浙贝母加强消肿散结之功；三棱、莪术善治癥瘕积聚；肉桂虽属辛热之品，然用量小，不但不助热，反有温通气血之妙；延胡索、小茴香行气止痛；蜈蚣走窜之力最速，专善解毒，对一切疮痈诸毒皆可消。诸药合用，具有活血化瘀，通络止痛，消肿散结之功效。

（四）腹痛（粘连性肠梗阻）

范某，女，25 岁。患者于 2001 年 4 月初作剖腹产术，术后 10 余天感腹胀、腹痛，排便不畅，诊为粘连性肠梗阻。经住院保守治疗，症状、体征消失出院。但 1 月之间，腹胀痛等症状反复发作 3 次，皆用保守治疗而愈。5 月 15 日患者再次发病，邀余诊治。诊见：患者下腹部疼痛，按之痛甚，腹胀满，腹部可见肠型，扪之软，无反跳痛，听诊闻及气过水声。患者时感肠内气体冲窜不宁，时作时止，不思饮食，大便不畅，舌质稍暗红、有瘀点，苔白，脉弦。诊为粘连性不完全性肠梗阻。证属血瘀肠膜，腑气不畅。拟少腹逐瘀汤加减治疗。处方：小茴香、延胡索、没药、生蒲黄、炒五灵脂、枳壳、大黄（后下）各 9g，炮姜 12g，川芎、赤芍、当归、焦山楂各 15g，肉桂、芒硝、木香各 6g，甘草 3g。水煎服，首日 2 剂，频频服之，以大便畅、腹痛减为度。以后每天 1 剂，分 2 次服。首日服药 2 剂后，便畅，腹痛大减。继服 5 剂，诸症悉除。上方减大黄为 6g，芒硝 3g，继服 20 余剂，告愈。随访 1 年无复发。[宋建中. 少腹逐瘀汤加味治疗肠粘连 38 例. 新中医，2004，36（1）：61]

原按：肠粘连系腹部手术、创伤或腹膜炎症损伤肠管，系膜黏连，气滞血瘀，肠络瘀结，气机不畅，腑气不通，通降失调所致。每以饮食不节、劳倦过度、寒邪凝滞、湿热内阻等而诱发，故本病反复发作，迁延不愈，治疗较为棘手。中医认为肠为传化之腑，位居腹中，以通降下行为顺。肠粘连乃血瘀为本，腑实为标。治当化瘀理气，温经通腑，标本兼治。少腹逐瘀汤配理气通腑之剂正合此义。本方蒲黄、五灵脂、川芎、没药、延胡索活血行气，化瘀止痛；赤芍、当归活血补血；肉桂、炮姜、小茴香温经通络；大黄、芒硝、木香理气通腑，软坚散结；甘草调和诸药。共奏活血化瘀，温经通络，理气通腑之功。药对病机，故疗效显著。

二、妇科

（一）术后发热

王某某，女，45 岁，工人，2000 年 3 月 15 日初诊。因患子宫肌瘤于 1 月前行子宫切除术，术后切口愈合良好，但持续发热，午后为甚，体温波动在 37.2℃~38.3℃之间，曾服抗生素和退热药无效。症见：发热，口渴而不欲饮，肌肤甲错，有皮屑脱落，胸闷腹胀，小腹疼痛拒按，大便 3 日未行，食纳尚可，舌质紫暗有瘀斑，舌苔薄白，脉细涩。证属瘀血发热。治以通经活络，祛瘀生新。用少腹逐瘀汤加减：当归 15g，川芎 12g，赤芍 12g，炒蒲黄 9g，五灵脂 9g，制没药 9g，小茴香 3g，牡丹皮 12g，生姜 3 片，大黄 15g（后下）。1 剂后下黑粪数枚，顿觉浑身轻松。2 剂后热退身凉。惟仍感口干咽燥，小腹时痛，于上方加生地 30g，2 剂，药后诸症痊愈。[钱爱云．少腹逐瘀汤临床应用举隅．江西中医药，2003，34（2）：38]

原按：本案由于术后离经之血阻于下焦，气血郁遏不通，故而发热。瘀血不祛，新血不生，故肌肤甲错，皮屑脱落；气机阻滞，故胸闷腹胀，小腹疼痛拒按，大便不行；舌脉均为瘀血之象，故以少腹逐瘀汤去辛热之官桂，易干姜为生姜以加强其辛散通脉之力，另加大黄、牡丹皮祛瘀生新，凉血活血，故 1 剂而大效。一诊后患者口干咽燥，是为热邪伤津之症，故重用生地以滋阴凉血而收全功。

（二）腹痛（子宫旁肿物）

鲁某某，女，26 岁。于 1994 年 5 月 18 日初诊。自述腹痛，带下异味，腹部可触及包块，区医院诊断为子宫肌瘤，转市医院诊为子宫旁肿物待查，准备手术治疗。因婚后 1 年未生育，惧怕手术，求治于中医，B 超检查于子宫左侧可见 3cm×4cm×6cm 肿物，与子宫大小相似，诊为：炎性包块。患者腹部胀满，疼痛拒按，小腹冷硬，拒房事，脉沉弦，舌质暗红，舌苔厚腻，四诊合参，乃为外感湿毒滞留日久，肝气内郁，气行不畅，瘀血寒气凝滞于下焦，蕴结于冲任胞脉，则见小腹胀满，包块冷痛，拒按带下等。治宜活血化瘀，消癥止痛。方用少腹逐瘀汤加减，药用小茴香 15g，炮姜 10g，延胡索 15g，没药 7.5g，当归 15g，川芎 15g，赤芍 15g，生蒲黄 15g，五灵脂 15g，肉桂 5g，莪术 10g，白花蛇舌草 30g。连服 7 剂，诸症减轻，随症加减，治疗 3 月余，B 超检查肿物消失，同时发现宫内妊娠囊即停药，十月怀胎，产 1 女婴。[李云．少腹逐瘀汤临证三则举隅．实用中医内科杂志，2008，22（5）：93]

原按： 该患因婚后不洁，湿毒内生，蕴于胞脉，气郁血凝，聚于腹腔而生包块。选用少腹逐瘀汤加莪术更增加破血祛瘀之功，据报导，莪术对腹腔内包块有较好的促进吸收作用。白花蛇舌草清热解毒利湿消痛，有较强的抑制肿瘤细胞和消炎抗菌作用。全方共达消炎抗菌，祛瘀消癥之功而见奇效。

（三）流产

1. 滑胎（反复流产） 王某某，女。28 岁。于 1994 年 7 月 16 日初诊。自述：6 月末妊娠 9 周后流产来诊。结婚 2 年，连续 4 次流产，时间均在闭经 10 周左右，形体消瘦，平素腰酸痛，经前腹痛，小腹不温，经血色紫暗量少，有血块，四肢不温，夜尿频，脉沉细，舌质淡。分析：因工作性质，久站久立寒冷之地，日久寒从下生，寒盛血凝，瘀血内聚，久而伤及肾阳，命门火衰，冲任不固，孕后肾气愈虚，胎无所倚，故而坠下也。治宜温肾祛寒化瘀止痛助孕。方用少腹逐瘀汤加减，药用小茴香 15g，炮姜 10g，延胡索 10g，当归 20g，川芎 10g，赤芍 10g，蒲黄 10g，五灵脂 10g，肉桂 10g，巴戟天 15g，枸杞子 15g，连服 10 剂。嘱其 3 月内服药不得怀孕。二诊：8 月 11 日经血来潮诸症减轻，随症加减，服药至 4 个月时妊娠，改服寿胎丸，8 个月后产一对男婴，其中一子夭折，另一子健康。[李云．少腹逐瘀汤临证三则举隅．实用中医内科杂志，2008，22（5）：93]

原按： 该患反复流产 4 次，中医谓之滑胎，凡滑胎者，历代医家均以气血虚弱，肾气不固，冲任虚损治之。笔者认为该患者久滑必虚，气虚则血行不畅，血虚则瘀滞内生，气血瘀滞，冲任受损，胞胎无养，势必流之。笔者先以少腹逐瘀汤加巴戟天温肾助阳，补益精气，强壮胞宫。枸杞子滋补肝肾益精血，强盛阴道，治真阴不足之症。全方共达活血化瘀、温经散寒、补益精气、强壮胞宫之效，胎有所附自当不流，妊娠之后改服寿胎丸而见其效。

2. 先兆流产 某女，28 岁，2000 年 6 月 12 日初诊。主诉：孕 1 产 0，有自然流产史,现妊娠14周,阴道出血已7天,B超检查有胎影和胎动,经妇科检查,宫颈呈紫蓝色,宫口关闭,双乳头乳晕着色变深,阴道内血量中等,尿妊娠试验2次全部阴性,血清HCG为正常值的96%。少腹微胀,腰痛背酸,头晕,恶心,胃纳不佳,舌红苔白,脉细涩。诊断:先兆流产。属气虚血瘀,治以活血祛瘀补气。少腹逐瘀汤加减:小茴香6g,干姜1g,延胡索3g,没药3g,当归10g,川芎3g,肉桂3g,赤芍6g,蒲黄10g,五灵脂6g,黄芪15g。日1剂,水煎早晚2次温服。服药3天后,阴道出血明显减少,上方加党参10g,再服4天后,阴道出血停止,症状减轻。B超检查有胎心胎动,值在同期妊娠正常范围,1年后随访,已生下一健康男婴。[水正,刘传珍,陈华英.少腹逐瘀汤治疗先兆流产68例.山东中医杂志,2003,22(6):348]

原按:先兆流产属中医学胎漏范畴,以妊娠早期有阴道少量出血或伴有轻度下腹痛,子宫增大与妊娠月份相符为临床特点。其病机为冲任不固,不能摄血养胎如气血虚弱,包括各种慢性疾病、职业性中毒等,以致影响胎儿不能正常发育;肾气亏损,包括内分泌失调,房事不节,诱致胎元不固;或由于急性热病、生殖道局部炎症等出现的血热现象,影响正常的孕育功能。此外胚胎发育异常或病变以及损伤等因素,均能影响养胎孕育的功能,而导致先兆流产。清·王清任首创少腹逐瘀汤以保胎。少腹逐瘀汤中当归、川芎、赤芍养血活血,蒲黄、五灵脂祛瘀活血,延胡索理气活血,小茴香温宫理气,肉桂、干姜温肾暖宫,合用即成祛瘀种子安胎之奇方。服用此方后,我们追踪观察证实活血安胎后出生的婴儿发育良好,未发现畸形。方中当归、川芎、赤芍、蒲黄、五灵脂、延胡索能改善血液瘀滞状态,故使异常的血液流变值趋于正常,有利于安胎。

(四)阴痒(外阴白斑病)

苏某某,女,36岁。于1997年5月9日初诊。主诉外阴瘙痒3年余,局部皮肤干燥,干痒,有灼热感,伴有疼痛,发作时奇痒难忍。口服坐浴、外用膏剂效果不明显,时发时止,西医诊断:硬化性萎缩性苔藓。经介绍来诊,查脉沉弦,舌质暗红,根部厚腻苔。妇检:外阴皮肤干而脆,伴有皲裂。皲裂部位和陈旧皮肤使局部皮色发生变异,皮色淡白,阴道畅,宫颈光滑,分泌物呈淡黄色,稍有异味。药用小茴香5g,干姜3g,元胡15g,川芎15g,肉桂3g,当归20g,蒲黄20g,赤芍20g,五灵脂20g,黄柏20g,首乌20g,牛膝20g。连服15剂,症状减轻。外用洗药土茯苓30g,蛇床子30g,苦参30g,

百部 30g，黄柏 30g，牛膝 30g，莪术 30g，黄精 30g。随症加减治疗 3 月余，诸症消除，随访 1 年病情无复发告愈。[李云. 少腹逐瘀汤临证三则举隅. 实用中医内科杂志，2008，22（5）：93]

（五）周期性乳痛症（乳腺小叶增生）

李某，女，17 岁，高三学生。双乳房疼痛，牵及两侧胁肋，不能触碰 2 天。触诊未见具体结节；彩超报告：乳腺小叶增生。述平素贪冷饮，喜凉食，秋冬着衣少，有痛经史半年，每来经血色暗夹血块。近几月高考临近，经前痛经加重且出现乳房疼痛，自服红糖水、止痛片无效。舌暗红、舌下静脉青紫、苔白，脉细涩。辨证属寒凝胞宫。方选少腹逐瘀汤加减，5 剂水煎服；同时耳穴选双侧肝、交感、内分泌、子宫。5 天后述乳房及小腹疼痛明显减轻；坚持 2 疗程后，经前诸症消失。嘱平时口服乌鸡白凤丸，同时调畅情志，忌寒凉饮食。2 个月后，特来告知未再复发。[韩蓉. 中药辨证治疗配合耳穴治疗周期性乳痛症 36 例. 陕西中医，2008，29（7）：802]

原按：乳腺周期性疼痛多数是生理性疼痛，约 1/5 患者会自行缓解，非周期性疼痛 1/4 也可自行缓解，1/5 可随绝经而缓解。另要特别强调精神心理因素不可忽视，在临床中发现，近期出现乳痛或原有乳痛近期显著加重者，往往有明显诱因，如亲人出现意外或死亡、面临人生重大挑战、暴怒大怒等引起的精神紧张或忧郁、精神创伤及情绪波动对乳腺疾病非常不利。因此恰当的精神安慰、心理开导及纠正错误观念对治疗乳房疼痛也非常重要。目前西医对严重乳痛者首选三苯氧胺或安慰剂治疗，疗效公认。中医认为肝主情志，肝经上膈布胁肋，绕乳头；冲为血海主女子月经，任主胞宫；冲任下起胞宫，上连乳房。证明乳房生理病理与月经、肝、冲任密切相关。若情志不畅，郁久伤肝，致气机郁滞，乳络不通，不通则痛；若贪凉少衣，冷气聚少腹，久则寒凝胞宫，气滞血瘀，冲任失调或两者兼而有之均可。

（六）囊肿

1. 输卵管囊肿 采用少腹逐瘀汤加减[黄芪 60g，小茴香、仙灵脾各 30g，桂枝、赤芍、白芍、当归、炮姜各 20g，蒲黄（包煎）、元胡、川芎、皂刺、白芥子、细辛各 12g，没药 10g，五灵脂（包煎）9g]内服及灌肠方（红藤、败酱草、三棱、莪术、皂刺、土茯苓、木瓜、蛇床子、银花各 30g，丹皮、栀子、当归、元胡、川楝子、艾叶、白芷、苍术、玄参、甘草各 20g）保留灌肠联合治疗，10 天为 1 个疗程，用药 10 个疗程，治疗 57 例输卵管囊肿，显效 37 例，有效 11 例，无效 9 例，总有效率 84.21%。[夏丽，马芳，裴巧霞，等.加减少腹逐瘀汤合灌肠方治疗输卵管囊肿 57 例.中国实用乡村医生杂志，2010，17(7)：27-28]

典型病例：患者，女，37 岁。因腰骶部坠胀疼痛、腰骶酸痛、白带增多、经期延长 6 个月，加重 1 个月来诊。妇科检查：外阴无异常，阴道壁充血，子宫稍增大、质软，宫颈 Ⅱ 度糜烂，宫颈口有经血逸出，色暗红。B 超显示：左侧输卵管出现异常回声，输卵管增粗，有的呈腊肠样，管腔内呈低回声或点状回声。泛影葡胺 X 线造影显示：左侧输卵管峡部有一 28cm×45cm 大小造影剂积存现象。血小板计数：200×10^9/L。患者面白无华，神疲乏力，少气懒言，手足不温，腹胀刺痛，食少纳呆，带下色白、量多绵绵、有血腥气，经血暗红、有血块；舌淡紫、苔白，脉细涩。曾在某市级医院反复口服、静脉滴注抗生素和止血敏、止血芳酸等止血类药物，效果均不甚理想。经用少腹逐瘀汤加减内服结合灌肠方保留灌肠治疗 10 个疗程，临床症状大部分消失。仅存乏力、纳呆之症，结合脉症，考虑为灌肠方遏制中阳所致，嘱停灌肠方，继服加减少腹逐瘀汤合附子理中汤，增损调理 2 周而愈。复查 B 超示：左侧输卵管异常回声区消失。门诊随访 8 个月未复发。

原按：中医认为，输卵管囊肿属中医"带下病""妇人腹痛""痛经"等病的范畴，多为寒湿内停，瘀血阻滞所致。其发病机制多为正气虚弱、气滞、血瘀、寒凝、痰阻或湿热蕴结。少腹逐瘀汤加减方中，五灵脂、蒲黄、元胡、没药、赤芍理气活血祛瘀而定痛，以治囊肿之标，当归、川芎、白芍、黄芪仿四物汤、当归补血汤，意扶正益虚，而祛囊肿之本；小茴香、炮姜散积寒，以扶阳气；皂刺、白芥子、桂枝、细辛通行十二经脉，能祛顽痰，以畅达经络；仙灵脾振奋元阳而固本。灌肠方组方以清热解毒、消肿化瘀之红藤、败酱草、银花、栀子、丹皮，以清毒热，合三棱、莪术、皂刺破气散结、化瘀消痰，而清"脓"之源；川楝子、元胡理气，土茯苓、蛇床子、苍术、木瓜、白芷祛湿活络，以除"脓"之根；玄参滋阴、当归补血、甘草益气、艾叶温中，四药相合，扶正益虚，而祛囊肿之本；此外，方中元胡、川楝子，当归、玄参、银花、甘草分别组成金铃子散和四妙勇安汤，具理气通络、解毒散结之功；童便古称"还原汤"，近代名医蒲辅周言其"味咸而走血，治诸血病不可缺，能消瘀血……"诸药合用，共奏攻毒泻热、破气散结、化瘀消痰、扶助正气之作用，并通过肠黏膜吸收，经直肠上、下动脉及子宫动脉，使药物直达病所，而使囊肿渐消缓散，以达根治之目的。

2. 卵巢囊肿 患者徐某，女，23岁，已婚。1999年8月2日初诊：患者右侧腰部伴右下腹隐痛2月余，经B超检查，发现右侧附件有一大小约3.1cm×3.0cm囊性包块，诊断：右侧卵巢囊肿。本院妇科医生动员其手术治疗，患者惧怕开刀，加之平素身体虚弱，拒绝手术治疗，遂到中医科要求诊治。患者诉右侧腰痛，特别是行走后疼痛加重，时常引右下腹隐痛不适，但疼痛固定。既往月经量稍多，周期紊乱，面色欠润，神倦，胃纳尚可，二便正常。舌质淡红，苔白腻，脉沉细。辨证属气滞血瘀，寒湿凝滞，治以活血化瘀，佐温阳祛湿方法，拟少腹逐瘀汤加减：桃仁10g，红花6g，川芎15g，香附15g，蒲黄5g，乳香10g，没药10g，三棱10g，莪术10g，艾叶10g，炮姜10g，小茴香10g，甘草9g。5剂。8月7日二诊：服药后病情明显好转，自觉腰及右侧下腹部疼痛缓解，因治病心切，患者又到门诊要求B超复查，经本院B超检查示：右侧可探及1.4cm×2.0cm囊性包块，与上次检查对比，右侧卵巢囊肿明显缩小。患者非常惊喜，更增强了内服中药治疗的信心。今日感胸胁胀闷，舌脉同前，效不更方，守上方加柴胡15g，5剂。8月15日三诊：本月月经来潮正常，右侧腰及下腹部疼痛明显好转。B超再次复查，右侧囊肿已消失，以八珍汤加减善后调理，观察至今未见复发。[李裕．少腹逐瘀汤治疗卵巢囊肿．云南中医学院学报，2000，23（1）：55]

原按：卵巢囊肿属于中医学"积聚"范畴，其形成因平素七情郁结，气机阻滞不通，进而水湿积聚于卵巢处，遂成囊肿之物。《医宗必读·积聚》篇指出："初者，疾病初起，正气尚强，邪气尚浅，则任受攻；中者，受病渐久，邪气较深，正气较弱，任受且攻且补；末者，病魔经久，邪气侵凌，正气消残，则任受补"的治疗原则。治疗方法，因患者年轻且病邪尚属初起，故用行气活血化瘀之少腹逐瘀汤攻逐之，方中桃仁、红花、川芎养血活血，蒲黄、延胡索、乳香、没药理气活血，三棱、莪术破瘀散血。下焦不足易生内寒，故用炮姜、小茴香温阳以助血行，炒柴胡疏肝理气。全方药虽数味，然切合病机，故获速效。

3. 巧克力囊肿 姜某，女，36岁，反复腰骶部疼痛8个月，月经先后无定期，经量、色泽无异常，苔薄，舌面见绿豆大小的紫斑点，脉细。妇科检查：外阴已产式，宫颈轻度炎症，子宫大小正常，两侧附件增厚，并触及囊性肿物粘连于子宫后壁。B超显示在子宫底后方区域见4.9cm×6.8cm×3.6cm的液性暗区，内有密集低回声小光点，诊断提示：卵巢巧克力囊肿。中医辨证属气滞血瘀络阻，治以理气化瘀通络，处以少腹逐瘀汤加味。方药：

小茴香 6g，干姜 6g，延胡索 15g，当归 20g，川芎 10g，官桂 3g，赤芍 10g，蒲黄 10g，炒五灵脂 10g，香附 12g，乌药 10g。每日 1 剂，水煎服。上方连服 64 剂后，诸症消失，月经周期恢复正常，B 超复查示卵巢巧克力囊肿消失。

[顾洪丽. 少腹逐瘀汤治疗卵巢巧克力囊肿病案举隅. 中医药导报，2008，14（5）：85]

原按： 中医认为巧克力囊肿属于"瘀血""血瘕"范畴，其病机为气血运行不畅，局部气血凝滞。《妇人良方大全》指出："妇人腹中瘀血者，由月经闭积或风寒凝瘀，久而不消，则为积聚癥瘕矣。"治疗选用活血祛瘀温经止痛的少腹逐瘀汤。方中干姜、小茴香能壮元阳、暖胞宫、温冲任、散寒凝；延胡索乃定痛要药；蒲黄、五灵脂活血祛瘀、散结止痛；当归、川芎是阴中之阳药，血中之气药，配合赤芍活血调经，破瘀生新。香附、乌药辛温芳香，以增强活血化瘀之效。因此，卵巢巧克力囊肿采用少腹逐瘀汤加减治疗，可屡屡见效。

（七）闭经

闵某某，女，27 岁，就诊日期：2008 年 3 月 7 日。婚后育有 1 子，3 年来少腹偶有刺痛，不经治疗即可自行缓解。半年来月经经量有所减少，偶有血块，色紫暗，但经期大抵正常。近 3 个月来月经一直未潮，时时有少腹刺痛感，舌质稍暗，脉弦细。辨证为瘀血停滞型闭经。予少腹逐瘀汤化裁：当归 10g，官桂 6g，桃仁 10g，干姜 6g，五灵脂 15g（包），蒲黄 15g（包），小茴香 10g，没药 10g，香附 10g，川芎 8g，赤芍 10g，川牛膝 10g，甘草 6g。服药 1 周月经来潮，巩固治疗 2 个月后，月经一直按期而至，少腹刺痛症状完全消失。随访 1 年正常。[唐久远. 少腹逐瘀汤在妇科疾病中的临床运用. 中医药临床杂志，2010，22（3）：206]

原按： 有云"病久必瘀"，患者有少腹刺痛感已 3 年，在闭经前的月经来潮期间曾有偶挟血块史，据之辨证为血瘀型闭经。少腹逐瘀汤逐瘀通闭，加用香附疏解郁滞，川牛膝引血下行，甘草甘缓调中，方中肯綮，遣药精当，故能收到较好的疗效。

（八）输卵管阻塞性不孕症

孙杰用少腹逐瘀汤（小茴香 6g，赤芍 15g，川芎 15g，官桂 6g，制没药 6g，干姜 6g，炒蒲黄 15g，灵脂 15g，元胡 15g，当归 6g）治疗输卵管阻塞性不孕症 38 例。月经干净后开始服药，每日 1 剂，连服 6～10 剂停药。如不孕下次经后续服，并根据患者的临床症状，加减用药如下：症偏寒者加细辛 3g、吴茱萸 3g；症偏热者原方去干姜、官桂、小茴香，加丹皮 15g、败酱草 15g、炒栀子 15g；症偏虚者加黄芪 30g，党参 15g，白术 9g；症偏实者加三棱 10g、莪术 10g；症属肝郁血瘀者加川楝子 15g、乌药 10g；症属寒凝血瘀者加香附 10g、紫石英 30g；症属气滞血瘀者加郁金 18g，炮山甲 15g，路路通 10g。结果：38 例患者经治疗后，治愈 25 例，已分娩 14 例，妊娠 11 例。[孙杰. 少腹逐瘀汤治疗输卵管阻塞性不孕症 38 例. 现代中西医结合杂志，2002，(11) 8：737]

典型病例：陈某某，女，24 岁。1998 年 10 月 6 日初诊。患者结婚 3 年不孕。曾婚前因怀孕 2 月而作人流术，术后 10 天出现小腹疼痛，白带黄浊如脓，臭秽异常，经治白带减少，但疼痛仍未消失，疼痛以子宫及双侧输卵管部位为明显，时而加剧，时而缓和，得热则舒，得寒则甚。15 岁月经初潮，婚前月经 28 天 1 周期，婚后往往延后，经期持续 8 天，量多色红，有血块，白带清稀。曾在某院通水 6 次均示不通。其丈夫经检查各项生殖指标正常。刻诊：少腹疼痛绵绵觉冷，双侧附件部位及子宫部位压痛明显。舌质淡红，脉细缓。乃属宫寒瘀滞不孕之证。以温经散寒、活血通络为治。少腹逐瘀汤加减：小茴香、香附、当归、川芎、赤芍、没药、生蒲黄、炒五灵脂、延胡索、络石藤、桃仁、红花、干姜各 10g，官桂 3g，丹参、黄芪各 30g，先后守上方 96 剂，经期每用温经汤三五剂配合隔姜灸神阙穴，热敷输卵管部位，阴道塞药及直肠灌药综合治疗，于 1999 年 2 月份月经未至，检查后已怀孕。[黄有彬. 少腹逐瘀汤为主治疗输卵管阻塞性不孕症 32 例. 浙江中医杂志，2006，41 (7)：389]

原按：输卵管阻塞的患者大多数有自然流产或刮宫史，从症状上看往往心烦胸闷，平时少腹冷痛，时发时止，月经来潮时疼痛明显，少腹发胀、觉冷更为明显。少腹逐瘀汤是王清任为治疗少腹疼痛而设。方中小茴香、干姜、官桂温经散寒、通达下焦；延胡索、没药理气散寒、消肿定痛；蒲黄、五灵脂活血祛瘀、散结止痛；当归、川芎乃阴中之阳药、血中之气药，配合赤芍活血行气，散滞调经。全方共奏温经散寒、活血祛瘀、消肿止痛之功。同时配合经期服温经汤温经养血，活血调经。结合如意金黄散外敷，收温通之效；灸神阙能温肾助阳，温经通络。再以阴道塞药和灌肠同用，故收良效。此外，在使用本法时，需坚持用药，方能收功，如半途而废，会前功尽弃。长期运用活血动血之品，应注意正气的培补。

（九）功能性子宫出血

孙某，女性，18 岁，未婚，婚前性行为不详。1995 年 7 月 13 日初诊。月经经期 10 余日，量多，色紫暗有块，伴腹痛。已患病 6 个月，服用各种药物罔效。诊见面色苍白，口唇淡白，舌质暗红，舌尖有瘀点，脉细涩。中医诊断：崩漏；气滞血瘀。治以少腹逐瘀汤加味：川芎、当归、肉桂、蒲黄、五灵脂、干姜、延胡索各 10g，赤芍 12g，小茴香 7g，没药 6g，熟地、黄芪各 30g，阿胶 10g。水煎服，每日 1 剂。共服药 21 剂，月经恢复正常；随访 1 年，病情无复发。[范喜军. 少腹逐瘀汤治疗功能性子宫出血 60 例. 中国中医急症，2005，14（6）：498]

原按： 功能性子宫出血属于中医学"崩漏"范畴，临床以气滞血瘀证较常见，其病机为气血失调，血不循经，导致气滞血瘀，久病气血两虚。以活血化瘀之少腹逐瘀汤治之而切中病机，故效果显著。

（十）慢性盆腔炎

用少腹逐瘀汤治疗慢性盆腔炎 55 例。对照组给予阿奇霉素分散片 0.1g，3 次/日，口服；奥硝唑片 0.25g，2 次/日，口服。治疗组在对照组治疗的基础上，予以中药少腹逐瘀汤加减治疗。药物组成：小茴香 9g，元胡 10g，五灵脂 10g，没药 6g，川芎 10g，当归 12g，生蒲黄 10g，赤芍 10g。白带多、色黄有臭味，加败酱草、银花、蒲公英、红藤、夏枯草；腰骶部疼痛，腿困无力，加川断、杜仲、枸杞子、山药、菟丝子。每日 1 剂，水煎早晚温服。两组均以 4 周为 1 疗程。结果：治疗组有效率 83.64%，对照组有效率 67.27%。[路合秀，李慧英，赵卫林. 少腹逐瘀汤治疗慢性盆腔炎 55 例临床观察. 浙江中医药大学学报，2009，33（4）：541]

典型病例：辛某某，女，34 岁，干部，1999 年 4 月 16 日初诊。主诉：反复经期腰腹胀痛 4 年余。既往史：患者于 1992 年 3 月作人流术后至今未孕。1998 年 4 月在华西医大附院诊为慢性盆腔炎致输卵管粘连，在该院作输卵管分粘术。妇检：宫体偏右，大小正常，子宫附件及后穹窿压痛。月经史 12 岁（5~7）天/（28~30）天，喜食瓜果冷饮。现病史：形体消瘦，面色少华，正值经期第二天，下腹坠胀冷痛，腰骶酸痛，肛门坠胀，四肢欠温，经量少，似淤泥深酱色，偶见豆粒大小血块，舌质淡，尖边有瘀点，苔白，脉弦紧。诊断：慢性盆腔炎继发不孕。辨证：寒湿凝聚。治法：温经散寒，化瘀通络，益气补血。拟方：当归 15g，川芎 10g，赤白芍各 15g，干姜 10g，小茴香 15g，玄胡 15g，生蒲黄 15g，五灵脂 30g，葛根 30g，炙升麻 15g，黄芪 30g，鹿角胶 15g，川楝炭 15g，没药 15g。上方加减服 2 个月后（共 40 剂），症状完全消失，月经周期 30 天，经量增多，色紫红，质稠。妇检：宫体偏右，大小正常，子宫附件及后穹窿压痛消失。嘱患者继续巩固治疗，拟方：川芎、当归各 10g，赤白芍、小茴香、生蒲黄、艾叶、川楝子、香附各 15g，五灵脂、续断、杭戟、黄芪各 30g。上方化裁 15 剂后于 1999 年 10 月 26 日查小便妊娠试验阳性，2000 年 6 月 20 日生下一女婴。[吴燕琼. 少腹逐瘀汤化裁治疗慢性盆腔炎40 例. 四川中医，2003，21（9）：59]

（十一）盆腔瘀血综合征

运用少腹逐瘀汤加味治疗男性慢性盆腔疼痛综合征 72 例，采用随机分组，治疗组运用中药少腹逐瘀汤合甘麦大枣汤煎剂治疗，基本方：当归 12g，川芎 10g，官桂 6g，赤芍 12g，蒲黄 15g，五灵脂 10g，没药 10g，延胡索 10g，干姜 10g，小茴香（炒）6g，浮小麦 30g，大枣 6 枚，甘草 9g。上方煎汁内服，每日 1 剂，1 个月为 1 个疗程，对照组口服活血止痛胶囊，每次 2 颗，每日 3 次，同时口服七叶神安片，每次 2 片，每日 3 次，1 个月为 1 个疗程，治疗期间停服其他药物。结果治疗组显效率为 86.1%，对照组为 57.9%，2 组比较有显著性差异。[冯奕，崔云，郑武. 少腹逐瘀汤加味治疗男性慢性盆腔疼痛综合征 72 例. 中医药临床志，2007，19（6）；607]

典型病例：吕某，女性，41 岁，农民。2000 年 6 月 4 日因周期性下腹坠痛，腰骶部不适，白带稍多无臭味，多梦，关节痛来诊。症见精神焦虑，舌淡暗，苔薄，脉沉。妇检见外阴正常，阴道通畅，宫颈轻度糜烂，子宫后倾、略大、质韧、无明显压痛、活动可，双侧附件区增厚、无明显压痛。血沉 8mm/h；尿 HCG 阴性；B 超示子宫后位，大小正常，双侧附件区未见异常；彩色多普勒示多色相间彩色团块。经抗感染治疗 10 余日症状不减。改服中药15 天后症状明显减轻，继续治疗 2 个疗程症状基本消失。随访半年，已无不适症状。[徐桂凤，冯雪梅. 少腹逐瘀汤加减治疗盆腔瘀血综合征 59 例. 中国中医急症，2004，13（11）：1710]

（十二）原发性痛经

以少腹逐瘀汤加减口服治疗原发性痛经 52 例，结果总有效率 94.23%，少腹逐瘀汤加减治疗原发性痛经证属寒凝血瘀型疗效确切。[葛华. 少腹逐瘀汤加减治疗原发性痛经 52 例. 吉林中医药，2007，27（11）：28]

典型病例：方某，女，20 岁，职员，2001 年 5 月就诊。自述经行前，来潮初 1~3 天少腹疼痛难忍，恶心呕吐，大便稀，面色苍白，四肢发凉，每次行经均需休息，严重影响工作，口服芬必得胶囊，方可缓解。每因劳累及心

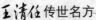

情不舒使上述症状加重，此次就诊为行经第 1 天，疼痛难忍，面色苍白，小腹下坠冷痛，得热痛减，月经量少，色黑有块，舌质淡，苔薄白，脉弦。给予少腹逐瘀汤加益母草 30g、泽兰叶 15g。3 剂，水煎服。药后腹疼即减轻，续服 3 剂后，症状消失。随嘱其每月月经来潮之前服药 1 次，连用 3 个周期，腹疼消失，随诊 3 个月未复发。[周启云，李国星．少腹逐瘀汤治疗原发性痛经 120 例．医药世界，2006（9）：13]

三、男科

（一）慢性前列腺炎

方法：采用少腹逐瘀汤加减治疗慢性前列腺炎 60 例，并设对照组 30 例采用西药治疗。结果治疗组疗效明显高于对照组。提示本方治疗慢性前列腺炎有很好疗效，活血化瘀是治疗慢性前列腺炎的基本方法。[崔彦如．少腹逐瘀汤加减治疗血瘀型慢性前列腺炎 60 例．四川中医，2004，22（10）：45]

典型病例：王某某，男，46 岁，农民，1997 年 8 月 21 日初诊。小腹胀满疼痛，排尿不畅，时轻时重 2 年余。西医诊断为慢性前列腺炎。近因劳累复发，小腹胀满疼痛，时或尿时中断，尿道口时有黏液性分泌物，腰膝酸软，头晕目眩，舌质紫暗有瘀斑，脉涩。此为瘀血败精，阻塞尿路，属中医之癃闭。治以活血化瘀，疏利水道。少腹逐瘀汤加减：当归尾 15g，赤芍 12g，川芎 12g，五灵脂 10g，生蒲黄 12g，延胡索 10g，没药 10g，小茴香 5g，肉桂 1.5g，穿山甲 10g，琥珀 3g（冲服）。6 剂。每日 1 剂，水煎服。嘱服药期间少进肥甘油腻之品。8 月 28 日复诊，小腹胀痛减轻，小便较前通畅，守上方加车前草 12g，继服 6 剂，诸症基本平息，惟觉腰膝酸软，在本方基础上加补肾壮腰之杜仲、川断等，调治月余，共服药 45 剂，诸症痊愈。[钱爱云．少腹逐瘀汤临床应用举陌．江西中医药，2003，34（2）：38]

原按：本例患者为瘀血败精，阻塞于膀胱尿道之间，尿路不畅，则排尿困难；尿路阻塞，下焦气机不畅则小腹胀满疼痛。故用少腹逐瘀汤散结，配琥珀、穿山甲以化瘀通淋，伍车前草以疏利水道，如此，瘀血败精得除，气机得畅，病机相合，故疗效甚著。

（二）老年前列腺增生症

刘卫将少腹逐瘀汤 [小茴香 10g，干姜 6g，延胡索 15g，当归 15g，川芎 12g，肉桂 9g，赤芍 12g，蒲黄（布包）10g，五灵脂 12g] 加味治疗老年前列腺增生症 32 例。若小便灼热疼痛者加生地 15g，甘草梢 6g；小便常规检查见脓细胞者加金银花 15g，滑石、苍术各 12g；阳虚肢冷畏寒者加附片 10g，补骨脂 10g；腰痛膝软者加杜仲 15g，桑寄生 15g。结果临床治愈 18 例，显效 8 例，无效 6 例，总有效率为 81.25%。[刘卫. 少腹逐瘀汤加味治疗老年前列腺增生症 32 例. 国医论坛，2001，16 (2)：37]

（三）男性不育

患者，男，30 岁，结婚 5 年，女方长期未孕。性生活正常。女方曾经做过妇科检查无异常情况。男方精液检查 24 小时不液化，无其他自觉症状，查体：舌质淡红，苔白润，脉沉细无力，证属真阳不足，气化失常，治宜温阳化瘀。处方：干姜 15g，延胡索 10g，小茴香 15g，没药 15g，当归 30g，川芎 15g，官桂 5g，赤芍 20g，五灵脂各 15g，蒲黄 25g，黄精 30g，服药 15 剂后，精液检查显示精液液化，精子计数 0.9 亿/ml，精子活力 85%。3 个月后随访，其妻子已经怀孕。[田玉和，田乔. 少腹逐瘀汤治疗精液不液化症的临床观察. 中医中药，2010，17 (5)：81~82]

原按：本方取《金匮》温经汤之意，合失笑散化裁而成少腹逐瘀汤。方中小茴香、干姜、官桂温经散寒，通达下焦；延胡索、没药行气散瘀，消肿止痛；蒲黄、灵脂活血化瘀，散结消肿，其中蒲黄生用，重在活血化瘀，五灵脂炒用，重在止痛而不损伤胃气；当归、川芎为血中气药，配合赤芍用来活血、化瘀、行气，散寒调经。全方能温经散寒、活血祛瘀、消肿止痛。共奏暖精室，散瘀结之功，则真阳日盛，气化可复，精液得以液化。

（四）糖尿病阳痿

采用少腹逐瘀汤加味治疗糖尿病阳痿 40 例，获效良好。方药组成：柴胡、制香附、乌药、桃仁、九香虫各 10g，川芎、赤芍、当归、川牛膝、仙灵脾、肉苁蓉、补骨脂各 15g，丹参、黄芪各 30g，水蛭 5g。日 1 剂，水煎分早晚 2 次服。[魏建红，张志忠，古剑. 少腹逐瘀汤加味治疗糖尿病阳痿 40 例. 浙江中医杂志，2011，46 (5)：346]

典型病例：刘某，男，48 岁。2010 年 4 月 5 日就诊。糖尿病病史 10 年，长期血糖控制不理想，体质量指数（BMI）19，精神沮丧，腰膝酸软，乏力，双足麻木，阳事不举，举而不坚，早泄，晨起勃起次数减少，近 2 个月，大便稀溏，小便不畅，尿线细，小腹不适，夜寐差，舌质黯红，边有瘀点，脉沉细涩。查空腹血糖 11.0mmol/L，HbAlc8.2%，按 IIEF-5 评分 15 分。西医诊断：糖尿病勃起功能障碍，糖尿病周围神经病变，2 型糖尿病。中医诊断：阳萎。证属脾肾阳虚夹瘀。予格列美脲片、甲钴胺片口服；胰岛素 10U 睡前皮下注射。中药治以健脾补肾，活血化瘀，佐以安神。予少腹逐瘀汤加减，药物组成：小茴香 6g，延胡索 12g，没药 12g，川芎 12g，当归 20g，赤芍药 15g，五灵脂 15g，杜仲 10g，淫羊藿 15g，蛇床子 10g，韭菜子 10g，夜交藤 15g，合欢皮 15g，山药 12g。日 1 剂，水煎 2 次取汁 300ml，分早晚 2 次口服。服 10 剂后，无小腹不适、腰膝酸软、乏力、夜寐差，阳事能举，举而不坚，早泄有所改善，IIEF - 5 评分 18 分。原方去合欢皮、山药，加人参 10g、熟地黄 12g、枸杞子 10g 益气养阴，阴血充足则阳事兴而能坚，10 剂后，症状明显改善，心情舒畅，IIEF - 5 评分 23 分，以原方继服 10 剂巩固治疗。[王智慧，赵红心．少腹逐瘀汤加减治疗糖尿病勃起功能障碍 60 例．河北中医，2011，33（3）：413 - 414]

（五）男性尿道综合征

将 200 例男性尿道综合征患者随机分为 2 组，治疗组 100 例服用加味少腹逐瘀汤，对照组 100 例患者予口服多虑平 25mg，3 次/日；安定 2.5mg，3 次/日；谷维素 20mg，3 次/日。2 组均以治疗 4 周为 1 个疗程，治疗 2 个疗程后观察疗效。结果：治疗组总有效率为 95%，对照组 77%，2 组疗效有显著性差异[司家亭．加味少腹逐瘀汤治疗男性尿道综合征 100 例．甘肃中医，2009，22（3）：45]

四、黄褐斑

魏某，女，32 岁，1999 年 6 月 23 日因月经 3 个月未行而就诊。患者平素容面丽质，白皙可人。半年前月事时因生气经量减少，少腹坠胀，之后行经滞后，量少色暗，乳房胀痛，继之闭而不来，额、面、颊及鼻侧蝶形灰褐色斑日渐加重，整日心烦易怒，郁闷不舒，嗳气时作，失眠多梦，少腹胀痛，大便不爽，舌暗红少苔，脉象弦涩。乃肝郁气滞，血瘀经闭。处方：川芎 9g，当归 12g，炮干姜 6g，前胡 12g，肉桂 3g，五灵脂 9g，川楝子 12g，柴胡 12g，白芍 18g，三棱 12g，桃仁 12g，半夏 9g，香附 9g，益母草 30g。水煎 2 次，分 2 次口服，每日 1 剂，连服 3 天。1 周后患者来诉，服药 2 天后月经即来潮。量色如常，诸症消失。9 月 4 日，患者面若春风带本单位 3 人来院，请余诊治面部褐斑，问及缘由，才知自上次服药调经后，其面部褐斑全消，面部白皙如初。[张志民，孙莉生，席晓爱．少腹逐瘀汤治疗妇科病举隅．中国民间疗法，2005，

13（3）：7]

原按： 乙癸同源，肝木喜条达而恶抑郁，肾乃先天之本，藏真阴真阳，肾精失去肝之疏泄，或聚或停或瘀或结。经血不调，瘀而溢于肌肤而生褐斑。活血化瘀，温经通脉，肝脉条达，经血得泄而寻常道，故褐斑消失。

【实验研究】

1. 少腹逐瘀汤对血液流变性及卵巢功能的影响 宿树兰等人通过测定少腹逐瘀汤对寒凝血瘀 SD 大鼠全血黏度、血浆黏度、血沉、红细胞压积及调节 E 和 P 的水平的作用和影响，发现少腹逐瘀汤能改善寒凝血瘀 SD 大鼠血液流变性指标；对卵巢功能也显示出一定改善作用。[宿树兰，段金廒，王团结，余黎，华永庆，唐于平．少腹逐瘀汤对寒凝血瘀大鼠模型血液流变性及卵巢功能的影响．中国实验方剂学杂志，2008，14（12）：41－42]

2. 少腹逐瘀汤对小鼠离体子宫收缩模型的生物效应 少腹逐瘀汤拮抗子宫平滑肌收缩的活性部位主要为 SF－3、SF－7、SF－10，其化合物类型包含黄酮苷类、内酯类、有机酸类等；部位 SF－6、SF－9、SF－tl 也有一定的活性；通过与标准化合物对照及质谱特征对活性显著部位 SF－3 色谱峰进行了归属和指认，鉴定了其中 11 个化合物。结果发现少腹逐瘀汤拮抗离体子宫收缩效应源于挥发油部位及除去生物大分子的水溶性部位的贡献；发现生物大分子物质对小鼠离体子宫收缩模型呈现出兴奋作用。[宿树兰，华永庆，段金廒，唐于平，陆茵，丁安伟．少腹逐瘀汤对小鼠离体子宫收缩模型的生物效应及物质基础评价．中国药科大学学报，2007，38（6）：544－548]

3. 少腹逐瘀汤对子宫的解痉和抗炎作用 少腹逐瘀汤能明显降低正常性大鼠离体子宫自发运动的收缩和舒张强度，抑制缩宫素诱发的离体大鼠子宫收缩频率加快，延长"痛经"小鼠扭体反应潜伏期，明显减少扭体反应次数。中剂量少腹逐瘀汤明显抑制塑料管所致大鼠子宫炎症反应和棉球所致大鼠皮下肉芽肿形成，具有良好的子宫解痉和抗炎作用。[叶效兰，汪晖，乐江，陈效．少腹逐瘀汤对子宫的解痉和抗炎作用．中国医院药学杂志，2002，22（6）：329]

【临证提要】

少腹逐瘀汤是由《金匮要略》温经汤合《和剂局方》失笑散化裁而成，是临床常用方剂之一。全方以温经散寒，活血化瘀为主，主治少腹瘀血经寒腹痛。本方对于妇科疾患如冲任虚寒、瘀血内阻的痛经，及慢性盆腔炎，妇科肿瘤，输卵管狭窄不孕症，习惯性流产等的治疗有较好的疗效。另据报道，本方对男性不育、前列腺炎、前列腺增生亦有较好的疗效。

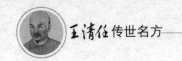
身痛逐瘀汤

【来源】《医林改错·下卷·痹症有瘀血说》

【组成】秦艽一钱（3g）　川芎二钱（6g）　桃仁三钱（9g）　红花三钱（9g）　甘草二钱（6g）　羌活一钱（3g）　没药二钱（6g）　当归三钱（9g）　五灵脂二钱，炒（6g）　香附一钱（3g）　牛膝三钱（9g）　地龙二钱，去土（6g）

【用法】水煎服。

【功用】活血通经，宣痹止痛。

【主治】风湿之邪闭阻经络所致的肩痛、臂痛、腰痛、腿痛或周身疼痛，经久不愈。

若微热，加苍术、黄柏。若虚弱，加黄芪一二两。

【方解】

君：桃仁、红花——活血散瘀，畅通全身气血。

臣：牛膝、地龙——祛风除湿，活血通络，共为臣辅。

佐：五灵脂、没药、当归、川芎、香附——活血通经，行气止痛。

　　秦艽——辛散苦泄而不燥，善于祛风通络，"活血荣经"（《本草从新》），通痹止痛。

　　羌活——祛风胜湿，"上行于头，下行于足，遍达肢体，以清气分之邪"（《本草汇言》）。

使：甘草——调和诸药。

【方论】

方中桃仁、红花、五灵脂、当归活血祛瘀，地龙、牛膝活血通络，川芎、香附、没药活血、理气、止痛，羌活、秦艽散风活络，甘草缓中。[翁维良《活血化瘀治疗疑难病》]

王清任认为"风寒湿三气杂至，合而为痹"者，日久多显血瘀。从而制本方熔活血化瘀与祛风除湿于一炉。方中以桃仁、红花、当归、川芎活血祛瘀，意在使血行风自灭、血行湿也行；没药、灵脂、香附则理气化瘀止痛；牛膝、地龙活血通经络而利关节；另用秦艽、羌活祛风除湿，甘草和药。全

方以活血化瘀为主，兼用祛风除湿之药，体现了王氏"痹症有瘀血"学术思想特点。（陈士奎《活血化瘀名家王清任》）

【临床应用】

一、背肌筋膜炎

将 100 例背肌筋膜炎患者随机分为两组，每组 50 例。对照组采用针刺加火罐治疗；治疗组采用温针加锋钩针治疗，同时配合中药身痛逐瘀汤加减治疗。结果治疗后对照组总有效率为 76.07%，治疗组总有效率为 98.0%，两组患者治疗后疗效比较有显著性差异。[李爱萍，毛银芳. 温针加锋钩针合身痛逐瘀汤加减治疗背肌筋膜炎 50 例疗效观察. 山西中医学院学报，2007，8（3）：40]

典型病例：徐某，女，48 岁，1997 年 11 月 10 日初诊。病人左肩背疼痛反复发作 2 年，近 1 个月来因提重物致疼痛加剧，活动受限，自诉以前曾在外院作局部治疗 4 次，当时疼痛消失。检查左斜方肌处肌张力增高，左肩胛内上角压痛明显，并触及疼痛结节，无手臂放射疼痛，左肩胛骨 X 线拍片未见骨质异常，心电图检查正常。诊断：项背肌筋膜炎。治疗中药方：川芎 15g，秦艽 10g，桃仁 10g，红花 10g，当归 12g，地龙 10g，土元 10g，细辛 3g，葛根 15g，鸡血藤 15g，白芍 12g，桂枝 10g，生甘草 6g，日 1 剂，水煎服，嘱将药渣用布裹蒸后热敷痛处，日 2 次，隔日作手法按摩松解，10 天后诉疼痛明显减轻，肩部活动较前轻松，继续治疗 10 天症状消失，活动自如。2 个月后随访肩背部未感任何不适。[曹建. 身痛逐瘀汤加手法治疗项背肌筋膜炎 56 例. 陕西中医学院学报，2001，24（6）：30]

二、带状疱疹

运用身痛逐瘀汤方辨证加减，在常规治疗的基础上，中西医结合治疗 45 例带状疱疹后遗神经痛患者，结果治疗组及对照组总有效率分别为 100.0% 及 81.82%。由此说明辨证活血养阴中西医结合治疗可使带状疱疹后遗神经痛治疗效果的提高。[严静，易丹. 辨证活血养阴法对 45 例带状疱疹后遗神经痛患者治疗效果观察. 中国民间中医药，2011，20（12）：100]

三、肩周炎

以加味身痛逐瘀汤（片姜黄 10g，秦艽 15g，川芎 10g，桃仁 10g，红花 10g，甘草 6g，羌活 10g，没药 12g，五灵脂 10g，香附 10g，牛膝 15g，地龙

10g，当归 10g，桂枝 30g，石膏 30g，桑枝 100g）加减，年老久病虚弱者加黄芪 30g，气血虚者加党参 15g、熟地 10g，关节局部游走疼痛，顽固难治者加蜈蚣 1 条、地龙 10g，局部冷痛加剧者去石膏加制川乌、制草乌各 10g，关节拘挛较重，活动迟缓者加山茱萸 10g，湿邪较重加苍术 10g，内有湿热者去当归、细辛、桂枝，加黄芩、连翘、滑石各 10g，患处由寒转热者加龙胆草 10g，肩部沉重者加独活、威灵仙各 10g，肝肾亏损加茯苓、杜仲各 10g，肌肉萎缩者加枸杞、骨碎补各 10g。治疗肩周炎 126 例，经 2～3 个疗程，痊愈 93 例，好转 27 例，无效 6 例，总有效率 95.2%。[敖绍勇，陈卫东，吴正平. 加味身痛逐瘀汤治疗肩周炎 126 例. 江西中医药，2006，37（9）：34－35]

典型病例：陈某，女，46 岁，公务员，2001 年 3 月 16 日初诊。左侧肩关节酸痛、麻木伴活动受限 1 年，加剧 1 个月余。患者夜间睡眠时疼痛剧烈，肩上举及后伸时疼痛集中于肩前及肩外侧部。查体：左肩皮肤无红肿及瘢痕溃疡，左肩三角肌轻度萎缩，上举及后伸时疼痛加重，肱二头肌长头腱、喙突、肱骨大结节压痛，左上肢肌力 IV 级。活动范围检查：上举 90°、后伸 10°、外展 60°。X 线摄片显示：肩关节诸骨骨小梁疏松，骨皮质变薄，骨质无破坏。曾服用中药独活寄生汤，并经过理疗、按摩等治疗，疗效不佳。笔者诊后认为属经络阻滞、气血运行不畅，用加味身痛逐瘀汤，以桑枝水煎服，日 1 剂，分 2 次服，并配合体疗。经 2 个疗程治疗，症状全部消除，功能活动正常。随访 1 年无复发。

原按：《素问·痹论》云："痹在骨则生，在于脉则血凝而不流，在于筋则屈不伸，在于肉则不仁。"年高正虚，血亏，筋骨失养，外受风寒、湿热之邪是本病之关键。所以本病治当祛邪扶正，攻补兼施。风寒湿之邪，大多杂合而致病，三者之中虽可有某邪偏盛的情况，但难以截然区分，故治疗又多以祛风、散寒、除湿、疏通经络等方法并用。

四、神经根型颈椎病

神经根型颈椎病主因颈椎损伤、颈椎间盘退行性病变、颈椎骨质增生，造成神经根出口狭窄，从而压迫颈脊神经根，引起颈、肩、臂一侧或双侧酸、麻、痛、胀等一系列临床表现的综合症候群。杨金德将身痛逐瘀汤加减治疗神经根型颈椎病 45 例，其中，男 28 例，女 17 例。方药选用葛根加身痛逐瘀汤加减治疗。结果疼痛、麻木等症状消失，X 线片正常；好转：疼痛、麻木等症状减轻，X 线片有改善。[葛根加身痛逐瘀汤治疗神经根型颈椎病 45 例. 中国中

医药科技, 2010, 17 (5): 435]

五、类风湿关节炎

用身痛逐瘀汤合五虎散外敷（治疗组）的方法治疗类风湿关节炎 32 例，并设复方雷公藤制剂药物组（对照组）30 例，进行对照观察。结果表明在关节功能的改善上，治疗组优于对照组。说明身痛逐瘀汤合五虎散外敷治疗是一种治疗类风湿关节炎较理想的方法。[张良善，王丽霜. 身痛逐瘀汤合五虎散外敷治疗类风湿关节炎. 中国临床康复，2004, 8 (36): 8289]

典型病例: 赵某，男，44 岁，教师。1998 年 11 月 3 日初诊。6 个月前因徒步涉水而引起浑身疼痛久治不愈，按之关节痛，时而刺痛难忍，伴有麻木感，屈伸不利，近两周来活动疼痛加剧，行动不便。舌质暗兼有瘀点，脉涩而沉。实验检查: 血沉 560mm/小时，类风湿因子阴性，抗 "O": 250U。诊断: 风湿性关节炎。治则: 活血通络，逐瘀止痛。方用身痛逐瘀汤加减。处方: 当归 20g，川芎 15g，红花 12g，桃仁 12g，五灵脂 12g，乳香 9g，没药 9g，秦艽 15g，羌活 12g，地龙 15g，川牛膝 10g，香附 12g，威灵仙 12g，甘草 10g。水煎服 5 剂后，全身疼痛减轻。继服原方 5 剂后各关节疼痛消失，功能恢复正常。复查血沉降至 7mm/小时。随访未再复发。[李玉环. 身痛逐瘀汤加减治疗风湿性关节炎 35 例观察. 现代中医药，200 (2): 32]

原按: 风湿性关节炎属中医"痹症"范畴。其外因多为感受风寒湿热之邪，内因为机体营卫气血的失调。寒客经络关节，经络闭塞不通气滞血瘀，经络阻隔，以致关节筋肉肿胀，屈伸不利。采用身痛逐瘀汤为基本治疗方，随症加减，以达到活血通络，逐瘀止痛的目的。方中当归、川芎、红花、桃仁活血逐瘀；五灵脂、乳香、没药消肿止痛，活血逐瘀；地龙、川牛膝、秦艽、羌活、威灵仙祛风除湿，通络止痛；甘草调和诸药。患者体弱气虚，可酌加黄芪、党参、既能益气固本，又能推动经络气血的通畅；若疼痛较剧烈，常用附子、川乌等祛风除湿，温经止痛，但这类药物应由小量开始，逐渐增加，久煎或与甘草同煎，可缓其毒性，故病痛可除。

六、糖尿病痛性神经病变

周丽平将符合纳入标准的 62 例糖尿病痛性神经病变患者随机分为治疗组和对照组，对照组采用糖尿病基础治疗上加用甲钴胺肌肉注射，治疗组在糖尿病基础治疗上加服身痛逐瘀汤，3 周为 1 个疗程，结果两治疗方案均可显著改善糖尿病痛性神经病变的生存质量，身痛逐瘀汤对患者的生存质量的改善为优。[周丽平，牟新．身痛逐瘀汤对糖尿病痛性神经病变患者生存质量的影响．浙江中医药，2010，45（5）：318]

典型病例：李某，女，72岁，洪江区酒厂退休工人，因反复口渴，多饮，多尿15年，右侧面颊部肌肉跳动，伴右侧面颊部灼热，刺痛，麻木半月，于2001年5月18日来我处就诊。患者有糖尿病史15年，经饮食控制，配口服降糖药治疗，血糖基本控制在正常范围，口渴，多饮，多尿症得到缓解。半月前无明显诱因出现右侧面部肌肉跳痛，不能自控，伴右侧面颊部灼热，刺痛麻木，并牵及右侧头痛，右侧肩周疼痛，痛处固定，夜间为甚，夜尿2~3次，大便正常，餐后2小时血糖12.0mmol/L，尿常规检查：尿糖（-），尿蛋白（-），血压130/70mmHg。西医诊断：2型糖尿病，糖尿病周围神经病变。中医诊断为：消渴（阴虚血瘀型），痹证（瘀血阻络型）。治宜养阴活血，化瘀通络。取身痛逐瘀汤加减：川芎10g，当归10g，桃仁10g，红花10g，秦艽10g，羌活10g，地龙15g，没药10g，五灵脂10g，牛膝10g，石斛30g，天花粉20g，生地10g，甘草5g，连服5剂，症状减轻，继服10剂，右面部肌肉跳动，疼痛及右肩周疼痛均消失，右肩活动自如，夜尿次数减少1~2次，尔后嘱其加强体育锻炼，坚持饮食控制，避免受凉，1年后随访，未见复发。[吴平，杨春明．活血法治疗糖尿病周围神经病变155例临床观察．中医药导报，2006，12（8）：37~38]

原按：根据"久病入络"、"久病入血"的原理，阴虚燥热日久，致火毒炽盛，热灼津血，致阴血亏虚，血行失常，则见瘀血阻络，络脉失养；故出现肢端感觉异常，局部麻木、灼热、刺痛、跳动，后期可见肌萎缩和瘫痪之症。临床上采用活血祛瘀之"身痛逐瘀汤"进行治疗。方中川芎、当归、桃仁、红花为主药，均有活血祛瘀止痛之功；秦艽、羌活、地龙能通络宣痹为辅药，主治瘀血痹阻经络的肢体痹痛等症；香附行气止痛；没药、五灵脂、牛膝为佐药，共奏活血祛瘀，行气止痛之功。故糖尿病周围神经病变采用该方治疗，可取得满意的效果。

七、慢性腰肌劳损

采用身痛逐瘀汤加减治疗腰肌劳损患者60例，药物组成：当归10g，川芎10g，桃仁10g，红花10g，没药6g，五灵脂6g，香附10g，鸡血藤20g，杜仲20g，熟地黄25g，菟丝子10g。加减：腰痛连腿者加独活、牛膝；兼寒湿者加茯苓、白术、肉桂、干姜；兼湿热者加薏苡仁、黄柏；气滞重者加青皮、香橼、佛手。治疗1~3个疗程后，腰部疼痛者36例，痊愈11例，显效15例，有效8例，无效2例；腿部疼痛者24例，痊愈6例，显效12例，有效5例，无效1例。[王旭，詹海夫. 身痛逐瘀汤加减治疗慢性腰肌劳损60例临床观察. 长春中医药大学学报，2006，22（2）：27]

典型病例：王某，男，36岁，1994年4月16日初诊。主诉：腰扭伤后反复腰痛10余年。诊见：腰部酸痛，每遇劳累则症状加重，伴头晕神疲，面色少华，形体消瘦，畏冷，二便调，无发热，舌质淡红，可见瘀斑，苔薄白，脉沉。腰椎摄片正常。证属腰府瘀血日久，血液不得濡养肾脏，以致肾虚，阳气不运，又使血瘀更甚。治以活血化瘀、通络止痛。方用身痛逐瘀汤加减：桃仁、红花、香附、当归各10g，没药、田七各6g，川芎9g，牛膝、杜仲各15g，鸡血藤30g，甘草3g。3剂，水煎服。二诊：腰部酸痛大减，仍觉畏冷神疲。原方加巴戟天10g。前后共服药9剂，腰痛已瘥，余症基本消失。嘱继服壮腰健肾丸以固后效。随访3年未复发。[林振禄. 身痛逐瘀汤加减治疗慢性腰肌劳损. 湖北中医杂志，2001，23（1）：56]

原按：慢性腰肌劳损属中医腰痛范畴。临床见症多为一派虚象。笔者认为，腰为肾府，本病乃肾府瘀血所致，虚证乃其标象。病初，腰部经脉因外伤或寒邪留滞而致瘀血，由于失治、误治，血瘀日久，肾脏失养而致虚。正如王清任所云："如论虚弱，是因病而致虚，非因虚而致病"。故治以活血化瘀之身痛逐瘀汤，以活血通络，补肾壮腰，而获良效。

八、腰椎间盘突出

100例腰椎间盘突出症患者均口服身痛逐瘀汤化裁后的制剂，早晚口服，15天为1个疗程。结果：100例患者中$L_{4\sim5}$突出者有效率达95.3%；$L_5\sim S_1$突出者有效率达97.4%；$L_{4\sim5}$和$L_5\sim S_1$突出者有效率达90%；$L_{3\sim4}$和$L_{4\sim5}$突出者有效率达88.9%。由此可见身痛逐瘀汤治疗腰椎间盘突出症，其方法简便、安全、经济，疗效肯定。[王玉琦，李同军，于志国. 身痛逐瘀汤化裁治疗腰椎间盘突出症100例. 中医药信息，2007，24（1）：18]

典型病例：患者男，41岁，农民。自述腰痛20余天，疼痛剧烈、拒按，持续不已，不能转侧，夜不能寐，牵扯及右侧坐骨神经痛，腰椎正侧位X线确诊为3~5腰椎骨质增生。10余年前曾有腰部扭伤史。经中西医多方治疗均无效。诊之腰痛剧烈、痛点固定、拒按，痛苦面容，舌暗紫、苔白腻，脉涩

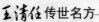

而沉。证属瘀血腰痛，兼夹风湿。宜活血行气、祛瘀通络、利痹止痛。处方：桃仁、川芎、当归、秦艽、独活、五灵脂、香附、牛膝、地龙、续断、延胡索各15g，没药、红花、甘草各10g，杜仲20g，另外加全蝎10g、蜈蚣3条，研末吞服。上方服3剂后，疼痛减轻，精神好转。二诊再服6剂，并原方加倍配药酒1剂，10天后每晚睡前服20~30ml。三诊再6剂而愈。继用壮骨关节丸、骨仙片、药酒常服，以巩固疗效。服药6个月后经X线摄片，骨质增生已得到控制，骨赘生物有所吸收，随访2年未复发。[杨恩华．身痛逐瘀汤加减治疗腰椎骨质增生16例．中国实用乡村医生杂志，2011，18（3）：41~42]

九、原发性坐骨神经痛

坐骨神经痛是临床比较常见的疾病之一。主要表现为腰椎、下肢持续性钝痛或刺痛、抽痛，多因天气变化、寒冷刺激、劳累等诱因发作或加重。李庆林将身痛逐瘀汤加减治疗原发性坐骨神经痛49例。处方：秦艽12g，羌活10g，当归20g，川芎20g，没药12g，五灵脂10g，地龙20g，牛膝10g，桃仁12g，红花10g，鸡血藤30g，香附10g，全蝎1g，白芥子10g，苏木20g，制马钱子1g。结果疗效显著，总有效率93.88%。[李庆林．身痛逐瘀汤加减治疗原发性坐骨神经痛49例．河北中医，2005，27（5）：349]

十、产后感冒

患者，女，26岁，1997年11月21日诊。患者产后月余，诊前1周因晾晒尿布而受凉，自觉全身酸痛不适，汗出恶风，舌淡脉虚浮，曾服数剂中药不效。今予补益气血，调和营卫。药用身痛逐瘀汤合桂枝汤加减：生黄芪20g，羌活、独活各6g，秦艽10g，香附12g，当归12g，川芎8g，白芍10g，桂枝10g，千年健15g，生姜2片，枣4枚。3剂而愈。[李春，魏雄，冯旭．任世玉老中医临床经验撷英．甘肃中医，2008，21（8）：8]

原按：孕产之妇，十月怀胎，全赖精血充养，娩后之初，百骸空虚，护理不当，易招虚邪贼风之袭，而感全身酸痛不适，汗出连连。此当为气血亏虚，卫外不固，病邪侵袭肌表，留着经络所致。当益气血固其本，祛病邪治其标。方用身痛逐瘀汤加减。

十一、痹症

高某某，男，80岁。2004年1月1日晚初诊。患者由家人担架抬至连师家中诊治，诉2周前起病，右手臂及周身疼痛，颜面亦抽痛，痛在半夜子时至清晨（自晚11点20分起痛剧），甚则在床上乱爬，白昼则好转，脉沉涩，舌苔白腻，治拟王氏身痛逐瘀汤法。秦艽、川芎、生甘草、羌活、制没药、五灵脂、制香附、桂枝各6g，桃仁、红花、川牛膝、穿山甲各10g，当归15g，7剂。1月10日由家人搀扶至连师家中诊治。诉服前方3剂后，即感周身疼痛明显减轻，现右手臂仍略有疼痛，左耳内疼痛，左关脉小弦，至数分明，舌苔微黄腻，守前方加片姜黄6g，茯苓15g，再服10剂。1月29日其子来家中告知老人病痛已瘥。[毛军民，李如辉，连建伟. 连建伟教授运用王氏逐瘀方验案举隅. 中医药信息，2005，22（1）：36]

原按：《素问·痹论》云："风寒湿三气杂至，合而为痹"。风寒湿邪阻滞经络，气血运行不畅，则瘀血凝滞，不通则痛，而致臂痛、肩痛、腿痛、腰痛或周身疼痛。病证昼轻夜重，乃瘀血作祟。以白昼阳气来复，血行较畅，而夜间阴气盛，则血瘀加重故也。初诊投以身痛逐瘀汤加穿山甲、桂枝活血化瘀，宣痹止痛；加穿山甲，取其性走窜行周身之瘀滞；桂枝横行手臂，温通经脉。复诊加片姜黄活血行气，通经止痛，其长于行肢臂而除痹痛；舌苔微黄腻，乃瘀血夹杂湿热，故加茯苓甘淡渗利除湿热。方药对证，服药近20剂，病痛痊愈。

十二、外伤性肢体痛

刘某，女，50岁，1998年不慎摔伤，致右下肢疼痛，行走困难，活动受限，局部青紫，压痛。当时摄片未见异常，给予三七伤药片、跌打丸等治疗1月余仍感右下肢疼痛，行走困难，遂来诊。检查：一般情况尚可，局部有压痛，舌质红，有瘀点，苔薄白，脉弦紧。辨证属瘀血内阻，经脉阻塞。治宜活血祛瘀，通络止痛，给予身痛逐瘀汤加味。3剂后疼痛明显减轻，8剂后诸症消失痊愈。[李志娥. 身痛逐瘀汤加减治疗外伤性肢体痛. 吉林中医药，2002，22（2）：5]

十三、麻痹性臂丛神经炎

吴秀程将身痛逐瘀汤加减治疗麻痹性臂丛神经炎72例。方药以身痛逐瘀汤为主，发热肿胀加苍术15g，黄柏15g；气虚加黄芪25g；肌肉萎缩加炒白术20g，炒山药20g，党参25g。结果72例中，治愈45例，好转26例，无效1例。总有效率为98.6%。[吴秀程. 身痛逐瘀汤治疗麻痹性臂丛神经炎72例. 世界

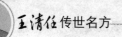

中医药, 2008, 3 (1): 50]

十四、冠心病

田某，女，62 岁，中学校长，2003 年 12 月 10 日就诊。诉既往高血压病史、冠心病病史，今晨自测血压 160/80mmHg，后背疼痛、沉重，与血压高相关。目前口服鲁南欣康、阿司匹林、倍他乐克、卡托普利、合心爽等，口苦、口干，大便干，舌暗红苔薄黄，脉弦。查体：一般可，双肺清，心率 72 次/分，律整，未及杂音，腹软，双下肢无水肿。心脏彩超：心脏结构及血流未见异常，LV 46mm、LA 29mm、EF 69%。心电图：$V_2 \sim V_5$ 之 ST 段压低 0.05mV，心率 72 次/分。中医诊断：胸痹（瘀血痹阻，痰热内蕴），西医诊断：冠心病劳力型自发性心绞痛；高血压病 II 级，高危。处方：桃仁、当归、川芎、五灵脂、秦艽、香附、羌活、地龙、川牛膝、没药、红花各 10g，甘草 6g，黄芪 30g，银花 20g，连翘、板蓝根各 15g，黄芩 12g，郁李仁、火麻仁各 15g。9 剂后，复诊诉服上方后背痛、沉重较前减轻，睡眠差，入睡困难，须服安定片方可入睡，仍有后背疼痛沉重，BP160/70mmHg，舌红苔黄厚，脉弦，大便已正常，仍乏力、口苦，加苍术、黄柏各 12g、牛膝加至 12g、黄芪加至 40g，2 剂后三诊，诉后背沉重消失，睡眠改善，各项检查正常，上方继服 9 剂善后。[李武卫，郭秋红，刘真，于慧卿．邢月朋主任医师应用身痛逐瘀汤治疗冠心病经验．河北中医药学报，2006，21 (1): 33]

原按： 身痛逐瘀汤所治疗之冠心病、心绞痛，证属瘀血痹阻且以肩背沉重疼痛为主症者，或胸闷、胸痛症状已缓解而肩背部症状持续较长时间者，其中以背沉、背痛症状为主，肩痛症状为辅，多为阵发性疼痛或痛有定处如针刺，肌肤青紫，多见口唇舌质均暗或见瘀点，脉见迟涩或弦涩。

十五、下肢静脉血栓

慕某，男，60 岁，工人，2010 年 9 月 6 日就诊。自述 1 周前左侧小腿突然出现疼痛、肿胀，行走时加重，继而症状加重，局部皮色变深，行走艰难，自行局部贴敷消炎止痛的中药药膏后肿胀、疼痛稍有减轻。现症见：左小腿后侧肿胀明显，局部色素沉着，伴有压痛感，X 线透视显示骨骼无异常，彩色 B 超与血管造影均显示左下肢腘静脉、胫后静脉栓塞，局部已建立部分侧枝循环，其余血管未见栓塞现象。患者既往有高血压、冠心病史，其余无异常。张志明以活血行气化瘀立法，方用身痛逐瘀汤加减：川牛膝 20g，当归

15g，川芎 15g，独活 15g，青皮 10g，醋香附 12g，威灵仙 15g，白芷 20g，红花 10g，桃仁 9g，乳香 6g，醋没药 6g，桑枝 20g，甘草 6g。水煎服，每剂配合冲服水蛭和土鳖虫配方颗粒各 1 包，1 剂/日，分 2 次服用，共 4 剂；服药 4 日后再诊，患者自述疼痛、肿胀、困重等症状明显减轻，每日能行走少时，症见：左侧小腿肿胀较前次明显减轻，局部皮色仍有色素沉着，压痛仍明显，处方在剂量和用药上稍作调整，即将当归、川芎加至各 20g，醋没药加至 9g，另加附片 6g，水煎服，每剂只配合冲服水蛭配方颗粒 1 包，1 剂/日，分 2 次服用，共 30 剂；再诊患者自述疼痛、肿胀、困重等症状完全消失，行走自如，局部无皮色改变，无压痛，其余均可；后嘱病人每日只冲服水蛭配方颗粒 1 包，1 剂/日，连续服用 2 月余，并每日坚持适度体育锻炼，低盐饮食，起居有节，随访时患者已痊愈，无不适。[田草，张志明，慕宝龙. 张志明主任医师治疗下肢静脉血栓经验介绍. 甘肃中医，2011，24（4）：59～60]

原按：本例患者下肢静脉血栓在左下肢腘静脉、胫后静脉栓塞阶段，尚未蔓延至其他静脉，故治疗时选用活血行气化瘀的身痛逐瘀汤去秦艽、羌活、五灵脂、地龙，加独活、青皮、威灵仙、白芷、乳香、桑枝、附片、水蛭等而成。方中川牛膝，甘微苦，平，入肝、肾经，为君药，取其活血祛瘀，补益肝肾，强筋健骨，兼祛风湿之功效；方中还重用当归，取其养血活血，补中有动，行中有补，《本草正》谓其"诚血中之气药，亦血中之圣药也"；又重用川芎以活血行气，散风止痛；桃仁、红花活血化瘀；独活、威灵仙、桑枝祛风湿、通经络、止痹痛；青皮、醋香附行气解郁；乳香、没药活血行气止痛，消肿生肌；白芷辛散温通，长于止痛，可祛风止痛；附子气雄性悍，走而不守，能温经通络，逐经络中风寒湿邪，具有较强的散寒止痛之功；水蛭咸苦入血，取其破血通络逐瘀之功；土鳖虫咸寒入血，主入肝经，行善走窜，破血逐瘀，续筋接骨，与水蛭合用破血之力倍增，因恐其使得血栓脱落，故在后来用药时将其减去。全方共奏行气活血，祛风除湿，温经止痛之功。

十六、膝关节创伤性滑膜炎

刘某，男，39 岁。左膝肿痛，已发作 4 次，曾作关节穿刺，抽出淡红黏稠液体，细菌培养阴性，延时又肿。诊时见膝眼饱满，刺涩疼痛，屈伸不利，皮肤不红，浮髌征阳性，脉弦涩。X 线摄片未见骨质异常。予西药曲安奈德注射液 20mg 及 2% 利多卡因 10ml，用生理盐水稀释至 15ml，行关节腔内注射，同时服用中药二妙散合身痛逐瘀汤，药用：苍术、黄柏、桃仁、红花各

9g，秦艽、羌活、地龙、川芎、没药、当归、牛膝、五灵脂、甘草各6g，香附3g。服用7剂而愈，未有再发。[张炳良，张道飞，曾纪珑. 中西医结合治疗膝关节创伤性滑膜炎108例. 辽宁中医杂志，2005，32（8）：819]

原按：二妙散合身痛逐瘀汤加减，配合急性期的膝关节制动，疗效肯定。方中苍术、黄柏，清热除湿；桃仁、红花、当归、川芎、没药、五灵脂，活血祛瘀止痛；秦艽、羌活、地龙，祛风湿、止痹痛、通筋络；香附，行气散瘀；牛膝，通血脉并引药下行；甘草，调和诸药。诸药合用，共奏清热祛湿、活血化瘀、行血通络之效。从本组结果看，能迅速消除肿胀、疼痛。促进患肢功能恢复。笔者认为，中西医结合治疗膝关节创伤性滑膜炎是行之有效的方法。

十七、痛经

典型病例：患者，女，36岁，售货员。1998年就诊，自述经前少腹部痛2年余，经血紫暗，有血块量少，伴胸胁胀痛，经服中西药物治疗未见明显好转，舌质暗红，苔薄白，脉弦，证系气滞血瘀痹阻经络所致。治宜活血行气，祛瘀止痛，投身痛逐瘀汤加减：秦艽10g，川芎10g，桃仁10g，红花10g，羌活10g，灵脂12g，香附15g，乌药12g，元胡12g，蒲黄10g，当归12g，赤芍10g，甘草10g，嘱经前15天始服药12剂，经期腹痛明显减轻，血块减少，再于月经前20天服药18剂后，经期腹痛消失，痛经愈。[李丽. 身痛逐瘀汤异病同治临床运用的体会及探讨. 中国中医基础医学杂志，2001，7（10）：67]

【实验研究】

1. 类风湿关节炎 应用清代王清任主治痹证有瘀血的身痛逐瘀汤加味治疗RA（类风湿关节炎）患者，其活血化瘀扶正对受累关节具有较好的抗炎、消肿、止痛和改善关节功能作用，减轻了RA患者的症状与体征，临床治疗效果比较满意，而且还能明显改善RA患者的血液流变学和甲皱微循环观察指标，其活血化瘀扶正功效可能是治疗RA患者的有效手段之一。[李军，刘强，颉旺军. 身痛逐瘀汤加味对类风湿关节炎患者血液流变学与微循环的影响. 中医药学报，2010，38（3）：100～101]

2. 颈椎病 颈椎病患者甲襞微循环主要特征为：管襻清晰度差，管襻粗细不均，部分管襻痉挛变细变短交叉扭曲，襻顶大部分瘀血、增粗，红细胞聚集明显，血流慢，多呈粒线流或粒流，血色暗红，微循环诊断属轻中度异常。观察表明，身痛逐瘀汤配合牵引可改善患者微循环血管形态和血流速度，使血行加速，充血水肿消除，受压组织松解，减轻或消除颈肩臂疼痛，而有利于疾病痊愈。［徐新玉，吕发明．身痛逐瘀汤配合牵引治疗颈椎病疗效观察及对甲襞微循环的影响．中国中医急症，2007，16（5）：545～546］

【临证提要】

王氏在长期临床实践的基础上，对于久治不愈之痹证提出了"痹证有瘀血说"，并依此说创制了身痛逐瘀汤。全方以活血通络为主，祛风除湿为辅，气血同调，风湿并治，对瘀血痹阻经络所致的肢体痹痛或周身疼痛有较强的治疗作用。临床运用时，应注意辨证，参考脉象（迟脉）、舌象（舌质紫暗，或有瘀点、瘀斑）等有血瘀见证者，应用本方有确效。临证时，还应随症加减，如伴有微热，加苍术、黄柏以清热燥湿；虚弱者加黄芪一二两。根据报道本方加减治疗风湿热、风湿性关节炎、类风湿关节炎、骨关节炎、肩周炎、脊椎增生症、痛风、三叉神经痛及面神经麻痹等均有良效。

保元化滞汤

【来源】《医林改错·下卷·论七、八天痘疮作痒》

【组成】黄芪一两（煎汤冲）（30g）　滑石一两（末）（30g）　晚服加白砂糖五钱（15g）更妙。

【用法】水煎服。

【功用】益气升提，渗湿止泻。

【主治】痘五六日后痢疾或红或白，或红白相杂；兼治大人久痢。

大人初痢，滑石用一两五钱，白糖一两，不必用黄芪；久痢加黄芪，滑石仍用一两五钱。

【方解】

黄芪扶正以"保元"，滑石利湿以"化滞"，白砂糖养胃以安中，三药相伍，共凑益气升提，渗湿止泻之功。

【方论】

黄芪甘温补气，一治湿热或久泻伤气，二使气旺则血行；滑石甘淡性寒，用之清热利湿，又质重体滑而化滞；白砂糖生津保胃气。痢疾属湿热为患，壅滞气血。治则为调气行血，通因通用。本方药仅3味，配伍精当，调气血，

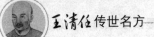

祛湿热、化壅滞，立意恰合治痢之要。（《医林改错评注》）

【临床应用】

一、痢疾

朱某某，男，61岁，退休干部，门诊号0028432。腹痛泻痢十三天，在某院肠道门诊输液及抗菌素治疗，疗效不显，遂来我科就诊。症见：面白少华，腹痛绵绵，便泻黏液白多红少，日行仍有四五次，有肛坠，胸脘满闷，纳少神疲，苔白腻，脉缓弱。证属湿阻胃肠，余毒未尽，正气耗伤。处方：黄芪、滑石粉、白沙糖（自备）各50g。配方三剂，照医嘱服，药后病愈。

[严忠. 保元化滞汤治疗成人痢疾. 新中医.1983，15（7）：48]

【临证提要】

本方以补气之黄芪，配伍清热利湿之滑石，生津保胃气之白糖，来治疗天花合并痢疾，或其他痢疾。全方用药少而精，服法简明，可作为痢疾治疗的基础方。现代运用多加黄连、黄芩、白头翁、当归、白芍等，效果更佳。

古开骨散

【来源】《医林改错·下卷·怀胎说（兼记难产胎衣不下方）》

【组成】黄芪四两，生（120g）　　当归一两（30g）　　川芎五钱（15g）　　龟板八钱（24g）　　血余一团，烧灰。

【用法】水煎服。

【功用】补气活血催产。

【主治】难产。

【方解】本方原出自《医宗金鉴·妇科心法要诀·生育门》，治"产妇交骨不开"之证。王清任在引用时加入四两黄芪，以助产妇"用力劳乏"之虚，使原方由单纯活血止血之方变为补气催产之剂。

君：黄芪——大补元气，振奋精神，使产妇全身有力，鼓动胎体顺利下行。

臣：当归、川芎——活血通经，催产达生。

佐：龟版——滋阴养血，安魂定魄。

血余炭——消瘀止血，引诸活血药下行以利生产。

【方论】

方中当归，龟板养阴补血，以引阴气。川芎、血余炭消瘀行血，功在使阴气下行而交骨自开，达催产下胎之效。《医宗金鉴》说："其方即佛手散加龟板"，并说"气血不足者，加人参，服之可使其骨立开。"王清任应用本方时，重用黄芪补气，气足则血自活，使本方更臻完善。有人照此经验，治疗死胎，获得良好效果。(《医林改错评注》)

【临床应用】

宫缩乏力

吴某，女，25 岁，农民。1991 年 9 月 6 日住产科。入院 2 天前自觉腹痛，纳差伴有呕吐。产科常规处理。9 月 7 日宫口开了 2cm 左右，继后未进展，第一产程已超过了时间而要求中药催产。诊：两脉细弱，舌苔白，面色浮黄。脉证合参，气血两虚，体弱劳乏，导致宫缩无力。效古法以古开骨散加味：当归、龟板各 30g，川芎 15g，黄芪 100g，阿胶（烊化冲服）、血余（烧炭）各 20g，急煎服。服后 2 小时左右产妇自觉腹痛加重，随之宫口开全，娩出一女婴。[张洪春. 古开谷散治疗宫缩乏力验案二则. 安徽中医临床杂志.1997, 9（2）：90]

【临证提要】

古开骨散是治疗难产及胎死腹中产科疾病的良方。现代常用于治疗宫缩乏力所致的难产。王清任明确提出"最关紧要是难产，古人原有开骨散，服之有效者，有不效者，其方总论活血开骨，不重用力劳乏。余每用开骨散，重加黄芪，不过一时胎即下。"临证应用时应注意重用黄芪。

黄芪赤风汤

【来源】《医林改错·下卷·痹症有瘀血说》

【组成】 黄芪二两，生（60g）　　赤芍一钱（3g）　　防风一钱（3g）

【用法】 小儿减半，水煎服。

【功用】 补气活血，通络开窍。

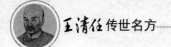

【主治】瘫腿。

【方解】

君：黄芪——大补元气，充养脑络。

臣：赤芍——活血散瘀，通经活络。

佐使：防风——轻扬升散，载诸药上达脑窍，充养脑府。

【方论】

重用黄芪益气健脑，赤芍活血通脉，防风祛风为治疗癫痫症开拓了益气活血新疗法。(《医林改错评注》)

【临床应用】

一、痹症（类风湿关节炎）

用黄芪赤风汤加减（黄芪20g，防风10g，防己10g，木瓜15g，白术15g，生薏苡仁30g，炙甘草15g，赤芍15g，桂枝15g，桑枝30g），风寒湿瘀型加制川乌10g，制草乌10g；风热湿瘀型加络石藤30g，忍冬藤30g，清风藤30g。每日1剂。治疗类风湿关节炎64例，治愈30例，好转32例，总有效率96.7%。[李振国.黄芪赤风汤加减治疗类风湿关节炎104例.吉林中医药.2006，26(10)：33]

二、水肿（慢性肾炎蛋白尿）

以加味黄芪赤风汤（生黄芪20g、赤芍10g、防风10g、金樱子20g、芡实20g、穿山龙20g、地龙10g、白花蛇舌草10g）加减，水肿明显者加冬瓜皮、车前子、茯苓；伴有血尿者加小蓟、仙鹤草、三七粉（冲服）；腰酸困者加杜仲、川怀牛膝；头胀头晕、血压高者加生牡蛎、天麻、杭菊花，或者配合西药硝苯地平缓释片或尼群地平片口服。每日1剂，30天为1个疗程，连用2个疗程。治疗慢性肾炎蛋白尿50例，完全缓解12例；基本缓解15例，好转17例，总有效率88%。[张昱.加味黄芪赤风汤治疗慢性肾炎蛋白尿50例临床观察.中国医药导报.2007，4(36)：137]

典型病例：患者，女，42岁，干部。3年前因眼睑浮肿被诊断为肾炎，曾经多家医院中西药治疗，效果不显著。就诊时，症见眼睑及下肢轻度浮肿，头晕头胀，纳差，神疲乏力，腰困膝软，小便泡沫较多，舌胖色暗，边有齿痕，苔薄白，脉沉弦。测血压150/95mmHg。尿常规检查：尿蛋白（＋＋），红细胞（＋）。证属脾肾气虚。治宜益气健脾，益肾活血，祛风利水，方用加味黄芪赤风汤：生黄芪 20g、赤芍 10g、防风 10g、金樱子 20g、芡实 20g、穿山甲 20g、地龙 10g、白花蛇舌草 10g、冬瓜皮 15g、茯苓 12g、仙鹤草 20g、三七粉 3g（冲服）、杜仲 12g、川牛膝 10g、怀牛膝 10g、天麻 10g。服 7 剂后症状减轻，尿常规检查尿蛋白（＋），红细胞（＋）。服 24 剂后，症状俱消，尿常规连续检查正常，后巩固治疗两周。随访半年未复发。

原按：慢性肾小球肾炎多为正气亏虚为主，兼有湿邪和瘀血。其病变过程与肺、脾、肾三脏关系最为密切。临床上多以本虚标实、虚实夹杂为特点，尤其病久多虚多瘀。生黄芪益气补虚，有调整机体免疫功能，改善机体代谢，且有一定利尿作用；芡实、山药健脾升清，补肾涩精，减少蛋白尿；赤芍、地龙活血化瘀，增加肾血流量，抑制和排除免疫复合物，改善患者的高凝状态；白花蛇舌草清热利湿解毒，能刺激单核－巨噬细胞系统增生和增强吞噬细胞活力从而达到抗感染作用；穿山甲、防风剔除肾络风邪，使邪去正安，穿山甲具有免疫抑制作用。诸药相伍，既能健脾补肾，又可祛风利水，活血解毒，虚实兼顾，攻补并施。

三、痴呆（血管性痴呆）

杨某，女，69 岁，2005 年 11 月 4 日初诊。患者有冠心病、房颤史 30 余年，反复脑梗死 3 次，遗有右侧肢体活动不利，肌力 3 级，伴动作迟缓，反应迟钝。头颅 CT 检查示：左侧额、顶叶脑梗死，右侧基底节多发腔隙性脑梗死，老年脑改变。近来出现语言障碍，认知力明显下降，不能识数，定向力差，时微笑，嗜睡，入夜则安，饮食不能自理，二便正常，舌红、苔白腻，脉细。证属气虚血瘀，治以益气活血，清心开窍。处方：黄芪、赤芍、白芍、川芎各 15g，羌活、附子、薄荷、独活各 6g，防风、郁金、党参、远志各 10g，石菖蒲、茯苓各 30g，黄连 3g，桂枝 2g，黄柏、甘草各 5g。服 2 周，已能言语，认知力明显好转，嗜睡也较前好转，微笑仍时作，不能自行吃饭，右侧肢体活动摇晃，原方去川芎、羌活、独活、郁金，加水蛭 3g，丹参 15g，制胆南星 6g，以化痰祛瘀。加减治疗 1 个月，症状第次减轻。[刘瑄，颜乾麟. 颜乾麟教授应用黄芪赤风汤治验举隅. 新中医. 2006, 38（9）：64－66]

原按：本例为老年气虚，气不运血，瘀血随血脉流入脑，与精髓交错，致清窍受蒙，灵机呆钝。故重用黄芪、党参补气；赤芍、川芎活血祛瘀以通脑脉；远志、郁金、石菖蒲、茯苓醒心神以复神明；加防风、羌活、独活、薄荷辛香走窜之品，引诸药上行于脑；更用桂枝代温燥之肉桂，配黄柏、黄

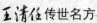

连辛开苦降，交通心肾，甘草调和诸药。全方共奏开窍安神、醒脑复智之功。

四、胸痹（冠状动脉介入术后再狭窄）

赵某，男，73 岁，2003 年 10 月 10 日初诊。患者胸闷、胸痛，反复发作 6 年余。冠脉造影：冠状动脉左前降支、左回旋支狭窄＞50%。于 4 月前行冠脉支架置放术。术后未有胸闷、胸痛，1 个月前出现胸闷、胸痛，放射至左肩及后背，伴头晕，心率 61～70 次/分，BP 90/60mmHg，乏力，气喘，上楼梯尤甚，胃纳一般，二便正常，下肢微肿，少眠，舌红紫、苔薄黄，脉细缓。证属气阴两虚，湿热夹瘀，阻痹心阳。治以益气养阴祛湿，活血通阳，方以黄芪赤风汤合李氏清暑益气汤加减。处方：黄芪、赤芍、泽泻、石菖蒲、白芍、白蒺藜各 15g，防风、蔓荆子、麦冬各 10g，桂枝 2g，蒲黄（包煎）18g，五味子、黄柏、炙甘草各 5g。每天 1 剂，水煎服。守方调治 1 个月，头晕、胸闷、胸痛均减轻，仍气急、少眠、下肢浮肿，原方去白蒺藜、蔓荆子，加茯苓 15g，熟附子 5g，降香 3g。加减治疗 2 个月，诸症悉平。[刘瑁，颜乾麟. 颜乾麟教授应用黄芪赤风汤治验举隅. 新中医. 2006，38（9）：64－66]

原按：冠状动脉介入术后再狭窄，是术后的难题。患者患病日久，气阴不足显见，复因术后必有瘀血潜流心脉，致胸痛频发，故以黄芪赤风汤固本清源；加桂枝、黄柏、葛根、丹参辛开苦降，调气活血；石菖蒲通心窍；泽泻、蒲黄活血祛瘀利湿，通血脉；白蒺藜、蔓荆子祛风化痰；且因"孤阳不升，独阴不长"，加麦冬、五味子清热养阴。诸药合用，气阴得复，瘀血得消，心脉畅通，故胸痛自除。

五、抽动－秽语综合征

以黄芪赤风汤生铁落饮合方（生黄芪 10～15g，赤芍 8～10g，防风 3～6g，全蝎 3～5g，天麻 10～20g，钩藤 10～15g，磁石 15～20g，石菖蒲 8～15g，生铁落），每日 1 剂，1 个月为一疗程，2 个月后可再用上药研末吞服，每次 6g，每日 3 次。另用朱砂、琥珀、三七、甘油调成浆状，每晚外敷神阙穴。早晨服下，也以 1 个月为一疗程，与内服中药同步。治疗 1 个疗程后中药组痊愈 20 例，显效 12 例，有效 4 例，总有效率 94.7%。[周丽华，刘传珍. 黄芪赤风汤生铁落饮治疗抽动－秽语综合征临床观察. 江西中医药. 2004，35（7）：39]

六、泄泻（溃疡性结肠炎）

采用黄芪赤风汤加减内服（黄芪 30g，赤芍 30g，防风 10g，败酱草 30g，薏苡仁30g，白头翁30g，仙鹤草45g，炒枳壳12g，肉桂3～10g，生地榆30g，连翘45g，乌梅炭12g，生甘草6g），湿热偏胜者，地榆、赤芍、白头翁分别加量，或另加秦皮10g，黄柏10g，白蔹10g；脾肾阳虚者加补骨脂10g，赤石脂15g，炮姜10g；腹胀纳差者加砂仁6g，焦山楂15g；腹痛甚者，加延胡索10g，乌药15g；泄泻甚者加赤石脂15g，石榴皮15g。日1剂，水煎服。配合中药灌肠（白及15g，炒地榆30g，黄柏12g，薏苡仁30g，三七粉3g，红藤30g，苦参20g，龙眼肉10g，儿茶3g，炒延胡索20g，随症酌情加减），每晚临睡前1次，治疗溃疡性结肠炎23例，近期痊愈15例，显效6例，有效率91.3%。[姜娜娜，高成娥.中药内服配合灌肠治疗溃疡性结肠炎23例.河南中医.2006，26（10）：58]

七、颈椎病

以黄芪赤风汤加味（生黄芪15～30g，赤芍、防风各6g，丹参、当归、姜黄各9g，三七粉5g），头痛如针刺或钝痛，放射至肩臂者加制乳香、制没药各6g、地龙9g、鸡血藤15g；枕部痛明显加葛根15～30g、木瓜、白芍各10g；胸闷、恶心加姜半夏、瓜蒌衣、薤白头各9g；耳鸣、眩晕、呕逆加天麻、炒吴茱萸各9g；下肢麻木，行走无力明显加山萸肉15g、杜仲、独活、淮牛膝各10g；疲惫乏力重用黄芪30g；督脉阳虚加鹿角胶15g、炒白芥子、巴戟天各10g、麻黄、海马各6g。每周3～5剂，10天为一疗程。配合外治中药热熨（藁本、川草乌、公丁香、艾叶、透骨草、细辛、山奈等具有芳香渗透性强的药物，炒香粉碎，均匀混合装入布袋内，每袋200g）风府、哑门、大椎穴，外加神灯反复照射，辅助俯仰拔颈手法治疗颈椎病66例，显效26例，有效33例，总有效率89.4%。[曹克刚，郭志艳.中药内服外治加拔伸综合治疗颈椎病66例.医学信息.2011，24（1）：446]

八、癫痫

黄芪赤风汤（生黄芪60g，赤芍15g，防风15g，地龙10g，鸡血藤30g，党参30g，郁金9g，川芎15g）每日1剂，配合活络胶囊（僵蚕、全蝎、蜈蚣按2:1:1生用研末装胶囊，每粒0.4g）3～5粒/次，每日2次，及西药卡马西平0.1g，每日3次。治疗癫痫60例，痊愈14例，显效25例，好转11例，总有效率83.33%。[刘红霞，殷春萍.黄芪赤风汤合活络胶囊配合卡马西平治疗脑卒中后迟发性癫痫60例.中西医结合心脑血管病杂志.2008，6（1）：27－28]

典型病例：杨某，男，29 岁。村民。门诊号：18420。1991 年 8 月 21 日初诊。间歇性出现突然仆倒，昏不知人，四肢抽搐，口吐涎沫 4 年余。近日发作频繁，每周 4 ~ 5 次，每次发作后约 20 分钟，醒后如常人。曾在某学院附二院作 CT 扫描确诊为癫痫，多方求医，众医多以涤痰开窍之汤药而少效。详询其病史得知 5 年前不慎被砖头击伤头部，曾有短暂昏迷。刻诊：头痛如针刺，痛处固定，面色晦滞，精神萎靡，表情呆滞，形体消瘦，健忘失眠，欲漱水而不欲咽。舌边有瘀点，脉象沉涩。证属瘀阻头面，清窍失养，治宜活血化瘀、通关开窍、祛风止痉。方选王清任的黄芪赤风汤加味：黄芪 30g，赤芍 15g，当归 12g，川芎 10g，桃仁 10g，郁金 12g，石菖蒲 12g，远志 10g，合欢皮 15g，防风 9g，僵蚕 10g，全蝎 10g。服药 5 剂后，发作次数减少，每周 1 次，且持续时间短暂，效不更方，续进原方 10 剂后未再发作，诸症悉减，惟感腰酸肢软，头晕耳鸣，守方加山药 20g，熟地 12g，补肾填精，调治 3 个月而愈。随访至今未再复发。[袁传爱. 黄芪赤风汤加味治癫痫一则. 湖南中医杂志.1994, 10（3）: 18]

原按：《灵枢·海论》"脑为元神之府，又为髓海"，"头为诸阳之会"。此因头部受伤，气血瘀滞脉络，不能上荣脑髓，以致气机错乱，神志失于常态而发本病。单投豁痰开窍之品难以取效，当从瘀血论治，乃宗唐容川"既已成瘀，不论初起已久，总宜散血，血散瘀去，则寒热风湿均无遗留之迹矣"。故用黄芪益气活血；辅以赤芍、当归、川芎、桃仁行气活血通络；郁金、菖蒲、远志、合欢皮涤痰开窍醒神；配以防风、僵蚕、全蝎祛风止痉。药证合拍是疾乃愈。

九、脂溢性脱发

患者，女，21 岁，2007 年 10 月 12 日来诊。患者因学习紧张初三时开始脱发，压力大时脱发严重，现毛发稀疏，头皮无痒感，大便时干燥，经前乳胀，月经周期正常，睡眠夜梦多，舌苔薄，舌尖红，脉细涩。西医诊断：脂溢性脱发。证属心脾肝肾不足，六郁郁滞。治以黄芪赤风汤合越鞠丸加减。处方：苍白术各 10g，香附 10g，川芎 10g，神曲 12g，炒栀子 10g，防风 8g，生黄芪 18g，赤芍 10g，连翘 12g，炒枣仁 15g，茯苓 12g，制首乌 12g，女贞子 10g，菟丝子 10g，远志 6g，珍珠母 15g。水煎服。服上方 1 个月后，经前无乳胀，睡眠稍安定，头皮部分可见少许新生之毳毛。继服药 2 个月后，头部毳毛已有新生，原有之毳毛已大部变棕黑色，较粗，夜寐安，无多梦。[李

佳，韩仕锋．薛伯寿运用黄芪赤风汤经验举隅．中华中医药杂志．2009，24（6）：749]

原按：本例脱发由素体心脾肝肾不足，学习压力大，六郁郁滞，气郁为主。故用越鞠丸行气解郁，黄芪赤风汤补脾和血，炒枣仁、茯苓、远志、珍珠母养心安神，制首乌、女贞子、菟丝子滋补肝肾，诸药合用共奏解郁安神，补气和血，补肾生发之功。

十、黄褐斑

患者，女，32岁，2007年10月26日来诊。患者因工作劳累，生活不规律，自觉疲劳，面色黄，面部出现黄褐斑，以颊部、前额部较多，月经量少，行经3天，月经初来时色黑，舌质暗红有齿痕，脉沉细关弦。西医诊断：黄褐斑。证属气血不调，营卫不和。治以益气和血，调和营卫。处方：生黄芪15g，赤芍10g，防风8g，白芷10g，桂枝10g，白芍10g，生姜3片，大枣30g，炙甘草10g，炒枣仁15g，茯苓12g，当归12g，川芎8g，益母草10g，泽兰10g。水煎服。服药4周，患者疲劳感消失，面部黄褐斑变浅，月经将至，易发脾气，大便每日2次，以逍遥散加减，调理善后。[李佳，韩仕锋．薛伯寿运用黄芪赤风汤经验举隅．中华中医药杂志．2009，24（6）：749]

原按：黄褐斑中医称黧黑斑，《外科正宗》载"黧黑斑者，水亏不能制火，血弱不能华肉，以致火燥结成斑黑，色枯不泽"。又如《诸病源候论》所说："五脏六腑，十二经血，皆上于面。夫血之行，俱荣表里，人或痰饮渍脏，或腠理受风，致血气不和，或涩或浊，不能荣于皮肤，故变生黑皯"。可见该病多由气血不调，营卫不和所致，故薛教授以黄芪赤风汤益气和血。方中防风、白芷引药上行，直达面部，桂枝汤调和营卫，枣仁、茯苓养心安神，当归、川芎、益母草、泽兰活血化斑，故全方共奏益气活血、和营化斑之功。

十一、HP感染

用黄芪赤风汤加味（黄芪30g，赤芍15g，防风10g，乌贼骨15g，浙贝10g，田七10g，蒲公英30g），每天1剂，连服3个月为1个疗程。治疗300例HP感染患者，治愈196例，有效87例，总有效率96%。[江怀筹．黄芪赤风汤加味治疗HP感染．中医研究．1999，12（1）：44-45]

典型病例：患者某男，38岁，司机。1995年3月初诊。患者因胃脘胀痛伴呕恶吞酸加剧而就诊。患者胃脘痛已13余年，经多家医院检查诊为十二指肠球部溃疡，曾二次因黑便住院治疗，后好转出院。十几年来，曾服胃仙U、阿莫西林、吗丁啉、法莫替丁、奥美拉唑等以及中草药偏方单方，效果不佳。后到中山医科大学第一附属医院检查，诊为复合性溃疡，并查 HP 为（+++）。患者身体矮壮，脸色稍暗淡，舌暗红、苔略厚腻，脉弦缓。主诉胃脘疼无定时，兼纳呆，腹胀呕吐酸水，大便时溏时结，小便少。处方：生黄芪45g，赤芍15g，防风10g，乌贼骨20g，浙贝10g，田七10g，蒲公英30g。每天1剂，水煎2次，分早、晚空腹时服用，连服10天。患者服药3天后，觉效果良好，胃脘部疼痛缓解，服完10剂后，自觉症状消失，且见脸色转红润、纳谷渐佳，坚持服药103剂后复查，溃疡完全愈合，HP（−），临床治愈。随访2年余，未见复发。

原按： 黄芪赤风汤能使周身之气通而不瘀，血活而不瘀，不生疾病。合乌贝散加田七、蒲公英，切合胃病主症。方虽简约，疗效却著。

十二、周围神经损伤

李某，男，17岁，学生，1994年3月7日初诊。患者半年前因参与斗殴，被人用刀刺伤上臂，创口愈后，遗留右手发凉，4、5指无力，伸屈不自如。经某医院诊为尺神经损伤，经给予 ATP、维生素、丹参片口服，并肌内注射加兰他敏等治疗2月余，疗效不显，改服中药治疗。初诊为瘀血阻络，予桃红四物汤无效。后诊为血虚寒凝，予当归四逆汤仍无效，余见患者右手呈爪形，小鱼际肌萎缩，无名指和小指屈曲无力，伸开后难以并拢，右手尺侧感觉障碍。舌淡、苔薄，脉细弱无力。诊为痿证，证属气虚血瘀，络脉痹阻，拟黄芪赤风汤加味。处方：生黄芪60g，赤芍15g，防风、桂枝、土鳖虫各10g。水煎温服。服药7剂，右手较前有力。黄芪量用90g，继服7剂，诸症好转。黄芪量用120g，连服30余剂，病情逐渐向愈。后制成水丸长服以巩固疗效，随访年余，未见复发。[朱树宽. 黄芪赤风汤治疗周围神经损伤验案3则. 新中医. 1998, 30 (11): 48–49]

原按： 尺神经损伤，属中医痿证范畴。证属气虚血瘀，络脉痹阻。治以黄芪赤风汤补气活血通络，土鳖虫破血逐瘀、续筋接骨；桂枝辛温走表，温经通阳。使正气来复，瘀去络通，病自向愈。

十三、衄血（原发性血小板减少性紫癜）

以黄芪赤风汤合二至丸（黄芪30g，赤芍12g，防风6g，旱莲草12g，女贞子12g，鹿角镑6g，阿胶15g，龟板12g，土大黄20g，生地10g，山药15g，附子 3g，甘草 10g），每日 1 剂，1 个月为一疗程，连服 1 至 2 个疗程，鼻衄、齿衄重者加仙鹤草，纳谷不香者加陈皮、白术。治疗原发性血小板减少性紫癜 30 例，显效 17 例，良效 6 例，进步 4 例，总有效率 90%。[于增瑞．黄芪赤风汤合二至丸治疗原发性血小板减少性紫癜．北京中医．1995，(2)：27－28]

十四、阴缩

潘某，男，46 岁。自述从青年时就经常四肢逆冷、自汗。素有哮喘病史。20 多年来每于房事后即用冷水洗阴器，四季如此。曾于 1967 年 3 月 8 日晚 8 时许，睡眠中因恶梦惊醒，随即阴茎、阴囊及睾丸内收，外部已不暴露。伴面色苍白，四肢逆冷、心慌出冷汗，不能活动。后用热毛巾外敷多时，阴茎、阴囊及睾丸渐复常态。次日去某医院诊治，查无异常。此后渐重，甚则 1 日发作数次。发作不能站立，妨碍工作。虽经治疗见效甚微，遂邀余诊治。症见胸闷，烦躁，善太息，多梦，小便黄，大便正常，食欲好，平素性情暴躁，周身皮肤有麻冷感。舌苔黄厚，脉迟。思之"肝藏血，主筋，肝之络过阴器，抵少腹"。《灵枢·经筋》篇云"足厥阴之筋……上循阴股，结于阴器，伤于寒则阴缩入"。故以王清任黄芪赤风汤加牛膝治之。方药：黄芪 64g，防风 8g，赤芍 3g，川牛膝 15g，水煎服。并间隔服用血府逐瘀汤，以活其肝血，疏肝之气；肝血通畅而筋有所养。先后共服黄芪赤风汤加牛膝 12 剂，血府逐瘀汤 6 剂痊愈。随访 11 年未复发。[郭传华．黄芪赤风汤加牛膝治愈阴缩 1 例．山西中医．1992，(5)：36]

原按：黄芪甘、温，补气之功最优，能补五脏之虚；"助气，壮筋"，故通调血脉，流利经络，逐瘀破癥，强壮经筋。赤芍凉血祛瘀行滞，通调血脉。防风通经，辛温轻散，润泽不燥，主抽搐挛急。李东垣说"防风能制黄芪，黄芪得防风其功愈大，为相畏而相使也。"故黄芪补气通经之功更速。牛膝活血祛瘀，补肝肾，强壮筋骨，通利血脉而善下行。全方共凑活血温经通络之功。加之间服血府逐瘀汤，增强疏肝活血化瘀之力，以使肝血流畅，筋有所荣，故阴缩痊愈。

【临证提要】

本方主治下肢痿弱无力，不能随意运动，甚至肌肉萎缩，呈迟缓性瘫痪。方中黄芪为主药，须重用，可适当配伍虫类搜剔之品，有相得益彰之妙。本方还可以治疗癫痫、血管性痴呆、颈椎病、慢性肾炎蛋白尿、抽动－秽语综合征等，辨证属气虚血瘀者。

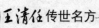

此外，本方"无病服之，不生疾病"，提示其还有防病保健的作用。"能使周身之气通而不滞，血活而不瘀，气通血活，何患疾病不除。"

黄芪甘草汤

【来源】《医林改错·下卷·痹症有瘀血说》

【组成】黄芪四两（生）（120g）　　甘草八钱（24g）

【用法】水煎服。病重一日两付。

【功用】大补元气，清热解毒，和中止痛。

【主治】老年人溺尿玉茎痛如刀割。

【方解】黄芪大补元气，生甘草清热解毒，兼以和中。

【临床应用】

一、胃脘痛（胃、十二指肠溃疡）

在自拟黄芪甘草汤（黄芪 45g，甘草、法半夏、元胡、枳壳、木香各 12g，桂枝、黄芩各 10g，白芍 20g，丹参、白及各 30g，生大黄 3g）基础上，根据中医辨证分型加减，肝气犯胃者加柴胡、香附各 12g 疏肝理气；脾胃阴虚，加沙参 20g、麦冬 15g、生地黄 30g、石斛 20g，滋养阴液；脾胃虚寒加泡参 30g、白术 15g、炮姜 12g、高良姜 10g、蜀椒 6g 温胃散寒；寒热夹杂，加黄连 10g 用于热重者，寒重加吴萸 6g 去黄芩。每日 1 剂，加入乌贼骨粉混匀分服，疗程 6~8 周。治疗胃、十二指肠溃疡 54 例，治愈 41 例，好转 11 例，总有效率 96.3%。[杨静，苏宗泽，李华萍.黄芪甘草汤治疗胃、十二指肠溃疡疗效观察.四川中医.2003，21（12）：35－36]

二、尖锐湿疣

在激光和干扰素治疗的基础上，配合中药黄芪甘草汤（黄芪超微饮片颗粒 20g、甘草浓缩胶囊 12g）口服，治疗尖锐湿疣 150 例，临床痊愈 123 例，显效 24 例，有效 3 例，总有效率 100%。[陈其华.黄芪甘草汤为主治疗尖锐湿疣 150 例.中国性病学.2005，14（6）：27－28]

三、淋证（前列腺炎）

以黄芪甘草汤（生黄芪 50g，生甘草 12g，丹参、赤小豆各 20g）加减，属肾阴虚者加生地 20g，女贞子 15g，知母、黄柏各 10g；属肾阳虚者加肉桂、附子各 9g，熟地 20g；血尿加白茅根 15g，大、小蓟各 10g；尿浊如米泔者加萆薢、萹蓄各 15g；腰痛者加牛膝、杜仲各 15g；前列腺质硬缩小者加三棱 6g，乳香、没药各 10g，山甲 9g。每日 1 剂，3 周为 1 疗程。治疗慢性前列腺炎 15 例，1 个疗程后痊愈 6 例，2 个疗程后痊愈 5 例，3 个疗程后痊愈 4 例。

[刘元惠.黄芪甘草汤加减治疗前列腺炎 15 例.实用中医药杂志.2000，16（4）：16]

【临证提要】

黄芪甘草汤主要用于老年气虚"溺尿，玉茎痛如刀割"，也就是淋证的治疗。临证可配伍泽泻、木通、萹蓄、瞿麦等使用。黄芪甘草汤还可用于胃、十二指肠溃疡及尖锐湿疣的治疗。

黄芪桃红汤

【来源】《医林改错·下卷·怀胎说（兼记难产胎衣不下方)》

【组成】 黄芪八两，生（240g）　　桃仁三钱，研（9g）　　红花二钱（6g）

【用法】 水煎服。

【功用】 补益气血，祛瘀生新。

【主治】 治产后抽风，两目天吊，口角流涎，项背反张，昏沉不省人事。

【方解】

君：黄芪——大补元气，补气摄血。

臣：桃仁、红花——活血散瘀，开通气道，使全身气机通畅，元气更易恢复，同时有祛瘀生新之效。

诸药配伍，补气兼以活血，祛瘀又能生新，为治疗"产后抽风"之峻剂。

【临床应用】

特发性肝纤维化

以中药黄芪桃红汤加减（黄芪 30g，桃仁 10g，红花 6g，川芎 15g，丹参

15g，当归10g）治疗特发性肝纤维化24例，阳虚者加桂枝10g，附子10g，阴虚者加沙参15g，百合20g。每日1剂，15天为1个疗程。显效4例，好转16例，总有效率83.3％。[蒋云峰.黄芪桃红汤治疗特发性肺纤维化24例.吉林中医药.2003，23（11）：14]

典型病例：刘某，男，56岁，干部。患者因出现进行性呼吸困难3个月伴干咳少痰、紫绀入院。胸片示：双下肺呈网状样改变，伴有多发小结节，肺功能提示限制性通气功能障碍，血气分析为低氧血症，确诊为特发性肺纤维化。西药激素、抗菌止咳及免疫抑制剂治疗未见缓解，改用中药治疗。诊见：乏力肢寒，自汗纳差，气喘气急，动则尤甚，干咳少痰，紫绀，苔薄，脉细涩。此乃肺虚气失所致，久而累及心肾阳虚，血脉瘀阻。治拟益气活血扶阳。黄芪桃红汤加桂枝10g、附子10g。服药1周后症状缓解，肢暖汗止。桂、附减量继服1个月，诸症明显缓解，肺功能、血气分析均有好转。去桂枝、附子继服以巩固疗效，随访6个月病情未见恶化。

原按：特发性肺纤维化属祖国医学喘证范畴，是由于肺气亏虚，日久不愈，累及心肾，血脉瘀阻所致，为本虚标实之证，故益气活血是治疗特发性肺纤维化的基本法则。自拟黄芪桃红汤以黄芪、当归补气补血，顾扶正气，增强和调节机体免疫能力。桃仁、红花、川芎、丹参活血化瘀，具有促进血液循环，提高血氧含量的功能。加桂枝、附子以温阳通脉，顾护五脏。

【临证提要】

黄芪桃红汤，是王清任为治妇人"产后抽风，两目天吊，口角流涎，项背反张，昏沉不醒人事"而立的专方，是《医林改错》中有代表性的急救方之一。方中用大量黄芪与桃仁、红花为伍，益气活血并举，药简力宏，奏效迅速。临证凡气虚血瘀之证，均可以之加减使用。

会厌逐瘀汤

【来源】《医林改错·下卷·论七、八天痘疮作痒》

【组成】桃仁五钱，炒（15g）　红花五钱（15g）　甘草三钱（9g）　桔梗三钱（9g）　生地四钱（12g）　当归二钱（6g）　玄参一钱（3g）　柴胡一钱（3g）　枳壳二钱（6g）　赤芍二钱（6g）

【用法】水煎服。

【功用】清热养阴，活血解毒。

【主治】治痘五六天后，饮水即呛。此方指五六天后呛水而言。若痘后抽风兼饮水即呛者，乃气虚不能使会厌盖严气管，照抽风方治之。

【方解】本方由血府逐瘀汤去川芎、牛膝加玄参而成。

君：桃仁——破血祛瘀，兼润燥滑肠，为血结血闭之要药；

　　红花——辛散温通，善通行经脉，为和血止痛，行血破血之要药。

臣：玄参、桔梗、生地——养阴清热，解毒利咽。

佐：赤芍、当归、柴胡、枳壳——活血通络，行气解郁。

使：桔梗、甘草——二药配伍，解毒利咽。桔梗载药上行，直达会厌；甘草调和诸药。

【方论】

方中桃仁、红花、当归、赤芍活血化瘀；枳壳、柴胡疏肝理气解郁；生地、玄参养阴清热活血；桔梗、甘草清利咽喉。本方由血府逐瘀汤化裁而来，加清热养阴之品，用于治疗气滞血瘀而有炎症，常用于慢性咽喉炎、扁桃腺炎、声带肥厚、声带结节病等咽喉部疾患。(翁维良《活血化瘀治疗疑难病》)

本方与《医宗金鉴·痘疹心法要诀》治痘疹呛水之"加味解毒汤"相似。方中针对瘟毒之邪伤阴，而用生地、玄参滋阴清热凉血；针对会厌血瘀，而用当归、赤芍、桃仁、红花活血化瘀；柴胡、枳壳疏肝理气，使气行血亦行，血行瘀自除；加桔梗引药上行直达咽喉会厌，并配甘草（甘桔汤）清利咽喉，解毒消肿。(陈士奎《活血化瘀名家王清任》)

【临床应用】

一、慢性咽炎

以会厌逐瘀汤（红花、桃仁各 15g，桔梗、甘草、生地、玄参各 12g，当归、柴胡、枳壳、赤芍各 6g）为基本方加减，音哑咽痒加蝉蜕、荆芥各 6g，胖大海 15g；咽痛加射干、二花各 12g；耳鸣、耳痛加黄芩、栀子、胆草各 6g；鼻塞，流黄，白稠浓涕加苍耳子、辛夷各 10g，桑皮、黄芩各 6g；咳嗽痰多色黄而黏加瓜蒌 30g，浙贝、前胡各 9g；口、舌、咽部干燥加麦冬 20g。每日 1 剂，10 天为 1 疗程。治疗慢性咽炎 103 例，治愈 75 例，好转 23 例，总有效率 95.5%。[张焕荣. 会厌逐瘀汤加味治疗慢性咽炎 103 例. 陕西中医. 2002，23（12）：1068]

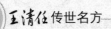

典型病例：刘某，女，73 岁。2000 年 5 月 13 日初诊。咽部不利如物阻塞，微痛，干痒，声哑失音，反复性口舌糜烂 4 个月。每因受凉、生气等外界刺激而加重，曾在本院五官科治疗，诊为咽炎，服用"吉诺通和甘草合剂"等药物，疗效不显，随求治中医。诊见：精神差，食欲不振，大便干，小便微黄，舌质红、苔白、脉弦数。查：咽黏膜充血，咽黏膜下组织增生，咽侧束及咽后壁有散在淋巴滤泡肿大、充血，诊为"慢性单纯性咽炎"。证属热毒血瘀，脾胃伏火。治以行气活血，养阴利咽，清热解毒泻火。方用会厌逐瘀汤加荷叶 15g，黄柏 10g，砂仁、扁豆各 6g。每日 1 剂，水煎分 2 次服，服至 10 剂时，口舌糜烂消失，食欲增加，其他病状减轻。上方去荷叶、黄柏、砂仁、扁豆，续服 10 剂，咽利，无干痒及疼痛。随访 1 年未复发。

原按：慢性咽炎属中医学喉痹范畴，其病机多为素体不足，卫外不固，风寒热邪乘虚而入，内伤七情引起气血运行不畅，经络阻滞，导致瘀血或日久化热，迁延不愈，热毒内蕴，发于咽部而致病。由于热毒内蕴，损伤血络，又因伏火郁蒸血液，煎熬成瘀，致经脉阻滞，阴血耗伤，咽部失养造成咽部干痒不适。治以活血化瘀，养阴利咽，清热解毒。方中桃仁、红花、当归活血化瘀；玄参、生地、桔梗、甘草养阴生津、化痰、清热解毒，开宣肺气；柴胡、赤芍、枳壳，疏肝理气解郁；上药合用，使瘀血得除，热毒得清，咽喉得润，气郁得解，其症自愈。

二、失音

以会厌逐瘀汤加味（桃仁 15g，红花 15g，赤芍药 9g，当归 9g，生地黄 12g，桔梗 9g，枳壳 9g，柴胡 12g，玄参 12g，甘草 6g）治疗失音 30 例，随症加减：声音嘶哑呈进行性加剧，经喉镜检查发现声带肥厚，发声时呈板状，色泽晦黯无光泽加黄芪、炒水蛭；既往有咽喉周围手术史，经喉镜检查发现一侧或两侧声带麻痹，颜色黯淡无光泽，会厌黏膜干燥缺津无光泽，失音时一侧或两侧固定，加黄芪、马钱子（用量应从 0.6g 开始，每服 3 剂药增加 0.1g，加至 0.9g，在应用过程中，若出现背部及四肢痉挛抽搐，应立即停药）；患者经喉镜检查发现声带上 1/3 处出现声带小结，高音区嘶哑，原方加地鳖虫、地龙、蝉蜕、连翘；声带下 1/3 处出现声带小结，原方加地鳖虫、地龙、牛膝、橘核。每日 1 剂，12 剂为 1 个疗程，5 个疗程后判断疗效。结果痊愈 14 例，好转 13 例，总有效率 90%。[王家芳. 会厌逐瘀汤加味治疗失音 30 例临床观察. 河北中医. 2001，23（6）：445]

三、声带小结

采用会厌逐瘀汤（桃仁 15g，红花 15g，生地 12g，甘草 9g，桔梗 9g，当归 9g，玄参 9g，赤芍 9g，柴胡 6g，枳壳 6g）加减，音哑咽痒加蝉蜕、荆芥各 6g，胖大海 5 枚；咽痛加射干、金银花各 9g；口、咽喉部干燥加麦冬 15g，痰多加茯苓 15g，气短乏力加党参 20g，白术 15g。每日 1 剂，7 天为 1 疗程。治疗声带小结 36 例，显效 11 例，有效 20 例，总有效率 86.11%。[张传飞，吕慧. 会厌逐瘀汤治疗声带小结 36 例. 陕西中医学院学报. 2010，33（5）：63]

典型病例：李某某，女，19 岁，学生。2010 年 7 月 13 日初诊。声嘶音哑 1 月余。平素喜爱唱歌，后逐渐暗哑，经服六神丸、喉症丸等药效果不明显来诊。现自觉咽喉干痛，口渴思饮，间接喉镜检查可见咽部充血、暗红，声带肥厚，前中 1/3 处略突起，常附有黏痰。发音时声带闭合不全，舌质红，苔微黄而干，脉细涩。西医诊断为声带小结，中医诊为喉暗，证属肺阴不足，气血瘀滞。治以养血清热，活血逐瘀。方用会厌逐瘀汤加减。处方：红花、桃仁、柴胡、桔梗各 15g，当归、枳壳、生地黄、赤芍、玄参各 10g，桑白皮 10g，地骨皮 15g，木蝴蝶 10g，蝉蜕 15g。每日 1 剂，水煎服。二诊：服 14 剂，诸症减轻，守上方加减，又服 10 剂，诸症消失，随访 1 年，发音正常，结节未复发。[李岩，李书霖，王殿一. 李敬孝教授用会厌逐瘀汤治疗声带小结经验举隅. 中医药信息. 2011，28（6）：80]

原按：张景岳曰"实者其病在标，因窍闭而暗也；虚者其病在本，内夺而暗也。"本例因平素高歌多唱，发音不当，耗伤肺阴而生热，虚热上蒸，郁于血络，气血凝滞结于咽喉而声嘶，可见瘀血之患亦能致暗。肺气上于喉而成声，若声带为结节所阻，开合失灵，则致发音不畅而嘶哑，所谓"金瘀不鸣"。治用会厌逐瘀汤，方中当归、赤芍、红花、桃仁活血祛瘀；生地配当归养阴活血，能使瘀去而不伤阴血；枳壳、柴胡疏肝理气，气行则血行，血行则瘀散；桔梗、玄参、甘草清利咽喉，解毒消肿；蝉蜕、木蝴蝶利喉开音，诸药合用共同起行气活血，化瘀散结，利咽开音之功效。

四、声带息肉

徐某，男，40 岁，工人，1998 年 6 月 10 日就诊。患者声嘶音哑半年余，曾在某地市人民医院检查诊断为"声带息肉"，因不愿手术治疗而求治于中医。诊见患者声带左侧居中 1/3 处有一绿豆大小暗红色息肉，光滑带蒂。现在症为：声嘶音哑，肢肥体胖，倦怠乏力，语音重浊，咳吐黏痰，舌质暗红，苔腻微黄，脉沉弦。诊断：声带息肉（血瘀痰凝）。辨证：痰湿犯肺，瘀血阻络。治则：逐瘀通络，燥湿化痰。方药：会厌逐瘀汤合二陈汤加减。药用：桃仁、红花、当归、生地黄、赤芍各15g，甘草、桔梗、枳实、陈皮、半夏各12g，茯苓30g，苍白术各10g，白芥子9g。患者服药18剂而诸症痊愈，检查见息肉消失。[仝选甫，蔡继堂．蔡福养教授运用会厌逐瘀汤治疗咽部疾病．河南中医．2001，21（6）：12]

原按："息肉又称赘肉"（《中医医学大辞典》）。本例患者的声带息肉即为带蒂活动，表面光滑的肉样赘生物。蔡师无论治疗耳鼻喉何部息肉，均从痰瘀论治而收效，认为息肉多由经络阻滞，瘀血痰湿凝聚而成。本例患者四诊合参，辨证后系由痰瘀阻络所致，故治疗当选会厌逐瘀汤逐瘀通络，二陈汤健脾化痰，加苍白术以燥湿，枳实配二陈汤治疗痰湿有"推墙倒壁"之力，白芥子辛温入肺而能化寒湿凝聚之痰。诸药合用达脾复健运，肺复输布，湿去痰化，瘀去络通，息肉消散之目的。

五、会厌肿块

张某，女，40岁，干部，1998年3月16日就诊。主诉：音哑数月，逐渐加重，曾在某省立医院按声带结节治疗未愈。后经北京某医院检查，发现会厌部有一黄豆大肿块，遂服用西药抗生素、磺胺、维生素类等治疗月余仍不愈。遂返郑慕名求治于蔡师。诊见患者喉部会厌充血，有一黄豆大肿块，色鲜红，自觉咽喉干痛，声音沙哑，唇干咽燥，渴欲引饮，舌质淡红，舌苔薄白，脉沉细。诊断：会厌肿块（瘀血阻络喉暗）。辨证：瘀血阻络，金实不鸣。治则：活血化瘀，养阴清肺。方药：会厌逐瘀汤加减。药用：桃仁、红花、柴胡、枳壳、桔梗、甘草各12g，生地黄、当归、玄参、赤芍各15g，麦冬、沙参、百合各20g，蝉蜕、胖大海各10g。患者服上方19剂后，自觉诸症好转，检查见肿块消失。[仝选甫，蔡继堂．蔡福养教授运用会厌逐瘀汤治疗咽部疾病．河南中医．2001，21（6）：12]

原按：本例患者肿块发于会厌，近于喉系，而肺之经脉循咽喉而通于会厌。若肺阴不足，阴虚血涩，运行不畅，结于会厌，凝而不去则成肿块。治用会厌逐瘀汤去瘀生新，使瘀去而阴血自生，血脉畅通。另加麦冬、沙参、百合养阴润肺，加蝉蜕、胖大海疗哑开音。药证相合，故获佳效。

六、甲状腺术后声音嘶哑

甲状腺术后第二天开始服用中药会厌逐瘀汤加减（桃仁 10g，红花 10g，当归 10g，赤芍 15g，生地 10g，柴胡 10g，枳壳 10g，桔梗 6g，生甘草 6g，玄参 12g，太子参 15g，茯苓 15g，炒白术 10g，生黄芪 20g），每日 1 剂。治疗甲状腺术后声音嘶哑 11 例，1 个月声音恢复正常 1 例，50～70 天声音基本恢复 8 例，3 个月基本恢复 1 例。[殷常春，陆敏康．会厌逐瘀汤加味治疗甲状腺术后声音嘶哑 11 例．湖南中医杂志．2000，16（6）：40]

七、慢乳蛾（慢性扁桃体炎）

王某，女，11 岁，1995 年 3 月 5 日诊。咽痛、咽干、发痒，体温 38.5℃ 10 余天，院外用抗生素及中药治疗症不减来院治疗。患者素有慢性扁桃体炎史 6 年多，每因上感诱发或加重。除上症外，尚有口渴、口臭、头痛、全身疼痛，咽部噎塞感，稍胸闷，大便干，1～2 天 1 次，小便黄赤。查：喉核Ⅲ°肿大，色暗红，下颌角有结核（淋巴结肿大），稍有压痛，苔薄黄、乏津，舌质红，舌边有紫暗点，脉细数略涩。辨证：素有慢乳蛾史，热毒稽留不去，影响气血运行，渐至热与血瘀结咽喉而致上症。治当活血化瘀、利咽散结，佐以清热解毒。用会厌逐瘀汤加银花 20g、射干 10g，3 剂而热退，咽干痛痒等诸症亦减，又服上方 5 剂症基本愈。[张清福，张建华．会厌逐瘀汤临证应用举隅．四川中医．1998，16（2）：54]

原按：会厌逐瘀汤一方，王清任本用于痘后瘟毒烧炼使之血凝结于会厌而致饮水即呛。然"气为血之帅，气行则血行，气滞则血滞"，故因热毒与血相结，瘀于足厥阴肝经所行过之"咽喉之后"及"颃颡"，引起之症，可用会厌逐瘀汤加减治疗而取得显著疗效。

八、脑梗死失语

在常规西药治疗的基础上，采用会厌逐瘀汤（桃仁、当归、熟地、赤芍、桔梗、玄参、柴胡、枳壳、木蝴蝶、菖蒲、郁金、甘草）加减治疗脑梗死失语 30 例，每日 1 剂，1 个月后观察疗效。治愈 12 例，显效 13 例，总有效率 83.3％。[刘智．会厌逐瘀汤治疗脑梗死失语的临床观察．陕西中医．1998，27（3）：280]

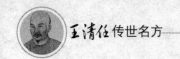

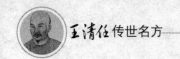

九、假性球麻痹

以会厌逐瘀汤加减（石菖蒲、生地各20g，全蝎3g，当归、赤芍、桔梗各12g，玄参、郁金、桃仁、红花、柴胡各10g，甘草6g），若肝阳上亢加钩藤、天麻各10g；肾精不足加蒸黄精、杜仲各12g；口舌歪斜加白僵蚕10g；气虚加黄芪、党参各20g；小便失禁加乌贼骨20g，益智仁10g；大便秘结加麻仁、酒大黄各10g；瘀血重者加土鳖虫10g，地龙20g；肢体麻木加皂角刺10g，鸡血藤30g；上肢偏瘫加片姜黄、桑枝各15g；下肢偏瘫加川牛膝12g。每日1剂分次频服或鼻饲，2周为1疗程。配合腹针及常规西药治疗假性球麻痹58例，结果治愈19例，显效15例，有效21例，总有效率94.82%。[许可.会厌逐瘀汤配合腹针治疗假性球麻痹58例.浙江中医杂志.2008，43（6）：322]

十、颈椎病

用会厌逐瘀汤加减（桃仁、制南星、当归、赤芍药、生地黄、柴胡、枳壳、桔梗、玄参、生草、黄芩、板蓝根）治疗痰热郁结型颈椎病30例，2个月为1个疗程，结果痊愈6例，显效8例，有效6例，总有效率100%。[张霆，王拥军，叶洁.会厌逐瘀汤治疗痰热郁结型颈椎病的临床疗效观察.上海中医药杂志.2007，41（8）：43]

【临证提要】

会厌逐瘀汤针对会厌瘀血而设，全方活血而不耗血，去瘀又能生新，利咽并能散结，经临床证实，实为当今喉科治瘀之良剂，临床加减运用治疗慢性咽喉炎（喉痹）、慢性扁桃腺炎（乳蛾）、咽部息肉、会厌肿块、舌根肿块、舌下肿块、以及音哑、声带结节、声带黏膜下出血、慢性声带炎等疾病。

急救回阳汤

【来源】《医林改错·下卷·瘟毒吐泻转筋说》

【组成】 党参八钱（24g）　附子八钱（24g）　干姜四钱（12g）　白术四钱（12g）　甘草三钱（9g）　桃仁二钱，研（6g）　红花二钱（6g）

【用法】 水煎服。

【功用】 活血通经，回阳救逆。

206

【主治】吐泻见转筋、身凉、汗多阳气欲亡之证。

吐泻转筋而见阳气欲亡之证。瘟毒吐泻暴作之后，肢体转筋，眼胞塌陷，汗出如水，肢冷如冰，或舌干口燥，大渴饮冷。

【方解】本方由附子理中汤加桃仁、红花衍化而成。

君：附子——峻补先天之元气，扶正固脱，回阳救逆。

党参——大补后天脾胃之气。

臣：干姜——温中散寒，回阳通脉，助附子通经寒以回阳，配党参温中气而固本。

白术——温中健脾，益胃和中。配附子则能守，使脾胃得以扶助；配党参则能运，使气血生化有源。

佐：桃仁、红花——活血通经，使瘀毒得解，阳气易复。

使：甘草——调和诸药，扶正安中。

【方论】

方中重用党参、附子、干姜、甘草乃四逆汤加党参（最好用人参），意在益气回阳救逆；白术补气健脾，以助回阳之力。因阳气亏衰，气不行血，必有血瘀内生，故加桃仁、红花活血化瘀，通行气血。诸药配伍，恰合吐泻严重，损伤阳气而致脾肾阳衰、血瘀内生之病机。（陈士奎《活血化瘀名家王清任》）

【临床应用】

一、淋证（尿路结石）

林某，男，40岁，2004年10月1日初诊。患者患左肾结石数月，经B超检查示：左肾近输尿管处结石，约6mm×4mm，并见肾盂积水。前医以清热利湿，通淋排石法，配合口服三金片，治疗4周不效。诊见：腰痛，伴尿频、尿痛、淋漓不畅、脐腹刺痛，痛有定处，面色苍白，四肢不温，舌淡、苔白滑，脉细无力。证属肾阳虚惫，瘀水互结，治以温阳补肾，活血利水。方用急救回阳汤。处方：制附子、白术、红花各10g，干姜、甘草各5g，穿山甲、川牛膝、威灵仙各15g，党参20g。每天1剂，水煎服。守方服20余剂，结石排出。B超复查结石已消失。［李寿庆.急救回阳汤临证应用举隅.新中医.2007，39（1）：57］

原按：尿路结石属中医学石淋范畴，常以清热通淋为法，对石淋初起，湿热壅盛，体强实证者多有效验，但结石日久，体弱正虚者则少效。本例患者肾虚气化不利为本，瘀水互结为标，若拘泥于清热通淋法，结石难以攻下，

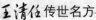

且久服攻利，反耗气损阳。患者脐腹刺痛、有定处，四肢不温，腰痛不止，乃肾阳虚惫、气化无力，瘀水互结。故用急救回阳汤温阳补肾活血，少佐穿山甲、威灵仙、川牛膝温补命门之火，增强气化功能。全方通阳行气，活血排石，相得益彰。

二、闭经

刘某，女，18岁，2005年6月4日初诊。患者14岁月经初潮，常数月不行经，经妇检诊断为子宫发育不良。诊见：患者身体较胖，月经半年未至，时有经行下肢肿胀，伴腹痛、懒动、四肢冰凉，舌质淡胖大、苔白，脉沉细涩。曾服用少腹逐瘀汤配合月月舒、花红片治疗无效。证属脾肾阳虚，痰瘀湿阻滞，下注胞宫，胞络受阻，治以温肾健脾，行气化痰，活血通经。方以急救回阳汤加减。处方：党参、益母草各30g，橘红、附子、白术、桃仁各10g，甘草、干姜、红花各5g，泽兰15g。每天1剂，水煎服。守方服10余剂，经血畅下，伴有豆浆样污水，5天干净，少腹痛、足肿亦消失。[李寿庆.急救回阳汤临证应用举隅.新中医.2007，39（1）：57]

原按：临床诊断闭经以血枯、血瘀者居多，痰湿下注者少见。本例前医忽视痰湿证，而以气滞血瘀辨证，治从理气活血、破瘀行经未效。综观脉证。是痰瘀湿浊不化，下注胞宫，阻滞胞络，而成闭经。痰湿瘀阻为标，脾肾阳虚为本，气化无力，阻滞难以畅通，故以急救回阳汤温补脾肾以助气化；佐以泽兰、益母草祛逐痰湿瘀血。诸药合用，标本兼顾，而收全功。

三、心悸（心律失常）

倪某，男，50岁，2005年8月3日初诊。患者2月前突发胸痛、出汗晕厥，急送市某中心医院，诊为急性广泛性前壁心肌梗死、休克，经抢救治疗，痊愈出院。此后经常胸闷、气短、乏力，动则气促，近2周病情加重。诊见：患者心悸、气短、汗出肢冷，夜间常憋醒、需坐起，咳喘不止，纳少、尿少，下肢轻度浮肿，舌暗胖、苔白，脉沉细涩。心电图检查示：下壁、后壁、心肌梗死（亚急性期），心率142次/分、律不齐，室上性心动过速。曾服用血府逐瘀汤合炙甘草汤加减治疗少效。证属脾肾阳虚、心脉瘀滞，治以温阳培土复脉。方以急救回阳汤加减。处方：党参、龙骨、牡蛎各30g，附子、白术、桃仁、三七各10g，干姜、甘草、红花各5g，玉竹、丹参各15g。每天1剂，水煎服。调治月余，心律复整，诸症皆除。[李寿庆.急救回阳汤临证应用举

隅．新中医．2007，39（1）：57]

原按：心律失常属中医学脉律失常范畴。本例患真心痛后正气戕伤，心气阳虚损，不可过用破瘀攻伐，而应温阳培土，脾统四脏，脾健则诸脏安，以达温阳复脉之效。脾肾阳虚，水气上泛、凌心射肺，故见胸闷心悸、气短、喘咳不止、少尿、浮肿、汗出肢冷，夜为阴，心血不足，故夜间病情加剧，舌胖乃气虚阳虚，舌质暗为血瘀之象。故用急救回阳汤，温阳培土安诸脏，温阳复脉，化瘀强心；酌加玉竹、丹参、三七、龙骨、牡蛎育阴养心，化瘀通脉，镇静安神。

四、新生儿硬肿症

李某，10天，1988年12月8日初诊。患婴8个月早产，生后第8天发病，始时吐乳，啼哭不安，随即面部及双下肢硬继则延及大腿，肤色苍白，肌肤不温，神疲嗜睡，不哭，不吃奶，面色青紫，呼吸气微，舌淡苔白润，指纹紫暗而滞，露于命关。证属阳虚寒凝，血脉瘀阻。治以温补阳气，活血化瘀。拟急救回阳汤加味：红参6g（另煎），附片5g，干姜3g，白术5g，桂枝3g，甘草3g，桃仁3g，红花3g，当归3g。2剂，水煎，频频喂服。嘱其保温，2天后复诊，患儿能睁眼，吮乳，且有哭声，大腿内侧硬肿变软，守原方加黄芪、茯苓各3g，连进5剂，皮肤变软而告愈。[曾继柏．急救回阳汤在急症中的运用举隅．湖南中医学院学报．1994，14（3）：31]

五、病态窦房结综合征

内服急救回阳汤加味，治疗期间停用其他药物。处方：制附子20～50g（先煎2小时），党参40g，炙甘草、黄芪、丹参各30g，麦冬、白术、阿胶各20g。桂枝、干姜、桃仁、红花各10g，大枣15枚，每日1剂，水煎3次共取汁400～600ml，分3次饭后温服，20天为1疗程，疗程间隔5天，治疗病态窦房结综合征48例，显效26例，有效15例。[赵育新，苑君．应用加味急救回阳汤治疗病态窦房结综合征48例．中国初级卫生保健．2001，15（4）：60]

六、胸痹（心肌梗死）

王某，64岁，退休干部。患者于3年前始反复心前区发痛，心悸，胸闷。曾多次住院，诊断为冠心病。此次因心前区持续性剧痛1小时，面色苍白，于1984年12月18日住院。查：体温37.4℃，血压90/54mmHg，心率114次

/分，早搏，心尖第一心音减弱，呼吸 22 次/分，两肺未闻及啰音，腹平软，肝脾未触及，心电图提示：前壁心肌梗死，室性心动过速，室性早搏。诊断为心肌梗死并休克，心律失常。给予给氧、镇痛、升压等处理。治疗 1 天，病情反复，邀余会诊。症见：心胸刺痛，心悸，四肢厥冷，舌紫暗，苔白，脉促无力。证属心阳虚脱，心血瘀阻，治以回阳救逆，化瘀止痛。处方：红参 20g，附子 10g，干姜 8g，甘草 5g，桃仁 10g，红花 10g，元胡 10g，细辛 5g，水煎，日夜进服。药后 2 剂，心痛减，四肢转温，3 剂痛止，面色红润，血压 120/70.5mmHg。效不更方，守原方加桂枝 10g，再进 5 剂后，上述各症渐除。后以炙甘草汤、归脾汤等出入调理半年，随访 3 年未发。[曾继柏．急救回阳汤在急症中的运用举隅．湖南中医学院学报．1994，14（3）：31]

原按： 急性心肌梗死属中医"胸痹"等范畴，乃心阳虚脱，心血瘀阻而发"厥心痛"。阳主温运为动力，阳虚血运无力，血流缓慢成瘀，阳虚生内寒，寒凝血瘀，瘀血内阻，则阻碍阳气的通达，互为因果。面色苍白，四肢厥冷既是阳气衰竭的特点，又是血液内阻不能达表失其温运之故。此时单纯温补阳气，则瘀血难消，如贸然予以通瘀，则阳气不行，运血无力，法宜标本兼顾。急救回阳汤以参术姜附益气温阳，桃仁、红花活血化瘀，补阳则可行血，活血促进血行，则可助阳气的通达，两者相辅相成，有相得益彰之妙。

【临证提要】

急救回阳汤则是在大剂量的附子、党参、干姜、炙草等回阳补气药中加上桃仁、红花基础活血药组成，体现了回阳救逆与活血化瘀法在急救中的结合运用，对于降低危重患者的死亡率起到了一定的作用。临床除用于救治各种原因引起的休克外，还对急性心梗、病态窦房结综合征、心律失常等病具有较好的疗效。

解毒活血汤

【来源】《医林改错·下卷·瘟毒吐泻转筋说》

【组成】 连翘二钱（6g）　　葛根二钱（6g）　　柴胡三钱（9g）　　当归二钱（6g）　　生地五钱（15g）　　赤芍三钱（9g）　　桃仁八钱，研（24g）　　红花五钱（15g）　　枳壳一钱（3g）　　甘草二钱（6g）

【用法】水煎服。

【功用】清热解毒，通经活血。

【主治】初得瘟毒吐泻。

【方解】

君：桃仁、红花——破血行滞，祛瘀止痛。

臣：连翘、柴胡——疏散透邪，清热解毒。

佐：葛根——辛散发表，解肌退热，还有解肌生津、升阳止泻之功，能缓筋急而止泻利。

当归、赤芍、枳壳——活血化瘀，行气散邪，使邪气由营血向外透达。

生地——清热解毒，养阴增液。

使：甘草——清热解毒，兼能调和诸药。

【方论】

方中当归、赤芍、桃仁、红花活血化瘀，枳壳理气，连翘、葛根、柴胡、甘草清热解毒，生地滋阴活血。（翁维良《活血化瘀治疗疑难病》）

【临床应用】

一、内科疾病

（一）肝炎高胆红素血症

运用解毒活血汤（连翘9g，葛根6g，柴胡9g，当归6g，生地黄15g，赤芍9g，桃仁24g，红花15g，枳壳3g，甘草6g），每日1剂，同时加服肝太乐、肌苷及维生素C，连续用药15天为1疗程，治疗肝炎后高胆红素血症34例，2个疗程后显效30例，有效4例，总有效率100%。[雷其山. 解毒活血汤治疗肝炎后高胆红素血症34例. 河南中医学院学报. 2003, 18 (4): 56 – 57]

（二）高脂血症

以解毒活血汤（水蛭9g，山楂10g，黄芩9g，甘草6g）当茶饮用，每日1剂。连用30天，治疗原发性高脂血症33例，TC、TG、LDL – C水平均显著下降。[蔡云海. 解毒活血法治疗高脂血症. 光明中医. 2009, 24 (7): 1284 – 1286]

（三）慢性溃疡性结肠炎

在常规西药治疗的基础上，予解毒活血汤（连翘10g，葛根15g，柴胡10g，红花、当归、生地黄、赤芍、桃仁、甘草各6g，枳壳10g）加减治疗慢性溃疡性结肠炎 39 例。湿热蕴结者去生地黄加黄芩、黄连、槟榔；肝旺脾虚加白芍、白术、陈皮；脾胃虚弱者加党参、白术、茯苓；脾肾阳虚者去连翘，加白术、干姜、肉桂、吴茱萸。4 周为 1 个疗程，治疗 2 个疗程，第 1 个疗程每日 1 剂，水煎分 2 次服，第 2 个疗程 2 天服用 1 剂，每日 1 次。结果治愈 8 例，显效 12 例，有效 10 例，无效 9 例，总有效率 77.92%。[谭晴心.解毒活血汤加减治疗慢性溃疡性结肠炎疗效观察.中国中医药信息杂志.2010, 17（12）：85 -87]

（四）慢性肾衰

给予 138 例慢性肾衰患者口服加味解毒活血汤（连翘 20g，葛根、赤芍、紫苏叶各 15g，桃仁、红花、制大黄各 10g，甘草 5g）治疗，气虚者加党参、黄芪；血虚加当归、阿胶；阴虚加何首乌、生地黄、山茱萸；阳虚加巴戟天、淫羊藿，甚则加制附子。每天 1 剂，分 2 次口服。平均疗程为 4.6 个月。观察治疗前后肾功能、电解质、血脂及尿蛋白的变化。结果显效 53 例，有效 36 例，改善 17 例，无效 32 例，总有效率为 76.8%。治疗后 Hb、24 小时尿蛋白定量、BUN、Cr、血清钙、LDL、HDL 等指标均较治疗前明显改善。[马济佩，邵君.加味解毒活血汤治疗慢性肾衰的临床研究.新中医.2007, 39（2）：18 -20]

典型病例：张某，女，55 岁，2009 年 4 月 1 日初诊，患高血压 13 年，现服施慧达、依苏，血压 120/80mmHg，20 余岁开始常服用去痛片至今，2005 年 Scr 114μmol/L（正常值 44 ~97 μmol/L），2008 年服中药汤剂，疗效不显。现症：乏力，失眠，夜尿频，视力模糊，舌质紫黯，边有瘀斑，苔薄白，脉细涩。Scr 155.9μmol/L，血脂轻度偏高，彩超示：肝轻度弥漫性声像，肝脏实质性占位（多发性血管瘤?），胆囊多发结石，胆囊摘除。双肾多发结石，双肾弥漫性改变；右乳头上方实性结节，左乳内小结节。中医辨证：瘀血内停、浊邪中阻、脾肾两虚。

处方：连翘 20g、桃仁 15g、红花 15g、当归 20g、枳壳 15g、赤芍 15g、柴胡 15g、生地 15g、甘草 15g，石斛 20g、麦门冬 15g、陈皮 15g、半夏 15g、茯苓 20g、玉竹 15g、生大黄 5g、白术 15g。

2009 年 4 月 15 日 2 诊：上方服 14 剂，夜尿频及夜寐转佳，晨起眼睑浮肿，倦怠嗜睡，大便日 2 次，便溏，舌质紫黯，边有瘀斑，苔薄白，脉细涩。前方去柴胡、玉竹，加草果仁 15g、紫苏 15g、砂仁 15g。

2009 年 4 月 29 日 3 诊：上方服 14 剂，Scr 147.7μmol/L，BUN 8.46mmol/L，夜寐、乏力明显好转，夜尿 2 次，大便日 2 次，便溏，舌质紫黯，苔薄白，脉细涩。前方加丹参 20g、坤草 30g。2009 年 5 月 13 日 4 诊：上方服 14 剂，偶有乏力、腰酸、夜尿 1 次，舌质紫黯，苔薄白，脉沉。

处方：连翘 20g、桃仁 20g、红花 15g、枳壳 15g、赤芍 20g、柴胡 15g、生地 15g、葛根 20g、甘草 15g、熟地黄 20g、山茱萸 20g、山药 20g、茯苓 20g、丹皮 15g、泽泻 15g、黄芪 30g、太子参 20g、生大黄 7g、白术 15g、草果仁 15g、紫苏 15g、砂仁 15g。

2009 年 5 月 27 日 5 诊：上方服 14 剂，Scr 114.9μmol/L，血脂转正常，视力模糊明显转佳，大便日 2 次，便质转干，晨起眼睑浮肿，舌质紫黯，苔薄白，脉沉。前方去砂仁，加陈皮 15g、半夏 15g。

2009 年 6 月 10 日 6 诊：上方服 14 剂，各项化验均正常，面色红润，体重增加，偶有下肢沉、腰酸，二便正常。前方继服 28 剂，半年随访，未有复发。[代晓光，张玉梅，刘娜. 国医大师张琪教授妙用解毒活血汤. 中国中西医结合肾病杂志. 2010，11（12）：1046]

原按：张老认为该患者病程长，久病必瘀，气血运行不畅，水液代谢障碍，气血水饮湿浊毒内生，脾失运化，病位在肾，故前期治疗解毒活血汤合二陈汤加减，解毒活血，健脾祛湿浊，石斛、麦门冬、玉竹既防过燥伤阴，又顾护阴液。少许大黄清下焦瘀热，加强清热解毒活血祛瘀之力，现代药理研究大黄有延缓肾间质纤维化的作用。加草果仁、紫苏、砂仁，芳香行气化湿浊，3 剂后患者明显好转，见腰酸、乏力，故后期治疗以解毒活血汤合参芪地黄汤加减，补肾益气疗其本，收到事半功倍之效。张老对大量慢性肾衰竭患者运用解毒活血汤加减，疗效甚广，张老灵活运用，异病同治，用解毒活血汤治疗其他病证，亦获得满意疗效。

（五）黄疸

患某，男，28 岁。患黄疸已 1 周余，右胁部胀痛，脘闷腹胀，胃纳欠佳，厌油腻，小便淡黄，大便欠畅，头晕、眠差、身倦神疲，心烦易怒，全身皮肤发黄，白睛黄染，色泽鲜明，如橘子色，舌红苔薄腻，舌边有瘀点，脉弦滑，肝在肋下可触及，边缘整齐，质中。查肝功：总胆红素 65.4μmol/L，结合胆红素 23μmol/L，谷丙转氨酶 240U/L，HBSAg（－），诊为：急性黄疸型甲型肝炎，证属湿热疫毒蕴结，瘀热内阻。治宜解毒活血，清热利湿，疏肝健脾，方用解毒活血汤加减，药用茵陈 20g，大黄 6g，山栀 6g，虎杖 12g，板蓝根 15g，连翘 15g，郁金 15g，柴胡 9g，当归 6g，赤白芍各 15g，丹参 15g，红花 15g，枳壳 9g，茯苓 12g，甘草 6g。水煎温服，1 日服 3 次，服 10 剂后，黄疸消退，诸症消失，续服 10 剂以巩固疗效，1 个月后复查，肝功恢复正常。
[李怀民.解毒活血汤临证新用.实用中医内科杂志.2006，20（4）：402－404]

原按： 急性黄疸型肝炎属中医黄疸病之"阳黄证"范畴。多因外感湿热疫毒，内阻中焦，脾胃运化失常，湿热交蒸于肝胆，气机郁滞，肝胆失其疏泄，胆液渗溢而发。汉·张仲景在《伤寒论·辨阳明病脉证并治》指出："阳明病……此为瘀热在里，身必发黄，茵陈蒿汤主之"。张景岳云："诸病黄家虽多湿热，经脉久病不无瘀血阻滞也"。因此，以解毒活血、清热利湿为则，以解毒活血汤加减为方。方用茵陈蒿汤清热利湿，为治疗黄疸之主方；板蓝根、连翘、甘草清热解毒；当归、赤芍、红花活血祛瘀；虎杖活血定痛，清热利湿退黄；郁金辛苦寒，理气解郁，活血镇痛，利胆退黄；丹参活血养血，解郁安神，善治肝郁胁痛；枳壳理气，以助活血；茯苓健脾渗湿，泽泻淡渗利湿，以达湿祛黄退；柴胡、枳壳、当归、白芍疏肝理脾。全方配伍使疫毒解，湿热清，胆液循于肠道而病自愈。

（六）痢疾

刘某，男，25 岁。于 2005 年 7 月 23 日入院，腹泻黏液脓血样便已 7 天，腹痛、里急后重，下痢赤白相杂，状如胶冻，赤多白少，肛门灼热，虚坐努责，舌红苔腻微黄，脉滑数。查：体温 37.8℃，心肺正常，左下腹压痛，肠鸣活跃，化验大便常规：红细胞（＋＋＋），白细胞（＋＋），脓细胞（＋＋），诊为：细菌性痢疾。证属湿热蕴结肠道，瘀热互结，治宜解毒活血，清热利湿，调气行血。方用解毒活血汤加减，药用白头翁 20g，黄连 6g，木香 10g，连翘 15g，当归 6g，赤白芍各 15g，大黄 6g，柴胡 6g，葛根 15g，黄芩 10g，败酱草 15g，红藤 15g，红花 15g，马齿苋 20g，枳壳 6g，甘草 6g。水煎温服，1 日服 3 次，3 剂后诸症消失，续服 3 剂，以巩固疗效。[李怀民.解毒活血汤临证新用.实用中医内科杂志.2006，20（4）：402－404]

原按： 湿热、疫毒之邪壅塞肠中，气血与之相搏结，使肠道传导失司，脉络受伤，气血凝滞，腐败化为脓血而痢下赤白。气机阻滞，腹气不通，所以腹痛、里急后重。依陈修园方论，当归、白芍以调血，木香、枳壳以调气，芩、连燥湿而清热，甘草调中以和药，加大黄之勇，是通滞法，实痛必大下之而后已也。白头翁具有清热解毒、凉血止痢、燥湿杀虫的功效，临床上主要用于治疗细菌性痢疾；马齿苋为疗效确切的治痢经验药；红藤、败酱草清热解毒，活血化瘀，祛腐生新；连翘清热解毒；红花活血化瘀；柴胡、葛根清热解毒，且能升阳，乃陷者举之之法，程钟龄在其治痢散方中用葛根为君，鼓舞胃气上行。大黄攻积导滞，泻火凉血，活血祛瘀，推陈出新，能减少肠道毒物的吸收。诸药合用，甚为合拍，验之临床，疗效确切。

（七）急性胰腺炎

以解毒活血汤（连翘 15g，葛根 10g，当归 10g，生地 20g，赤芍 15g，桃仁 20g，红花 20g，枳壳 10g，柴胡 10g，甘草 5g）浓煎口服治疗急性胰腺炎 46 例。如患者呕吐频繁，则行胃肠减压后经胃管少量多次注入煎剂，再夹闭胃管。7 天为 1 疗程。结果临床痊愈 31 例，显效 8 例，有效 5 例，显效率 84.78%。[王世宏，沈宇清，曹云. 解毒活血汤治疗急性胰腺炎 46 例临床观察. 中国中医急症. 2001, 10 (6): 331-333]

二、外科疾病

下肢大范围血肿感染

孙某，男，24 岁，2009 年 10 月 20 日门诊。车祸致右小腿外伤性血肿，自拒住院，门诊予口服罗红霉素、活血止痛胶囊等药随诊。3 天后复诊，体检：体温 38.5℃，右小腿外伤性血肿范围扩大，上至膝部，下至脚踝，肤色瘀青，部分区域红肿触痛。舌暗红，苔薄黄，脉弦数。诊断：下肢大范围血肿感染，证属气血瘀滞，兼感染邪毒。治当清热解毒，凉血消瘀。予解毒活血汤：连翘 12g，桃仁 15g，丹皮 12g，赤芍药 6g，牛膝 15g，红花 9g，当归 9g，生地黄 15g，紫花地丁 16g，柴胡 12g，甘草 9g。水煎服。5 剂后小腿红肿触痛基本消失，肤色由瘀青变黄，上方加土茯苓 15g，再进 10 剂诸症消失。[王慧穆.《医林改错》活血化瘀方药在创伤外科治疗中的应用. 甘肃中医. 2010, 23 (10): 43]

原按：解毒活血汤主治瘟毒吐泻转筋之症，笔者临床常用此方加减治疗下肢外伤血肿感染，每获良效。方中葛根、枳壳，加丹皮、紫花地丁凉血活血，清热解毒；以连翘、生地黄、紫花地丁、柴胡配以当归、赤芍药、桃仁、红花、丹皮清热解毒，活血化瘀；牛膝既能补肝肾，强筋骨，又能通血脉而利关节，性善下走，引血下行，故而达到治疗本病的目的。

三、皮科

带状疱疹后遗神经痛

以解毒活血汤为基本方（连翘、葛根、当归、桃仁、红花各 10g，柴胡、赤芍、生地各 15g，枳壳 8g，甘草 6g），临床上视疼痛部位不同进行加减用药。若发生于头面部可选用荆芥、防风、川芎各 10g，地龙 5g，细辛 2g，郁金 10g，以理气宣窍，祛毒止痛；发生于胸胁者可选用茜草 15g，郁金、玄胡、川芎、五灵脂（包）各 10g，制乳没各 6g，以活血化瘀，通络止痛；发生于腰际者选用牛膝、杜仲、羌活、独活、川芎、五灵脂（包）各 10g，荆芥、防风各 12g，香附、制乳没各 6g，以理气活血，化瘀止痛；发生于四肢者选用鸡血藤 20g。丹参、伸筋草、玄胡、荆芥、防风、羌活各 10g，以活血化瘀，疏经通络止痛。5 剂为 1 个疗程。治疗带状疱疹后遗神经痛 80 例，治愈 58 例，有效 20 例，总有效率 97.5%。［赵蔚. 解毒活血汤治疗带状疱疹后遗神经痛 80 例. 四川中医. 2002, 20（1）: 66 - 67］

典型病例：陈某，男，42 岁。2000 年 10 月 3 日因右上肢屈侧突发性水痘疹，伴屈伸不利 3 日而就诊。皮肤科检查：右上肢屈侧成簇性水疱疹，色泽鲜红，沿神经分布，同侧腋下臖核肿大，上肢不能上举。自述痛如针刺，影响工作。观其舌质红，苔薄，脉弦。诊断为蛇串疮伴神经痛。中医辨证属邪毒阻滞，气滞血瘀型。方用解毒活血汤加味：鸡血藤 20g，丹参、伸筋草、玄胡各 15g，荆芥、防风、桃仁（研）、红花、连翘、葛根、川芎、赤芍、羌活、制乳没各 10g，柴胡、生地各 12g，枳壳 8g，甘草 6g。服用 5 剂后，症状明显减轻。后继服 10 剂，1 个月后随访。皮疹及疼痛均消失，活动正常。于 2001 年 2 月再次询问，无任何后遗症状。

【临证提要】

解毒活血汤原为治疗"瘟毒时疫"之验方。主治瘟毒吐泻初起，若见汗多，肢冷，眼塌，不可用。

中医著名肝病专家关幼波认为："治黄必活血，血行黄易却；治黄需解毒，毒解黄易除"，解毒活血为治黄之一大法门"。以解毒活血汤加减，灵活化裁，通治湿热疫毒所致诸疾，每获良效。

助阳止痒汤

【来源】《医林改错·下卷·论七、八天痘疮作痒》

【组成】 黄芪一两（30g）　　桃仁二钱,研（6g）　　红花二钱（6g）　　皂刺一

钱（3g）　赤芍—钱（3g）　山甲—钱，炒（3g）

【用法】水煎服。

【功用】补气活血，透脓止痒。

【主治】小儿痘后，气虚作痒。痘六七日后作痒不止，抓破无血。兼治失音、声哑。

【方解】

君：黄芪——大补元气，扶正驱邪，托毒外出。

臣：桃仁、红花、赤芍——活血通络。

佐：山甲、皂刺——通络透脓，搜风止痒，助黄芪驱邪外达，以解身痒。

【方论】

方中重用黄芪补气固表；用桃仁、红花、皂刺、赤芍、山甲活血通络，使周身气畅血活，血行风灭，痘毒得解，身痒则止。（《医林改错评注》）

【临床应用】

一、风疹

王某，男，54岁，2001年5月10日就诊。3个月来时发皮肤疙瘩，瘙痒难忍，越抓越多，曾用钙剂、抗组织胺类西药抗过敏治疗效不显，仍反复发作。1周来皮疹加重，遍及胸背四肢，疹子如铜钱大，疹色淡红，抓痕明显，伴有神疲，舌淡苔白，脉弱。查问其因，近居沿海工作，常遇海风，闻腥即发。辨证为气虚邪侵，风毒客表，瘀滞肌肤。治以益气通络，解毒祛瘀，疏风止痒。药用黄芪60g，桃仁、皂刺各10g，赤芍15g，红花（布包）、炮山甲（先煎）、苏叶、蝉蜕各6g，甘草3g。日1剂，水煎分2次服。服药5剂疹消痒止，诸症尽除。［陈佑民．助阳止痒汤治验二则．实用中医药杂志．2003，19（6）：314］

原按：风疹多为气虚卫表不固，不能御邪，风毒客表，致气血郁结皮肤所致。本例反复发病，在于机体正气不足，不能御邪，风邪乘虚而入。故治疗采用益气通络，解毒祛瘀，疏风驱邪方法，重用黄芪益气解毒；皂刺、穿山甲解毒通络，活血消肿；桃仁、红花、赤芍活血化瘀，凉血解毒；苏叶、蝉蜕疏风驱邪，透表止痒；甘草解毒，调和诸药。诸药共奏益气、解毒、活血、止痒之功，故取效迅捷。

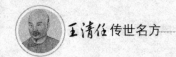

二、皮肤瘙痒症

陈某，女，59岁，2001年10月8日初诊。全身皮肤瘙痒已7～8年，曾多次治疗仍反复发作。全身皮肤瘙痒，重抓方舒，见热痒甚，皮肤干燥，有抓痕脱屑，机体消瘦，面暗无华，舌淡边有瘀点，苔白，脉沉涩，指甲灰暗。辨证为气虚血瘀，毒瘀相挟，血络不通。药用黄芪30g，桃仁、威灵仙、皂刺各10g，赤芍、鸡血藤、紫草各15g，红花（布包）、生山甲（先煎）各6g，绿豆60g。日1剂，水煎分2次服。服药7剂，皮肤瘙痒减轻，脱屑减少，药中病因。固守本法连服1个月，痒止肤润，诸症基本消除，嘱其继续治疗巩固疗效。[陈佑民. 助阳止痒汤治验二则. 实用中医药杂志. 2003, 19 (6)：314]

原按：皮肤瘙痒症为老年常见皮肤病之一，其病因多为血虚风燥，血热毒郁，湿毒浸淫，瘀血阻络等。本例发病时间长，为气虚血燥，毒瘀相挟，脉络郁滞而发，助阳止痒汤益气通络，解毒散瘀；鸡血藤、威灵仙活血养血，通络止痒；绿心豆、紫草凉血解毒。诸药相配，标本兼治，故取良效。

【临证提要】

助阳止痒汤主要用于正气亏虚、毒邪不透所致"痘六七日后作痒不止"。据原文所载，本方还可兼治"失音、声哑"之症，根据方药推断，此症可能由于肺气亏虚，瘀血阻滞咽喉，咽喉不利所致。故用黄芪补益肺气，桃仁、红花、赤芍、山甲、皂刺活血化瘀，利咽开音，诸药合用，共奏疗痹开音之效。

可保立苏汤

【来源】《医林改错·下卷·论抽风不是风》

【组成】黄芪_一两五钱，生_（45g）　党参_三钱_（9g）　白术_二钱_（6g）　甘草_二钱_（6g）　当归_二钱_（6g）　白芍_二钱_（6g）　枣仁_三钱，炒_（9g）　山萸_一钱_（3g）　枸杞子_一钱_（3g）　故纸_一钱_（3g）　核桃_一个，连皮打碎_

【用法】水煎服。此方分量，指四岁小儿而言。若两岁，分量可以减半。若一岁，分量可用三分之一。若两三个月，分量可用四分之一。又不必拘于付数。余治此症，一日之间，常有用两三付者。服至不抽，必告知病家，不可因不抽，遂不服药，必多服数付，气足方妥。

【功用】益气养血，温补脾肾。

【主治】治小儿因伤寒、瘟疫，或痘疹、吐泻等症，病久气虚，四肢抽搐，项背后反，两目天吊，口流涎沫，昏沉不省人事。

【方解】王清任认为小儿抽风的基本病机为"伤寒、瘟疫或痘疹、吐泻"等大病之后，正气久亏，风气内动。故方中以大量黄芪与党参、白术、甘草相须为主，大补元气，安中固本，当归、白芍、枣仁相伍为辅，养血活血，安神熄风。君臣配伍，使气充血足，抽风发动之因自除。佐以山萸、枸杞滋阴填精，故纸、桃核温肾助阳，四药合用，阴阳并补，使先天之本得固，后天之本方能化源充足。诸药配伍，心、肝、脾、肾同治，气、血、阴、阳并补，使抽风之病情得以迅速缓解。

【方论】

方中重用黄芪为主药，大补元气；辅以党参、白术、甘草健脾益气；加山萸肉、枸杞子、故纸、核桃等益肾补肾；当归、白芍养血以熄风；枣仁养血以安神。（陈士奎《活血化瘀名家王清任》）

【临床应用】

一、儿科疾病

（一）眼肌型重症肌无力

张某，男，8岁，5个月前出现双眼上睑下垂，朝轻夕重，曾在某医院确诊为重症肌无力。给予新斯的明，泼尼松，维生素B、维生素C，三磷酸腺苷等药治疗5个月，未见好转。遂2002年8月10日来诊，症见：双眼上睑下垂，朝轻夕重，活动后加重，视物需仰视扬眉，体倦神疲，懒于言笑，纳少，夜尿频，大便可，舌质淡红、苔薄白，脉细弱。查体：神志清，双眼上睑下垂，眼球活动受限，水平复视，左右眼裂最大均为0.4cm。西医诊断：重症肌无力。中医辨证：肾阳不足，脾虚气弱。即予可保立苏汤：黄芪30g，党参30g，白术10g，甘草3g，当归10g，酸枣仁10g，山萸肉15g，枸杞子15g，补骨脂10g，核桃1个（连皮打碎）。每日1剂，水煎2次，早晚分服。连服10剂，左右眼裂睁大可至0.8cm，眼球活动自如。再予上方续服20余剂，双眼睑可自由闭合，双眼睁复如常，眼球运动自如，无复视，诸症消失而告痊愈。守方继服余剂以固疗效随访1年未见复发。［罗炳凡. 可保立苏汤治疗小儿眼肌型重

症肌无力 . 江西中医药 . 2006, 37 (9): 29]

(二) 婴儿痉挛症 (West 综合征)

张某某，男，8 个月，患儿频发抽搐 1 个月。发作时突然意识丧失，屈颈似点头状，上肢屈曲、上举，下肢卷曲，全身性抽搐。每次抽搐约 1～2 秒，往往呈一连串的发作。发则面色青紫、汗出、眼球震颤，体温正常，3 次脑电图均示高峰失律。西医诊断：婴儿痉挛症。经促肾上腺皮质激素及硝基安定治疗罔效。症见骨瘦如柴，面色灰滞，神情极度呆滞萎顿。囟门低陷，毛发稀疏直立无光泽，唇甲淡白，纳呆便溏，时筋肉抽动，舌淡、苔薄白，脉细弱。证属禀赋不足，脾失健运，气血虚弱，血不养筋，筋失润养，肝风内动。治以补脾益肾，资生气血，佐以熄风。方用可保立苏汤加味。处方：黄芪 30g，党参、白术各 12g，当归、白芍、枸杞子、酸枣仁、核桃、补骨脂、山茱萸各 10g，甘草 3g，天麻、钩藤各 6g。水煎 100ml 鼻饲，日 1 剂。3 剂后纳食增，腹泻止，抽搐次数明显减少。10 剂后抽搐止。原方增损，调治月余，复查脑电图示正常。追访 8 年未复发。[王金桥，杨豪 . 可保立苏汤新用 . 新中医 . 1992, (5): 45]

原按：《内经》云"婴儿者，其肉脆，血少、气弱。"结合本例的临床表现，辨证为气血虚弱，血不养筋，血应生风。用可保立苏汤补气以生血，方中大剂量黄芪配当归使气旺血生，配参、术、草健中洲、资化源，用枸杞子、山茱萸补肾，当归、白芍养肝，以化精血。如《张氏医通》云"气不耗，归精于肾而为精；精不泻，归精于肝而化精血。"再加天麻、钩藤以熄风，标本兼顾，难疾乃愈。

(三) 克林巴综合征

男，3 个月，于 1985 年 10 月，因发热 2 天，四肢不能活动 5 天，急诊入院。神志清晰，呼吸平静，膝键反射消失，两下肢肌力零级，脑脊液，蛋白 0.6g/L，拟诊克林巴综合征。据肝主筋，肝肾同源，脾主四肢的原则，以扶痿健脾活血通络为治则，重用黄芪 30g，灵仙 20g，桂枝 6g。党参、炒白术、山萸、枸杞、故纸、杜仲、狗脊、寄生各 15g，核挑肉 1 枚，当归、赤白芍、枣仁各 9g，炮甲、地龙各 10g，甘草 3g，日 1 剂，共 34 剂，痊愈出院。[袁健强，刘安利，周仲和 . 可保立苏汤儿科临床治验 . 四川中医 . 1995, (5): 43]

(四) 小儿慢脾风

童某，女，1 岁。1965 年 5 月 22 日初诊。确诊为麻疹肺炎，予抗病毒、补充水电解质及对症处理，麻疹渐退。疹退后复又发热，精神不振，轻微气喘，吐、泻时作时止，体温 38℃ ～39℃ 之间。5 月 28 日出现抽搐，日五六次，抽搐无力。刻诊：发热，精神不振，轻微气喘，吐、泻时作时止，偶有抽搐，面色青而白，舌因涂龙胆紫而无法察辨，寸口脉微细欲绝，趺阳脉弱。诊断：小儿慢脾风。证属久病吐泻，元气衰败，虚风内扰。治宜补益元气，益肾养血。方投可保立苏汤。药物组成：补骨脂 3g，炒酸枣仁 6g，白芍药 6g，当归 6g，生黄芪 15g，党参 6g，枸杞子 6g，炙甘草 3g，白术 6g，茯苓 6g，山茱萸 6g，核桃 1 个（捣）。日 1 剂，水煎服，服 2 剂。6 月 2 日二诊：抽搐稍轻，趺阳脉参伍不调，胃气将败，极危，一诊方改用生黄芪 30g，5 剂后，抽搐已止。面仍青白，下利日 10 余次，有沫，改用诃子散，药物组成：诃子 6g，肉豆蔻 6g，木香 3g，党参 6g，茯苓 9g，陈皮炭 3g，白术 6g。2 剂止泻，利仍未止。乃脾气极虚，清阳下陷。仍宗首方，生黄芪改为 60g。又服 6 剂，泻止热清，但摇头揉目，虚风未熄，再服上方 12 剂，虚风平，精神振，面色亦转红润。[王雪红.李士懋应用可保立苏汤经验.河北中医.2010, 32 (1)：9－11]

原按：麻疹消失后抽搐，以热盛或阴虚为多见，但因久病吐泻而阳气衰惫者有之。以面色白、脉弱、舌淡为辨证要点。趺阳脉乃胃脉，诊胃气之存亡。病重小儿，若寸口脉已无，只要趺阳脉仍有，则知胃气尚存，仍可救。若趺阳脉无，则胃气已绝。此例趺阳脉弱，为虚证。可保立苏汤乃气血、脾胃及阴阳皆补之方。尤其重用黄芪有熄大风之功，1 岁小儿竟用至 60g，且连服 20 余剂而愈，确有厥功。此案大病之后吐泻频作，脾胃大伤，生化之源竭，不能"散精于肝，淫气于筋"（《素问，经脉别论》），筋失所养而拘挛。王清任认为："项背反张，四肢抽搐，手足握固，乃气虚不固肢体也；两目天吊，口噤不开，乃气虚不上升也；口流涎沫，乃气虚不固津液也；咽喉往来痰声，非痰也，乃气虚不归原也。"

（五）多动症

宋某，男，14 岁。2005 年 9 月 30 日初诊。多动症病史 3 年，屡服镇静药未愈。刻诊：肢体频繁抖动，挤眉夹眼，口鼻搐动，舌淡红苔白，脉弦。诊断：多动症。证属气虚风动。治宜益气熄风。方用可保立苏汤加减。药物组成：生黄芪 60g，补骨脂 6g，炒酸枣仁 30g，白术 9g，当归 10g，白芍药 12g，党参 12g，茯苓 15g，炙甘草 8g，山茱萸 15g，枸杞子 12g，巴戟天 10g，桃仁

10g，红花10g，蜈蚣5条，全蝎7g。水煎服，日1剂。至2006年1月3日，上方黄芪渐加至150g，共服药90剂，诸症已平，继服14剂。[王雪红．李士懋应用可保立苏汤经验．河北中医．2010，32（1）：9-11]

原按：可保立苏汤为王清任治久病气虚而风动者。肢体抖动，呲咀挤眼等，皆筋之病也，筋纵急伸缩而肢体口眼随之而动。吴鞠通曰："知痉之为筋病，则思过半矣。"筋之柔，赖气以煦之，血以濡之，二者缺一不可。筋失柔则为拘。阳气阴血不足而拘，此为虚风；邪阻气机不畅，气血不得温煦濡养而拘，此为实风。本案初诊脉弦按之减，则此风动，乃气失温煦所致，故予可保立苏汤，益气扶正以熄风。历4个月治疗，风气渐熄。

二、脑出血

刘某，女，78岁。头晕眼花、手足麻木10年。5天前因生气后突发神昏、口眼歪斜，经脑脊液检查确诊为"脑出血"，给脱水降颅压、止血等治疗无效。诊见病人形体消瘦，气短神昏，便溏日数十次，四肢厥冷，软瘫，唇甲淡白，牙齿脱落，舌质暗，脉细弱。双巴氏征阳性，血压104/60mmHg，CH 6.1mmol/L。中医辨证其本为气血素弱，脾肾俱损，在标为土虚不能抑木，肾虚不能养木，木失疏泄而气血逆乱上冲，脑络破裂留瘀。治以补脾益肾，调肝化瘀。方用可保立苏汤加味。处方：黄芪45g，党参、白术、补骨脂、山茱萸、核桃各15g，当归、白芍、枸杞子、酸枣仁各12g，丹参、牛膝各10g，甘草3g。水煎500ml，分2次鼻饲，日1剂。次日厥回泻止。后减山茱萸、补骨脂药量，3剂后神志清，以上方随症加味，并配合西医常规疗法，治疗22天痊愈出院。[王金桥，杨豪．可保立苏汤新用．新中医．1992，（5）：45]

原按：《七松岩集·中脏》有云"年愈半百，气血既衰之后，脏腑不虚而虚，以其不见虚证，自不觉耳。偶有七情、六欲、外淫之触犯，卒然而发"。本例病证与此描述颇相吻合。证属气血素弱，脾肾俱虚，木失疏泄，气血上菀。以可保立苏汤补气血，充髓海，苏神志，用"扶土抑木（参、术、芪、草），"滋水涵木（归、杞、萸、芍）"之法以调肝，又虑方中当归化瘀之力不足，故加丹参、牛膝以活血化瘀，且牛膝能引血下行，诸药配伍，切中病机，故危疾获救。

三、桥脑外上侧综合征

张某，男，56岁。因"眩晕呕吐伴站立不稳、行走不能3天"于1993年7月10日就诊。查体：BP 127.5/82.5mmHg，神清，站坐不能，头向左歪，吟诗样语言，向左注视时眼颤快相向左，左侧周围性面瘫，左下颌下歪，左上肢意向性震颤，指鼻不稳准，右下肢痛温觉减退，右下肢巴氏征（＋），四肢肌力均Ⅴ级。外院头颅CT：桥脑小脑梗死。诊断：眩晕（桥脑上外侧综合征，小脑上动脉血栓形成），病人经济困难，要求中药治疗。刻下：面色萎黄，站立不能，腰酸腿软，懈怠安卧，眩晕呕吐耳鸣，腹胀纳呆便溏，下半身常有冷感，小便清长，舌胖淡，脉虚弱尺脉微沉。证属脾肾虚弱，脑窍失养。给可保立苏汤原方（黄芪30g，党参、白术各15g，核桃仁、补骨脂、山茱萸、当归、白芍、酸枣仁各10g，炙甘草3g），水煎服，日1剂。3剂后，食欲增，呕吐止，眩晕轻，能站立。25剂后，诸症消，能自己行走。[王金桥. 可保立苏汤治疗桥脑外上侧综合征. 四川中医.1994,（11）：27]

四、厥证

武某，女，44岁。2006年2月17日初诊。平素心动悸、惊怵，头晕，寐差，身无力，肢酸软。20岁时因胃脘左侧痛、起疱而昏厥，知觉丧失，不抽搐。30岁时再犯，被某医院疑诊为"癫痫"。近来发作较频，本月已昏厥五六次，每次昏厥约持续1～3分钟，醒后困乏，下肢酸软，须数日方能恢复。刻诊：头晕，心悸，乏力，肢酸软，食尚可，经尚行。舌淡红，苔白，脉沉迟、小弦。诊断：厥证。证属虚风内扰，气虚而厥。治宜益气升清熄风。方用可保立苏汤加减。药物组成：生黄芪30g，人参12g，茯苓15g，白术10g，桂枝12g，炙甘草9g，白芍药12g，当归12g，炒酸枣仁30g，巴戟天12g，肉苁蓉12g，枸杞子12g，补骨脂8g，肉桂5g，升麻6g，柴胡8g。水煎服，日1剂。4月24日，上方加减，共服56剂。服药期间共昏厥56次，最后1次为2006年3月4日，后未再昏厥。精力增，头晕、气短及心悸等已除，舌象正常，脉缓，寸脉尚不足。上方加鹿角胶15g、鹿茸3g、紫河车3g，20剂共为细散，每服1匙，日2次。[王雪红. 李士懋应用可保立苏汤经验. 河北中医.2010, 32（1）：9-11]

原按：头为诸阳之会，赖清阳上达以充养；脑为髓海，须肾精上华以滋填。若气虚或精亏，不能奉养充填于上，则神失守而昏厥，此厥属虚。若气与精虽不虚，然因邪阻而清阳不得上达或肾精不得上充者，亦可致神失守而昏厥，此厥仍因邪实而作。《黄帝内经》所言之大厥、薄厥、煎厥等，不外虚实两类。本案脉沉迟小弦，乃精血不足之脉；寸弱者，乃清阳不得上达也。精气两虚，故晕厥。已届六七、七七之年，三阳脉衰于上，任脉虚，太冲脉衰少，天癸竭，地道不通，精血益虚，故晕厥益频。方宗可保立苏汤，阴阳气血双补，正气渐复，晕厥渐除。

【临证提要】

王清任在《医林改错》中提出了 20 个症作为气虚风动证候，即可保立苏汤的适应证："顶门下陷，昏睡露睛，口中摇舌，不能啼哭，哭无眼泪，鼻孔煽动，咽喉痰声，头低不抬，口噤无声，四肢冰冷，口吐白沫，胸高如碗，喘急气促，面色清白，汗出如水，不能裹乳，大便绿色，腹中空鸣，下泄上嗽，肌肉跳动。"可以看出，上述 20 个症大多为脾肾阳虚的证候。除"口中摇舌"、"肌肉跳动"外，几乎无传统概念中的风证。因此，凡病机属阳气虚者，或有风证，或无风证，均可予此方此法来治疗。

本方适用于气血亏虚，筋脉失养所致的筋脉拘挛，即虚证之痉。方中必须重用黄芪大补元气，且黄芪重用"主大风"。其临证应用标准如下：①脉可见细、小、缓、濡、滑、虚、浮，沉取无力；②有虚风内动的表现，如四肢抽搐或颤抖，口角，或颊部，或眼睑，或耳部，或身体某一部位抽动，或角弓反张，两目天吊，口流涎沫等；③兼有气虚、脾肾亏虚的表现；④舌质淡嫩，或淡黯，或嫩绛，或紫等。①、②为必备条件，③、④为参考条件。

足卫和荣汤

【来源】《医林改错·下卷·论七、八天痘疮作痒》

【组成】 黄芪一两（30g）　甘草二钱（6g）　白术二钱（6g）　党参三钱（9g）　白芍二钱（6g）　当归一钱（3g）　枣仁二钱（6g）　桃仁一钱五分，研（4.5g）　红花一钱五分（4.5g）

【用法】 水煎服。

【功用】 益气养血，调和营卫。

【主治】 痘后抽风证。痘后抽风，两眼天吊，项背反张，口噤不开，口流涎沫，昏沉不省人事，周身溃烂，脓水直流。

【方解】

君：黄芪——大补元气，使化源充足，抗邪有力。

臣：桃仁、红花——活血通络。

党参、白术——补气健脾。

佐：白芍、当归、枣仁——养血柔肝，安神熄风

佐使：甘草——补中益气；清热解毒，调和诸药。

诸药配伍，使气充血活，营卫调和，则"痘后抽风"诸症自可随药而解。

【方论】

方中以黄芪、党参、白术、甘草健脾益气；当归、白芍补血养血；桃仁、红花活血祛瘀，使血行风自灭；枣仁一味养血调神。诸药相合，令气足血旺，气畅血活则神安风灭，抽搐自止。（《医林改错评注》）

【临床应用】

慢性再生障碍性贫血

西药常规治疗的基础上，口服中药足卫和荣汤（炙黄芪 24g，党参 12g，白术 10g，当归 12g，白芍 10g，桃仁 10g，红花 10g，巴戟天 15g，肉苁蓉 15g，制首乌 15g，熟地 24g，鸡血藤 10g）加味，有出血倾向者加旱莲草 15g，三七粉 2g（冲）；阴虚证明显者加生地 24g，麦冬 24g，地骨皮 12g；阳虚证明显者加熟附片 10g，肉桂 10g。每日 1 剂，同时在骨髓内滴注复方丹参注射液，每周 1 次，10 次为 1 个疗程。治疗慢性再生障碍性贫血 18 例，基本治愈 4 例，缓解 7 例，明显进步 4 例，无效 3 例，总有效率 83.3%。[李祯祥. 口服足卫和荣汤和康力龙并骨髓内滴注复方丹参注射液治疗慢性再生障碍性贫血疗效观察. 中西医结合使用临床急救. 1999, 6 (6)：261]

【临证提要】

足卫和荣汤是王清任用于治疗痘疹后期元气虚弱所致的抽风，补气养血、活血化瘀是本方特长。久治不愈的慢性再障常有面色苍白、身倦乏力、活动后心悸气短、腰膝酸软等气血亏虚和阴阳俱虚的症状。同时均有甲床苍白晦暗，是血瘀的表现，故可应用足卫和荣汤补气养血、活血化瘀。加巴戟天、肉苁蓉、制首乌、熟地等调补肾阴肾阳。

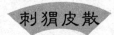

刺猬皮散

【来源】《医林改错·下卷·怀胎说（兼记难产胎衣不下方）》

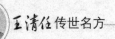

【组成】刺猬皮一个（10g），瓦上焙干为末。

【用法】黄酒调，早服。

【功用】收涩固精，祛瘀止痛。

【主治】治遗精，梦而后遗，不梦而遗，虚实皆效。

【方解】《本草经集注》"刺猬皮，得酒良"。方中刺猬皮味苦性平，收敛止血，固精缩尿；配以黄酒调服，可加强刺猬皮的药力；二者相伍，相得益彰。综观全方，药味简单，药性平和，不以补泻取消，而以收涩见功。

【临床应用】

一、遗精

杨承虞采用复方刺猬皮散（由刺猬皮、金樱子、芡实组成）结合中医辨证治疗遗精，心肾不交者，合知柏地黄丸；肾虚不固者，合六味地黄丸；湿热下注者，合龙胆泻肝丸；心脾两伤者，合归脾丸治疗，以4周为1疗程。疗程结束后随访4个月评定疗效。结果治愈15例，显效8例，有效6例，无效1例，近期治愈率50%，总有效率96.6%。[杨承虞.复方刺猬皮散治疗遗精临床应用.内蒙古中医药.2007，（4）：16－18]

二、急性肾炎

以刺猬皮散治疗急性肾炎，症见尿血、水肿、乏力、腰痛等，每天服用刺猬皮散2～3次，每次1汤匙（约8g左右），饭后半小时热黄酒冲服，第1次服药后需发通汗。经1周治疗，5例均获痊愈，有效率100%，并未见复发现象。[马书太.刺猬皮的新疗效.中成药.1990，12（8）：42]

三、前列腺肥大

用单味刺猬皮治疗前列腺肥大，取得满意疗效。方法：刺猬皮10g，水煎300ml，2次分服；或焙干研末，入胶囊吞服，每次3g，每日3次。治疗13例中，用药3个月后，3例显效，9例好转，1例无效。[谢麦棉.刺猬皮治疗前列腺肥大.浙江中医杂志.2000，45（8）：356]

【临证提要】

刺猬皮散是王清任用治遗精证的一首单验方剂，临床对遗精、滑精日久，肾气不固，精关不密者，可以加减使用。还可用于痔疮、脱肛、前列腺肥大、便血、急性肾炎等病证的治疗。

下 篇
被忽略的名方

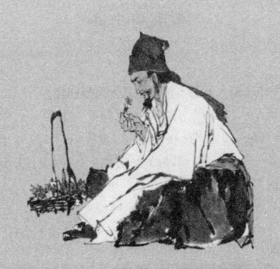

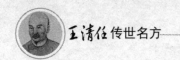

黄芪防风汤

【来源】《医林改错·下卷·痹症有瘀血说》

【组成】黄芪四两（生）（120g）　　防风一钱（3g）

【用法】水煎服。小儿减半。

【功用】升阳补气，祛风除湿。

【主治】脱肛，不论十年、八年，皆有奇效。

【方解】

君：黄芪——补中益气，升阳固表。

臣：防风——祛风除湿。

【临证提要】

黄芪防风汤主要用于脱肛的治疗，临证时常配伍煅牡蛎、五倍子等收涩之品使用。脾气虚弱的，可配伍党参、白术、茯苓等；肾气虚弱的，可配伍肉桂、枸杞等；兼有湿热的，可配伍黄连、黄芩、地榆、槐花等。

止泻调中汤

【来源】《医林改错·下卷·论七、八天痘疮作痒》

【组成】黄芪八钱（24g）　　党参三钱（9g）　　甘草二钱（6g）　　白术二钱（6g）　　当归二钱（6g）　　白芍二钱（6g）　　川芎一钱（3g）　　红花三钱（9g）附子一钱，制（3g）　　良姜五分（1.5g）　　官桂五分，去粗皮（1.5g）

【用法】水煎服。

【功用】益气养血，温中健脾。

【主治】小儿痘后，脾虚泄泻。小儿痘后六七日或十余日，泄泻不止，或痘后抽风兼有泄泻。

【方解】

君：黄芪——补气升提。

臣：党参——补中益气；

附子——温中止泻。

佐：白术、甘草——益气健脾，升提止泻；

当归、川芎、红花、白芍——养血安神，通经活血；

良姜、官桂——温补脾肾，固摄止泻。

使：甘草——调和诸药。

【临证提要】

本方气血双补，脾肾同治，对脾肾阳虚之慢性泄泻尤为适宜。

加味止痛没药散

【来源】《医林改错·上卷·通窍活血汤所治之症目》。

【组成】 没药三钱（9g）　　血竭三钱（9g）　　大黄二钱（6g）　　朴硝二钱（6g）　　石决明三钱，煅（9g）

【用法】 为末分四付，早晚清茶调服。

【功用】 化瘀止痛，清热降火。

【主治】 暴发火眼证。初起眼疼白珠红，后起云翳。

【方解】

止痛没药散，出自于《医宗金鉴·眼科心法要诀》，全方由没药、血竭、大黄、朴硝组成，并用适量清茶调服，活血止痛，通下泻热，治疗"肝血热耗，胆汁皆亏，血因热迫，灌入瞳中"所致"目睛疼痛、瞳人如血灌红色"一症。王清任在原方的基础上加入了味咸性寒的石决明，使之与病情更为相符。

君：没药、血竭——破血散瘀，活络止痛。

臣：大黄、芒硝——釜底抽薪，直折其上焰之火势，同时秉承气之法，籍硝、黄通下之力，促使热势从下而出。

佐：石决明——清热泻火、平肝明目。

使：清茶——调服诸药，既可清利头目，又引热下行，使其从小便而出。

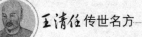

【临证提要】

王清任认为，加味止痛没药散为"眼科外症，千古一方"。临证使用得当，对暴发火眼初期症见眼红屎多，目睛疼痛可收速效。

木耳散

【来源】《医林改错·下卷·痹症有瘀血说》。

【组成】 木耳—两（焙干研末）（30g）　　白砂糖—两（和匀）（30g）

【用法】 将木耳微火焙干后，研成细末，备用。使用时取白糖和药末适量，和匀，以温水浸如糊，敷之。

【功用】 扶正祛邪，祛腐收口。

【主治】 溃烂诸疮。

【方解】 木耳味甘无毒，外敷创面可将肉芽中的水分大量吸收，使肉芽干萎；干燥后的木耳还能收缩皱凹，使肉芽过剩部分退平，从而使伤口易于愈合。砂糖有和中补脾的功效，水溶后可治疗汤火烧伤。两药配合应用，可扶正祛邪，生肌收口。

【临证提要】

木耳散方是王清任用治外科疮疡诸证的又一常用方剂。方取木耳研末与白砂糖合为散，临用时用温水调敷溃烂创面，王氏自谓其功"效不可言"，是一首"不可轻视"的外科良方。

用木耳和白砂糖治疗疮疡溃烂，历代本草或方剂学专著并无记载，王清任在长期临床实践过程中发现了这一方法，可谓是对中医外治法的又一补充。现代用木耳散治疗褥疮，效果颇佳。从药效、药理学推论木耳散治疗溃烂诸疮，应是不红不肿，久不敛口之虚证为宜。

硇砂丸

【来源】《医林改错·下卷·痹症有瘀血说》。

【组成】 硇砂二钱（研细）（6g）　　皂角子—百个　　干醋—斤（前二味入醋内浸三

日）

【用法】入砂锅内熬之，将干，将锅底硇砂，拌干皂子上，候干，以微火焙干，或以炉台上炕之。每晚嚼五粒，或八粒，1日早晚或吃2次，以滚白水送。然干则皂子过硬，为末服亦可。方内硇砂有红、白2种。余所用，是红色者。未知白色硇砂，功效若何。硇砂红色者，出库车北山洞中，夏令从洞中出火，人不能近前，冬令日，赤身近洞取之。本草言西域盐卤熬成者，误也。

【主治】瘰疬鼠疮，满项满胸，破烂流脓。

【方解】硇砂味咸苦辛、性温，有毒，具有消积破结、去腐生肌的作用；皂角子味辛、性温，无毒，疗瘰疬恶疮；干醋性温，能散瘀消肿。诸药配伍，炮制加工，服之可以散瘀消肿，去腐生肌，用来治疗瘰疬溃破流脓者有效。

小茴香酒

【来源】《医林改错·下卷·怀胎说（兼记难产胎衣不下方）》。

【组成】小茴香一两（30g）　黄酒半斤（250ml）

【用法】小茴香一两炒黄，为粗末，黄酒半斤烧滚冲，停一刻，去渣服酒。

【主治】白浊，精道受风寒，汤药不效。

【方解】小茴香辛温无毒，入肝、肾、脾、胃四经，具有散寒通经，调中下气的作用。配合黄酒冲服，可治疗卒然肾气痛、寒疝疼痛、睾丸偏坠、牵连心腹痛等病。

抽葫芦酒

【来源】《医林改错·下卷·怀胎说（兼记难产胎衣不下方）》。

【组成】干葫芦

【用法】自抽干葫芦，焙为末，黄酒调服三钱。若葫芦大，以黄酒入内煮一时，服酒颇效，取其自抽之义。

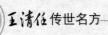

【功用】消肿利水，清热除烦。

【主治】腹大周身肿。

【方解】干葫芦味甘性平，可通行三焦，专利水道；黄酒温通血脉，畅通阳气。二者相伍，可通阳利水，调整三焦气化功能。

【方论】

葫芦有利水消肿功能，王清任用治腹大周身肿，理之当然，但解释为"取其自抽之义"，则比较牵强。(《医林改错评注》)

【临证提要】

抽葫芦酒是王清任记录的民间偏方、验方，具有消肿利水，清热除烦的作用，可以在临床与其他方剂配合使用。